... D'ENDOSCOPIE

RECTOSCOPIE
SIGMOIDOSCOPIE

DEUXIÈME ÉDITION

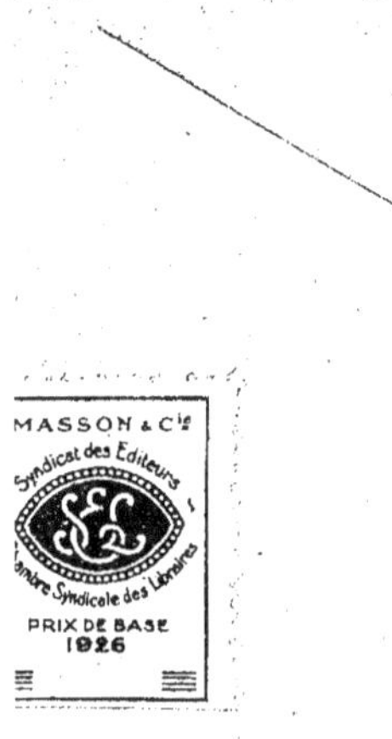

RECTOSCOPIE
SIGMOÏDOSCOPIE

RECTOSCOPIE
SIGMOÏDOSCOPIE

PAR

le Dr R. BENSAUDE

MÉDECIN DE L'HOPITAL SAINT-ANTOINE

DEUXIÈME ÉDITION

*AVEC 115 FIGURES DANS LE TEXTE, 99 FIGURES HORS TEXTE EN NOIR
ET EN COULEURS*

OUVRAGE COURONNÉ
PAR L'ACADÉMIE DE MÉDECINE

MASSON ET Cᴵᴱ, ÉDITEURS
LIBRAIRES DE L'ACADÉMIE DE MÉDECINE
120, Boulevard Saint-Germain, Paris (VIᵉ)
1926

AVANT-PROPOS DE LA PREMIÈRE ÉDITION

On peut s'étonner que depuis Hippocrate jusqu'à l'époque contemporaine les méthodes d'examen de la partie terminale de l'intestin n'aient subi pour ainsi dire aucune modification; mais il n'est pas moins surprenant que l'endoscopie recto-colique, malgré les progrès qu'elle a réalisés, soit trop souvent encore considérée comme un procédé d'exception, et que sa pratique soit seulement connue par ouï-dire de bon nombre de médecins.

L'importance de l'endoscopie recto-colique s'explique par le fait qu'elle permet non seulement d'examiner le rectum, mais encore d'explorer la partie du gros intestin plus profondément située dans le bassin, et par cela même inaccessible à la palpation abdominale, au doigt et au spéculum, seul instrument dont on se soit servi pendant des siècles. Pour comprendre toute l'étendue des progrès dont on est redevable à l'endoscopie, il suffit d'ailleurs de comparer le champ visuel du spéculum avec celui de l'endoscope : d'une part, une aire d'observation restreinte, encombrée par des saillies et des plis de la muqueuse intestinale au milieu desquels on a la plus grande difficulté à s'orienter; d'autre part, un intestin largement béant, dont les parois tendues se laissent facilement explorer et mettent en évidence les moindres lésions.

Le rectoscope est aussi indispensable à l'examen des segments inférieurs de l'intestin que l'est le laryngoscope pour celui des voies respiratoires supérieures et le cystoscope pour les voies urinaires. Depuis plus de dix ans, je m'attache à vulgariser en France l'emploi de cet instrument. Mon but est de montrer dans cet ouvrage tous les services que peut rendre cette méthode d'examen, de faciliter la tâche des médecins qui voudraient la pratiquer eux-mêmes, et enfin de faire profiter de mon expérience personnelle les spécialistes qui ont déjà utilisé le recto-sigmoïdoscope.

Il ne m'aurait pas été possible de mettre mon projet à exécution sans le concours précieux de MM. Masson et Cie et celui de M. Frantz : les premiers n'ont pas craint d'entreprendre la publication de cet ouvrage malgré les difficultés créées par la guerre, le second a consacré sans réserve son temps et son talent à l'exécution des aquarelles, afin de rendre aussi fidèlement que possible, l'impression que donnent *de visu* les images endoscopiques.

INTRODUCTION A LA DEUXIÈME ÉDITION

En 1907, quand parut mon premier article sur l'endoscopie recto-colique, nous n'étions, en France, que quelques chirurgiens et médecins à pratiquer la rectoscopie; aujourd'hui, nous sommes légion. Ce succès était à prévoir quand on songe à celui de la cystoscopie qui, cependant, est d'un maniement plus délicat.

Je suis heureux d'avoir contribué, par mes publications et par mon enseignement, à la vulgarisation de l'endoscopie recto-colique, et je me suis efforcé de rendre cette deuxième édition digne des progrès et de l'extension qu'a pris, dans ces dernières années, cette méthode : la plupart des chapitres ont été complétés ou remaniés, quelques nouveaux ont été ajoutés; le nombre des aquarelles a été plus que doublé, celui des reproductions en noir notablement augmenté; j'ai donné plus de développement à la biopsie, en mettant en regard des images endoscopiques les dessins histologiques des lésions correspondantes biopsiées; enfin, la thérapeutique endoscopique, que je crois pleine d'avenir, a été traitée plus en détail que dans l'édition précédente. A la fin de cet ouvrage se trouve un index bibliographique.

Puisse cette deuxième édition, ainsi modifiée, recevoir du public médical un accueil aussi favorable que celui fait à son aînée.

HISTORIQUE

C'est à un Français, Désormeaux, chirurgien des hôpitaux de Paris, que revient le mérite d'avoir, pour la première fois (1853), utilisé dans l'examen du rectum un tube métallique droit de 14 centimètres de longueur, muni d'un

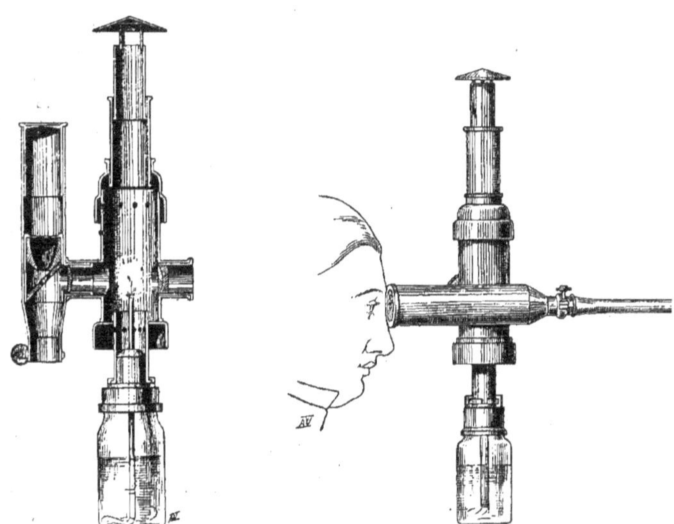

FIG. 1. — Endoscope de Désormeaux.

éclairage spécial (fig. 1). Il se servait d'une lumière réfléchie à l'aide d'un miroir et utilisait comme source d'éclairage un mélange d'alcool et d'essence de térébenthine ; il n'avait renoncé à l'électricité qu'en raison de son prix élevé qui eût, dit-il, doublé le prix de l'appareil. Ce tube, que son auteur destinait à examiner non seulement le rectum, mais encore l'urètre, la vessie et l'utérus, encourait le reproche de ne pas convenir exactement à chacun de ces organes.

Désormeaux donna à son instrument le nom d'endoscope, et montra qu'il permettait d'atteindre dans le rectum des lésions hors de la portée du doigt et du spéculum. La renommée de son appareil fut telle que le professeur Kussmaul envoya à Paris un de ses assistants pour en étudier le fonctionnement et en fit acheter un pour l'Université de Fribourg. Mais l'appareil de Désormeaux ne tarda pas à être abandonné et tomba si bien dans l'oubli que le nom même de son auteur ne se trouve mentionné dans aucun ouvrage ou article sur la rectoscopie. Avant comme après Désormeaux, les médecins continuèrent à se servir de divers instruments construits sur le modèle des spéculums utérins, rappelant ceux qu'on avait déjà trouvés dans les fouilles de Pompéi et dont j'ai fait reproduire un modèle figure 2.

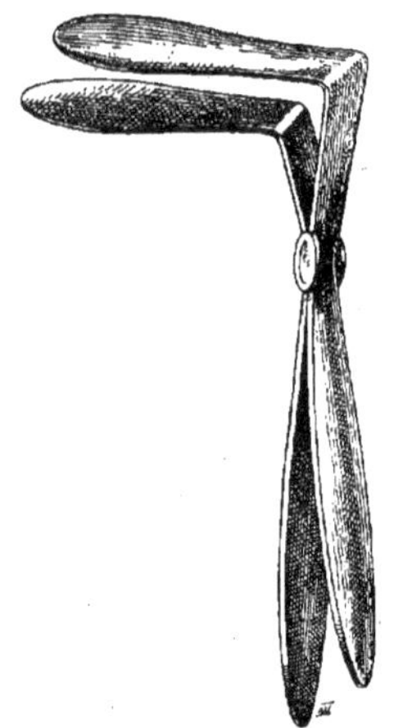

Fig. 2. — Spéculum ani en bronze trouvé dans les fouilles de Pompéi.

Si Désormeaux. avait adopté un tube de plus large calibre pour l'examen du rectum, la rectoscopie se fût imposée dès cette époque (1853). Il fallut attendre jusqu'en 1895 pour voir la rectoscopie entrer réellement dans la pratique. A ce moment, Kelly (de Baltimore) montra qu'un tube rectiligne peut servir à explorer à la fois le rectum et l'S iliaque malgré les courbures de celui-ci, et qu'il n'est pas nécessaire d'utiliser un instrument articulé comme le tube flexible qu'avait proposé Bodenhamer en 1863. Kelly rendit à l'endoscopie recto-colique le même service que Mikulicz à l'œsophagoscopie, pour laquelle on avait d'abord essayé des instruments. flexibles ; ces deux modes d'exploration ne devinrent pratiques que le jour où furent adoptés des instruments droits et rigides. C'est encore aux Américains que nous sommes redevables de la position genu-pectorale (Otis, Kelly), de l'insufflation (Pennington, Laws et Tuttle) et de l'emploi de l'éclairage électrique interne (Laws, Tuttle). Parmi les auteurs américains plus récents, citons Beach, Bassler, Axtell, Gant, Lynch, B. B. V. Lyon et H. J. Bartle, M. Whorter, Pennington.

En Allemagne, Schreiber (1903), Ewald, Rosenheim, Schilling, Kelen, Helber, Strauss, Fleischer, von Aldor, Albu, etc., ont écrit sur la sigmoïdoscopie, mais ce sont surtout les travaux de Strauss et l'appareil très pratique qu'il fit construire qui ont le plus contribué à répandre cette méthode d'examen. Brünings, Emmo-Schlesinger ont proposé de légères modifications aux instruments classiques ; E. Rehn a fait construire un sigmoïdoscope à extrémité flexible, qu'il parvient à faire pénétrer jusqu'à 50 centimètres au-dessus de l'anus.

Mummery (de Londres) (1906) vulgarisa en Grande-Bretagne la rectoscopie en écrivant un petit manuel excessivement clair. En Autriche, Foges a préconisé un rectoscope à éclairage externe et insisté sur les avantages de l'examen dans le décubitus dorsal et latéral avec siège élevé. Citons encore les articles de Sahli (de Berne), de Bonorino Udaondo (de Buenos-Ayres) et de Lindstedt, de Stockholm, qui a recommandé de faire l'examen du rectum à l'aide d'un appareil optique contenu dans un rectoscope de petit calibre.

MM. Quénu et Duval (1898) furent les premiers, en France, à employer la sigmoïdoscopie, puis vinrent les recherches du professeur Hartmann et de son élève Okinczyc (Thèse de Paris, 1907). Peu de temps après (mai 1907), je publiai mon premier travail sur la rectoscopie, en collaboration avec M. Lion, puis une série de mémoires, seul ou en collaboration avec mes élèves. Les auteurs qui, en France, se sont encore occupés de cette question, sont surtout MM. Luys, Abrand, Mathieu, Friedel, Moutier, Carle et Froussard; citons aussi l'article de MM. P. Delbet et Bréchot, paru dans le *Nouveau Traité de chirurgie* (1916).

L'endoscopie recto-colique, telle que nous la pratiquons aujourd'hui, en Europe, est donc entièrement due aux travaux des auteurs américains. Et le sort de ce procédé d'exploration, inauguré par Désormeaux, peut être comparé à celui du tubage qui, né en France avec les recherches de Bouchut, y a été complètement oublié jusqu'au jour où il nous revint d'Amérique avec les instruments perfectionnés d'O'Dwyer.

INSTRUMENTS

I. **Endoscope.** — Les divers modèles de rectoscope actuellement en usage ne se distinguent les uns des autres que par de légères modifications. Comme tout endoscope, le rectoscope se compose de trois parties : un tube, un mandrin obturateur et un appareil d'éclairage.

1° Le *tube* présente une longueur et une largeur différentes suivant le segment du gros intestin auquel il est destiné. D'une façon générale, il faut disposer de trois sortes de tubes : un endoscope sigmoïdien, un rectal et un anal. Le sigmoïdoscope mesure 35 centimètres de long et 20 millimètres de large. Le rectoscope (ou mieux le proctoscope) mesure 10 centimètres de long et a la même largeur que le précédent. L'endoscope anal mesure 6 centimètres de long et 25 millimètres de large.

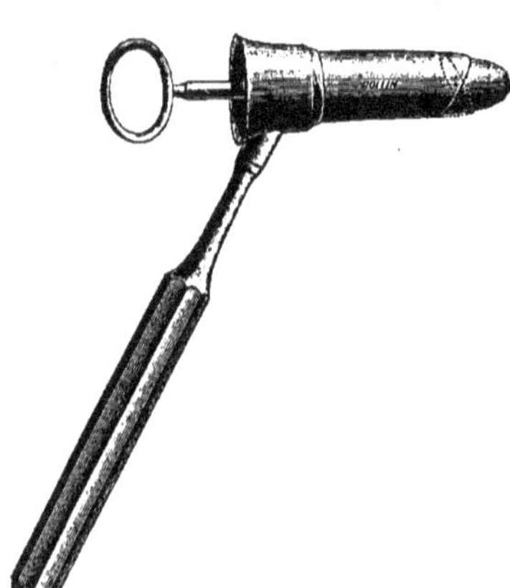

Fig. 3. — Anuscope de R. Bensaude. — Le manche est très long : l'extrémité, coupée obliquement, peut se tourner dans tous les sens.

Dans le modèle d'anuscope que j'ai fait construire par la maison Collin (fig. 3), le tube peut être tourné dans différents sens, alors que le manche reste toujours fixé et placé dans la rainure interfessière; de cette façon, l'extrémité coupée en bec de flûte peut être dirigée du côté de la paroi où siège la lésion à examiner ou à traiter. J'ai fait adapter à cet instrument un manche particulièrement long; ceux que l'on trouve généralement dans le commerce sont, en effet, beaucoup trop courts; pour que le spéculum soit facile à manier, il faut que le manche dépasse largement la rainure interfessière, quand le malade est dans la position genu-pectorale, même lorsqu'il s'agit d'un sujet gras. J'emploie aussi un anuscope de même modèle, mais en verre, qui réalise l'isolement nécessaire lorsqu'on pratique l'étincelage de la muqueuse rectale. Pour l'éclairage je me sers d'un miroir frontal ou de la lampe dite « Cyclope » employée par les chirurgiens.

Les tubes sont absolument ronds, l'extrémité en est émoussée, non coupante.

Ils portent extérieurement une graduation en centimètres, et sont munis d'une tubulure latérale qui permet d'insuffler de l'air dans l'intestin.

En plus de ces trois types de tubes il est nécessaire aussi d'avoir un tube d'un calibre plus large (25 millimètres de diamètre) pour les interventions chirurgicales, et des tubes de calibres plus réduits pour l'examen des enfants ou pour les intestins rétrécis, qui ne laissent pas passer les tubes habituels. Foges, Schlesinger emploient des tubes composés de deux parties pouvant se visser l'une sur l'autre : on introduit d'abord dans le rectum la partie antérieure du tube à l'aide du mandrin; s'il est nécessaire d'aller plus loin, on ajoute la seconde partie en la vissant sur la première.

On peut adapter au rectoscope un manche qui permet de le tenir, mais

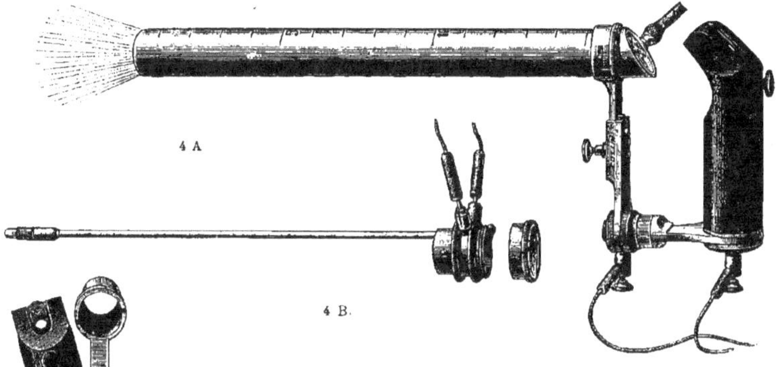

Fig. 4 A. — Rectoscope muni de l'éclairage à distance ; l'appareil est placé en dehors du tube.
Fig. 4 B. — Appareil à éclairage interne et immédiat.
Fig. 4 C. — Appareil à éclairage externe.

cette adjonction n'est vraiment utile que lorsqu'il s'agit de tubes courts devant être enfoncés jusqu'à la garde.

2º Le *mandrin obturateur* varie en raison directe de la longueur et de la largeur du tube : il sert à faciliter l'introduction de celui-ci en fermant momentanément son extrémité distale. Il faut empêcher que la muqueuse rectale ne soit aspirée quand on sort le mandrin de son tube; à cet effet, tout mandrin porte à son extrémité une rainure qui permet à l'air extérieur de pénétrer dans l'intestin au fur et à mesure qu'on retire le mandrin. Au lieu de se servir d'un mandrin pour chaque tube, on peut avoir un seul mandrin avec coulisse réglable à volonté, pouvant s'adapter à des tubes de longueur variable.

3º L'*appareil d'éclairage* peut être placé au voisinage immédiat de la partie à examiner ou à une certaine distance de celle-ci. Ces deux systèmes ont leurs avantages et leurs inconvénients; on reproche au premier d'éclairer trop brillamment la paroi intestinale et à l'autre de donner au contraire une lumière insuffisante. En réalité, dans les cas faciles, on obtient un bon résultat avec l'un ou l'autre mode d'éclairage, mais, quand il se présente des difficultés pour le diagnostic, il est nécessaire d'avoir recours aux deux.

Le mode d'éclairage le plus fréquemment adopté est l'*éclairage immédiat* (voir fig. 4 B); il s'obtient à l'aide d'une petite lampe électrique (2 à 4 volts) portée par une longue tige, qui permet de l'introduire dans le tube et de la placer au contact de la partie à examiner. L'appareil que j'utilise rappelle celui de Strauss, que j'ai simplifié en supprimant le plus de contacts possibles et en raccourcissant l'anneau porte-tige. Certains rectoscopes, même récemment construits, ont un anneau porte-tige de plusieurs centimètres de longueur, ce qui a l'inconvénient d'éloigner d'autant l'objet à examiner de l'œil de l'observateur.

L'*éclairage à distance* se réalise de deux façons : soit en plaçant à l'entrée même du tube une lampe électrique assez forte pour projeter sa clarté jusqu'à l'extrémité du rectoscope, soit en se servant d'une lampe placée hors du tube et munie d'un appareil réflecteur. J'ai réalisé le premier de ces systèmes (voir fig. 5 A et 5 B) à l'aide d'une lampe de

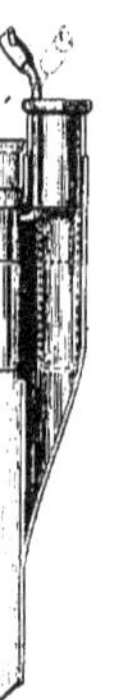

Fig. 5 A. — Éclairage à distance avec la lampe placée à l'intérieur du tube. (Cliché Collin.)

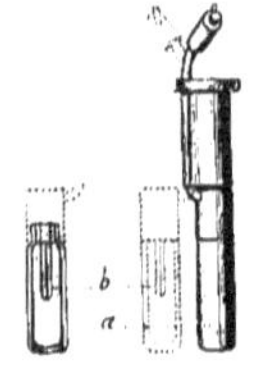

Fig. 5 B. — Schéma représentant le mouvement de rotation au moyen duquel on fait passer la lampe de la tubulure latérale dans le rectoscope. (Cliché Collin.)

4 volts, portée par une tige placée excentriquement, de façon qu'en imprimant un mouvement de rotation à cette tige, on peut faire tourner la lampe qui vient alors se loger dans une tubulure latérale adaptée à l'extérieur du rectoscope; cette disposition permet de dégager la lumière du tube au moment du nettoyage. Pour le second système (voir fig. 4 C), je me suis inspiré des plus récentes modifications apportées à l'œsophagoscope par Brünings, qui se sert d'une grosse lampe de 8 volts, dont la lumière est réfléchie à l'aide d'un miroir fendu placé à 45°. Dans le dispositif que j'ai adopté, j'emploie un miroir percé au centre, dont la partie moyenne peut être enlevée, de façon à obtenir un miroir fendu; ce dispositif a l'avantage de permettre de se servir tantôt du miroir plein, qui éclaire mieux, tantôt du miroir fendu, qui facilite les interventions thérapeutiques. La lampe frontale, que l'on peut également employer, ne convient guère qu'aux tubes courts et particulièrement à l'anuscope.

Il vaut mieux employer l'éclairage externe pour examiner la région sphinctérienne; on évite ainsi au malade le contact désagréable de l'extrémité échauffée du tube. Il en est de même lorsqu'on pratique une biopsie ou une intervention thérapeutique, où le tube doit être aussi dégagé que possible, de manière à faciliter la manœuvre des instruments.

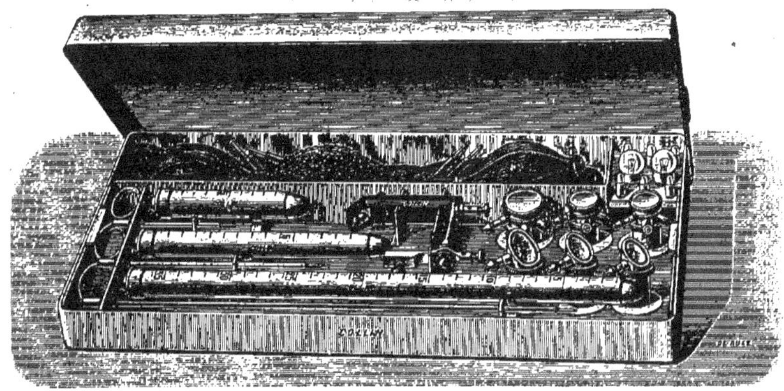

FIG. 6. — Boîte en métal contenant les 3 tubes les plus employés.

II. *Sources de courant électrique*. — L'électricité nécessaire aux lampes peut être fournie par plusieurs sources : courant de la ville, piles sèches, accumulateurs.

C'est le courant de la ville qui constitue la source d'électricité la plus pratique à utiliser. On abaisse sa tension à l'aide d'un rhéostat ou d'un transformateur, ce qui rend son usage possible même pour des lampes d'un faible voltage. Il existe dans le commerce des réducteurs de potentiel portatifs (fig. 7) permettant l'utilisation de n'importe quelle variété de courants ; il suffit de les brancher sur une prise de courant ou sur la douille d'une lampe électrique ordinaire.

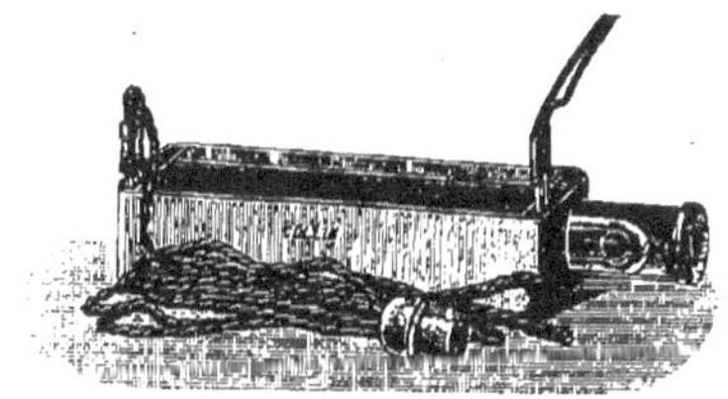

FIG. 7. — Réducteur de potentiel portatif.

Quand on n'a pas à sa disposition le courant de la ville, les piles sèches sont d'un usage très pratique : elles sont légères, d'un volume réduit et d'un prix modique. Leur voltage est faible (1,5 volt), mais on peut les coupler et obtenir l'incandescence voulue. Elles ont l'inconvénient de s'user rapidement.

Les batteries d'accumulateurs ont comme avantage leur plus grande capacité, mais leur poids les rend difficilement transportables ; de plus, leur entretien est délicat.

III. *Instruments accessoires.* — A côté du rectoscope, d'autres instruments sont nécessaires pour pratiquer l'examen rectoscopique. Les plus importants sont : 1° des tiges métalliques porte-tampons qu'on peut remplacer avantageusement par des tiges d'osier, longues d'environ 50 centimètres, dont

Fig. 8. — Tige d'osier porte-tampon.

l'une des extrémités sera garnie d'un tampon de coton en forme de cône (fig. 8); 2° de petites éponges du diamètre d'une noix, montées sur pinces longues, et destinées à débarrasser l'intestin des liquides qui peuvent y séjourner ; 3° une soufflerie de thermocautère, qu'on applique à la tubulure latérale

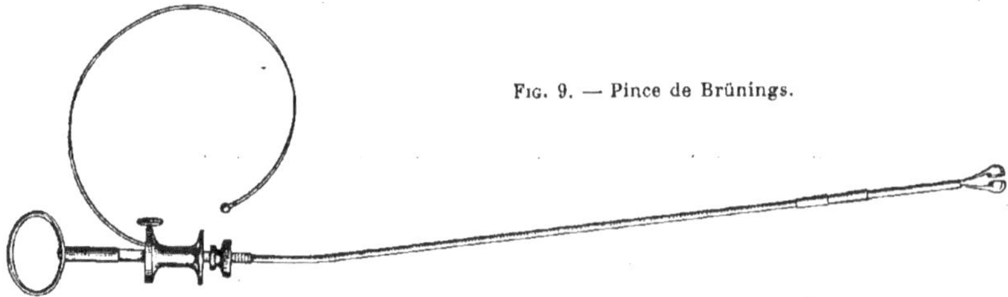

Fig. 9. — Pince de Brünings.

du rectoscope et qu'on utilise chaque fois qu'on a besoin de déplisser la paroi intestinale ; 4° des pinces à mors qui serviront éventuellement à saisir les tampons ou débris de coton qui pourraient se détacher ; 5° la pince à biopsie de

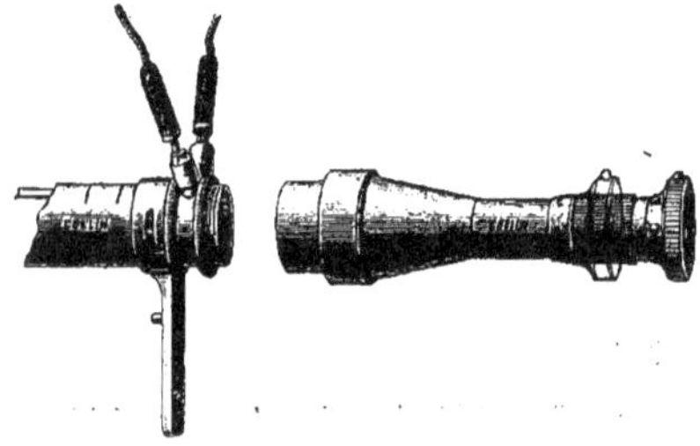

Fig. 10. — Lunette grossissante monoculaire de R. Bensaude s'adaptant aux tubes de 15 et de 30 centimètres.

Brünings (voir fig. 9), dont le maniement est particulièrement commode à cause du peu de volume qu'elle occupe, de sa légèreté, de sa souplesse et surtout parce que les mors en sont très tranchants ; 6° une loupe (fig. 10) que l'on adapte à l'extrémité du rectoscope, dans le genre de celle déjà recommandée par Luys et Ringleb ; elle permet de distinguer les moindres détails et facilite au dessinateur leur reproduction.

Pour opérer ou faire une biopsie sous le contrôle de la loupe, j'interpose entre le rectoscope et l'appareil grossissant un tube fenêtré, qui permet de manœuvrer les instruments, convenablement coudés, dans l'axe de l'endoscope. Après m'être relativement peu servi de la loupe, je la considère actuellement comme indispensable pour les diagnostics difficiles.

7º Une lunette à double tubulure, qui permet à un assistant de voir en même temps que l'opérateur. Cette lunette est analogue à celle de Strauss et à celle de Savignac.

IV. *Instruments variés ayant été employés pour l'endoscopie recto-colique.* — Pour être complet, il nous faut mentionner quelques instruments spéciaux d'usage restreint, qui ont été employés pour l'endoscopie recto-colique : Roberts s'est servi d'un miroir laryngé qu'il place dans un tube de verre, préalablement introduit dans le rectum (fig. 11); Reynès, de Marseille procède de la même façon, en faisant usage d'un cystoscope (fig. 12); Stanton a également recours à un cystoscope, mais après

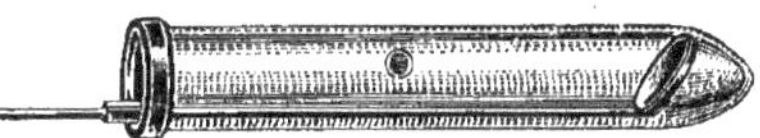

FIG. 11. — Rectoscope en verre de Roberts.

avoir rempli d'eau le rectum et le sigmoïde. Moi-même, je me suis quelquefois servi avec succès d'un cystoscope pour examiner la muqueuse tapissant la concavité du sacrum, qui échappe souvent à l'inspection pratiquée avec des appareils à vision directe.

Le rectoscope de Pamboukıs (fig. 13 et 14) est, au premier abord, très séduisant par son ingéniosité; en réalité, il est dépourvu de toute utilité pratique : il est formé de branches s'ouvrant en corolle comme les baleines d'un parapluie. Grâce à cette disposition, on pourrait faire sur le rectum toutes les opérations possibles sous le contrôle de la vue, mais cet appareil, long de 18 centimètres, doit

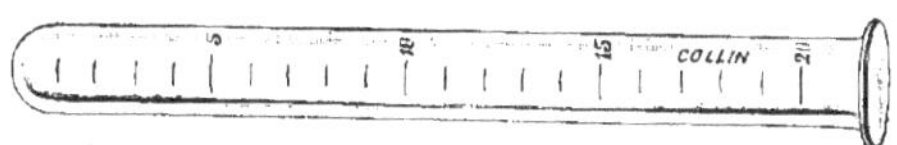

FIG. 12. — Rectoscope en verre du docteur Reynès.

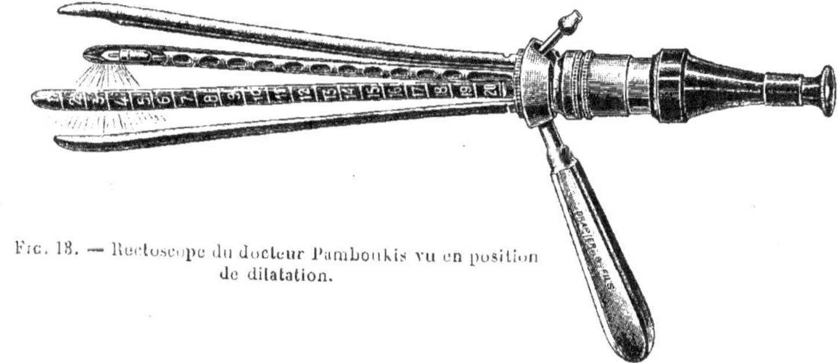

FIG. 13. — Rectoscope du docteur Pamboukis vu en position de dilatation.

être introduit à l'aveugle avant d'être ouvert; or, il est généralement impossible d'atteindre à cette profondeur sans avoir recours au contrôle de la vue. D'autre part, si l'on introduit l'instrument à une profondeur moindre, par exemple jusqu'à 10 centimètres, on ne peut ouvrir suffisamment les branches parce qu'elles tendraient outre mesure l'orifice anal. Un appareil beaucoup plus simple, et qui

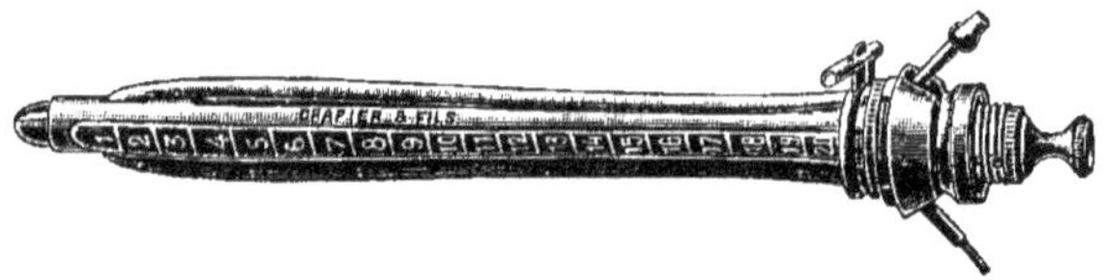

Fig. 14. — Rectoscope dilatateur vu fermé pour l'introduction.

paraît donner satisfaction au moins pour la partie tout à fait inférieure du rectum, est le spéculum opératoire de Smiley. Il est composé d'un anneau métallique en forme de C, muni de trois valves recourbées dont deux sont mobiles. On introduit la valve fixe, puis on glisse les deux autres, qui sont maintenues par un dispositif spécial. Une fois introduit, l'appareil reste seul en place.

Les derniers instruments qui me restent à décrire sont ceux de Rehn et de Lindstedt.

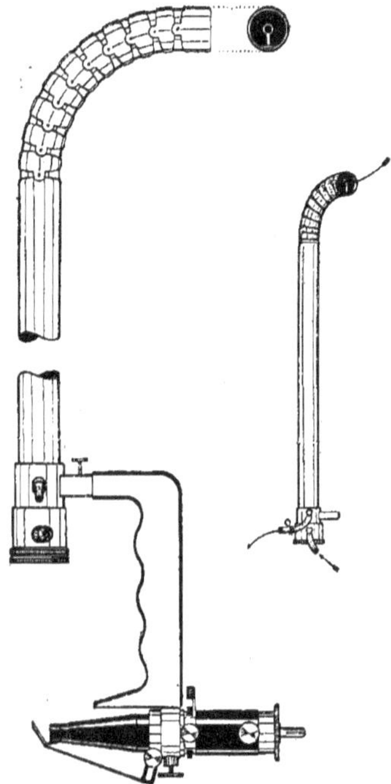

Fig. 15. — Sigmoïdoscope à extrémité flexible de Rehn.

L'appareil de Rehn (fig. 15) est constitué par un tube d'environ 45 centimètres de long, dont les 9 derniers centimètres sont flexibles grâce à une série d'anneaux articulés. L'éclairage est produit par une lumière externe, contenue dans un manche de Brünings légèrement modifié. Quarante-huit heures avant de pratiquer l'examen, on fait avaler au malade un fil de soie portant à son extrémité une perle de verre. Dès que le fil de soie ressort par l'anus, on administre un lavement pour nettoyer l'intestin. On fait passer le fil conducteur à travers un petit canal de guidage aménagé à chaque extrémité du tube. Ce dispositif permet à l'instrument de s'adapter aux courbures de l'anse sigmoïde et d'atteindre des régions plus élevées que celles accessibles au rectoscope ordinaire. Mais l'usage de cet appareil n'est possible que lorsque le méso de l'anse sigmoïde est suffisamment long.

Le rectoscope optique de Lindstedt (fig. 16) n'est autre chose qu'un rectoscope à lumière interne de petit calibre, contenant un appareil optique qui permet la vision en ligne droite (c'est-à-dire sans prisme). Cette disposition permet d'obtenir

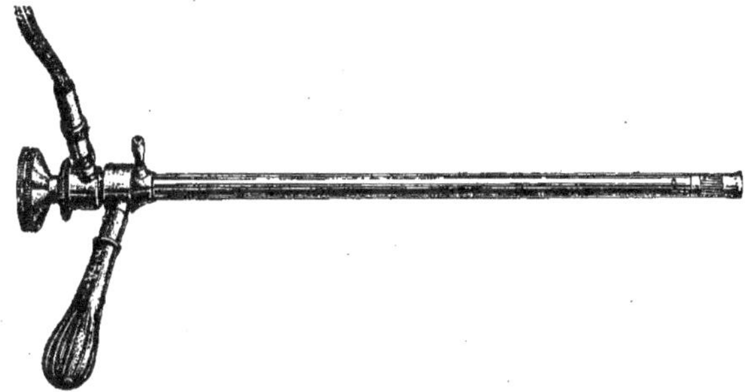

Fig. 16. — Rectoscope optique de Lindstedt.

un champ visuel beaucoup plus étendu que celui d'un rectoscope ordinaire de même calibre. L'examen se fait dans le décubitus latéral.

V. *Tables pour examiner le malade et recevoir les instruments.* — Il est indispensable d'avoir à sa disposition deux tables, l'une destinée à placer le malade, l'autre à recevoir tous les objets nécessaires à l'examen. La table sur laquelle on place le malade peut être une table ordinaire, garnie d'un coussin à l'endroit où reposent les genoux du patient. Les tables d'opération,

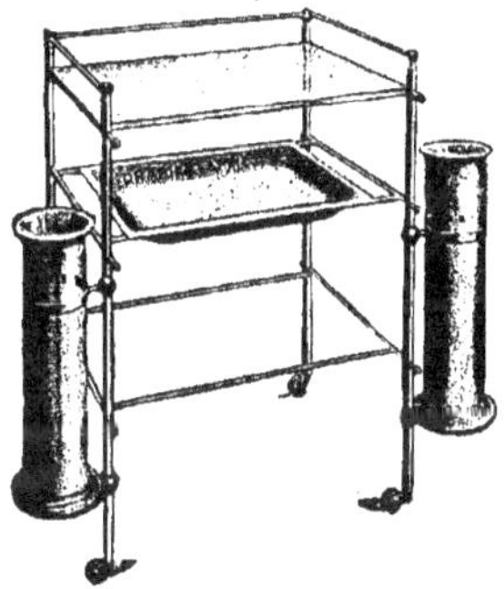

Fig. 17. — Guéridon roulant de R. Bensaude pour rectoscopie.

munies d'une pédale qui permet de les élever ou de les abaisser, suivant les besoins de l'examen, sont particulièrement commodes, surtout quand on a, comme à l'hôpital, beaucoup de rectoscopies à faire successivement. Lorsqu'on pratique une rectoscopie en ville, on peut se contenter d'un

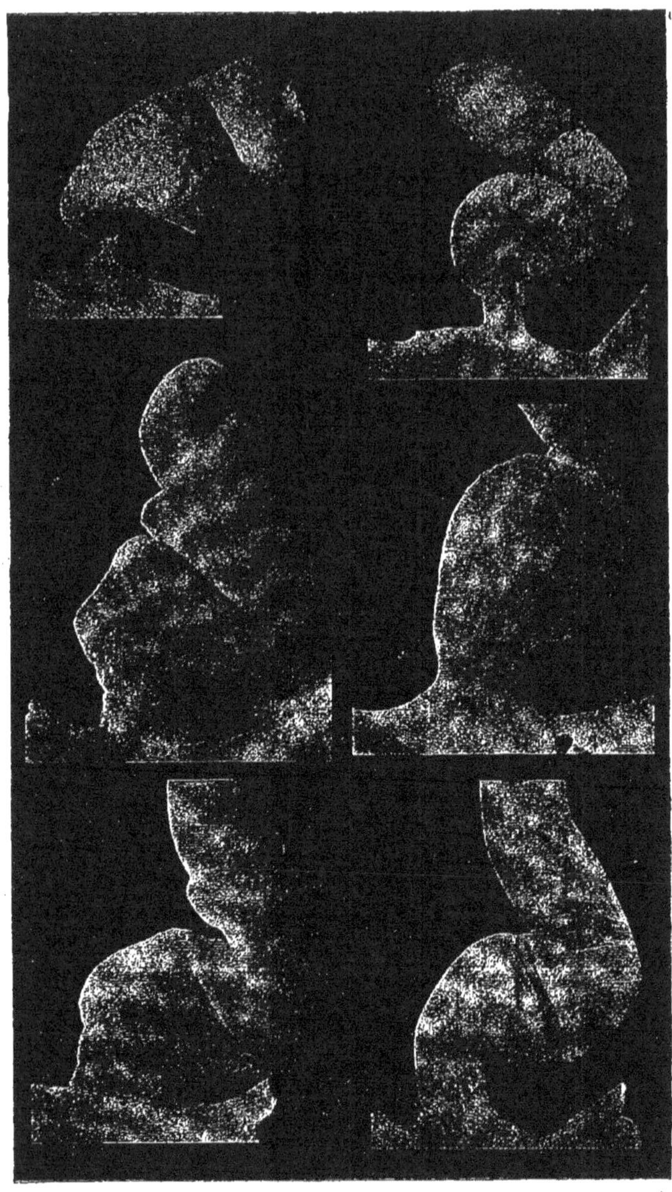

Fig. 18. — Moulages du rectum (d'après Quénu et Hartmann).

lit ou d'une chaise longue. Sur la seconde table (voir fig. 22), placée à droite de l'opérateur, on met la source de lumière, un bocal qui contient les instruments longs et les bâtonnets, une solution de cocaïne à 2 p. 100, un tampon monté sur pince à forcipressure, un verre contenant de l'huile destinée à lubrifier le doigt de l'opérateur et le rectoscope. A portée de la main, doit être un seau où seront déposés les bâtonnets et les instruments salis. J'ai fait construire par la maison Drapier un guéridon roulant, à deux étages. Sur l'étage supérieur, en verre, sont déposés les instruments propres, un plateau en cuivre nickelé sert à recevoir les instruments souillés. Deux grandes éprouvettes en verre sont disposées latéralement de chaque côté du guéridon : l'une pour les tiges propres, l'autre pour les tiges souillées.

En outre, le médecin doit se munir de gants en caoutchouc pour se protéger contre les déjections du malade : ils doivent être assez souples pour lui laisser toute la mobilité des doigts et surtout pour ne pas diminuer la finesse du toucher.

TECHNIQUE

NOTIONS ANATOMIQUES.

L'examen endoscopique du rectum et de l'anse sigmoïde serait très facile si l'on avait devant soi un tube rectiligne et béant, mais la partie inférieure du gros intestin ne répond pas à ces desiderata. Aussi, pour guider l'instrument au cours de l'examen, est-il bon de connaître la conformation et la situation de la partie terminale de l'intestin dans la position où l'on examine le malade.

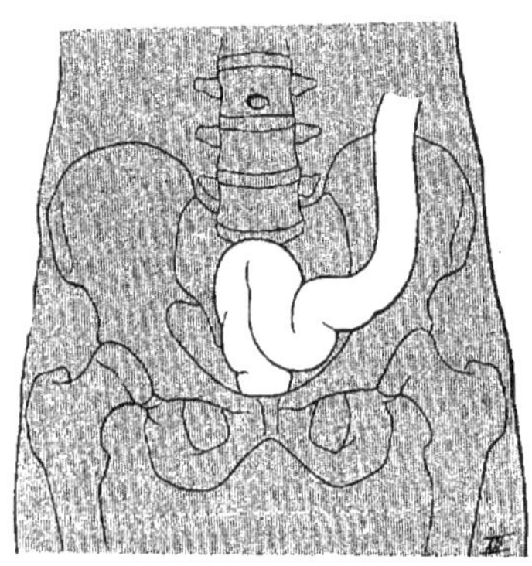

Fig. 19. — Anse sigmoïde (type le plus fréquent).

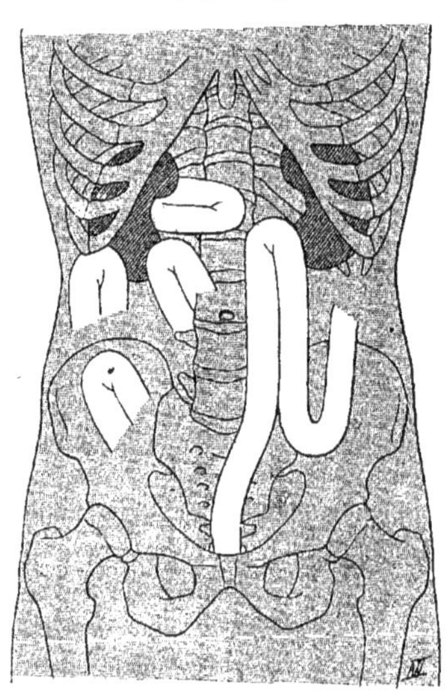

Fig. 20. — Anomalies de l'anse sigmoïde.

Le rectum n'est pas rectiligne (fig. 18). Lorsque le malade se trouve dans la position genu-pectorale, il présente une première portion périnéale de 2 à 3 centimètres, dirigée horizontalement en avant, et une seconde portion pelvienne, dirigée en haut et en arrière, mesurant environ 9 centimètres. La morphologie de l'ampoule rectale est très variable d'un sujet à l'autre,

Le toucher permet de se rendre compte, dans chaque cas, de la direction du rectum; il est indispensable de le pratiquer avant chaque examen. L'union du rectum et de l'anse sigmoïde se trouve à une distance de l'anus comprise entre 11 et 13 centimètres. La forme de l'anse peut schématiquement se comparer aux deux branches d'un V renversé. Dans aucun cas, l'endoscope ne peut dépasser le sommet du V, qui se trouve à une distance de 32 à 35 centimètres de l'anus. L'anse sigmoïde présente également des courbures multiples et variables d'un sujet à l'autre (fig. 19 et 20). Ces courbures dépendent de l'étendue du méso-côlon sigmoïdien.

La paroi de l'intestin n'est pas absolument lisse. Immédiatement au-dessus du sphincter anal, se trouve une série de plis longitudinaux, limitant entre eux des sortes de petits nids (loges rectales de Morgagni). Plus haut, se trouvent des plis transversaux, les valvules de Houston; au niveau du sigmoïde l'intestin se rétrécit et la muqueuse forme de nombreux plis longitudinaux à la partie inférieure et transversaux dans la région sus-jacente (fig. 21). Les valvules de Houston sont en nombre variable; généralement, on rencontre une valvule à droite, à 6 ou 7 centimètres de l'anus, et une seconde à gauche, à 8 centimètres; parfois, il existe trois, quatre et même cinq de ces valvules, disposées en diaphragme iris.

Habituellement, la jonction du rectum et du côlon pelvien est marquée par une valvule et extérieurement par des fibres musculaires qui portent le nom de sphincter d'O'Beirne (fig. 21). A l'examen endoscopique, l'entrée de l'S iliaque ne se trouve pas exactement sur la ligne médiane, mais plus souvent à gauche qu'à droite de celle-ci. Les détails anatomiques de la jonction recto-sigmoïdienne ont d'autant plus d'importance que le point le plus difficile à franchir se trouve dans cette région. Les figures 4 à 8 de la planche A reproduisent les images endoscopiques que l'on rencontre le plus fréquemment dans la région recto-sigmoïdienne.

PRÉPARATION DU MALADE.

L'examen de la partie terminale de l'intestin ne peut avoir lieu que si celle-ci est vide de matières fécales. Les mesures à prendre pour nettoyer l'intestin diffèrent selon que le malade est constipé, diarrhéique ou qu'il a des évacuations normales. Chez les malades ayant des garde-robes normales, on réussit parfois l'examen sans avoir au préalable nettoyé l'intestin, mais le plus souvent on est obligé de leur faire prendre un lavement de trois quarts de litre d'eau, trois ou quatre heures avant l'examen. Si le malade est constipé, on lui administre un lavement la veille au soir et un autre trois ou quatre heures avant l'examen. Dans les cas de constipation rebelle, j'ai renoncé à l'emploi de grandes purges, qui ont souvent l'inconvénient de continuer à agir le lendemain; mais je donne toujours la veille au matin, et quelquefois l'avant-veille, 5 à 10 grammes d'huile de ricin. Si le malade est diarrhéique, on lui administre, trois ou quatre heures avant l'examen, un petit lavement évacuateur et, lorsqu'il l'a rendu, on lui fait prendre par la bouche cinq gouttes de laudanum. Si la diarrhée est très tenace, on peut remplacer avantageusement le laudanum par une injection de morphine.

J'attire l'attention sur la nécessité de donner ce lavement évacuateur trois heures au moins avant l'examen. En effet, il arrive souvent que le malade, dans le but de mieux vider son rectum, s'administre un lavement trop peu de temps avant l'examen; or la persistance du liquide est une gêne pour l'endoscopie.

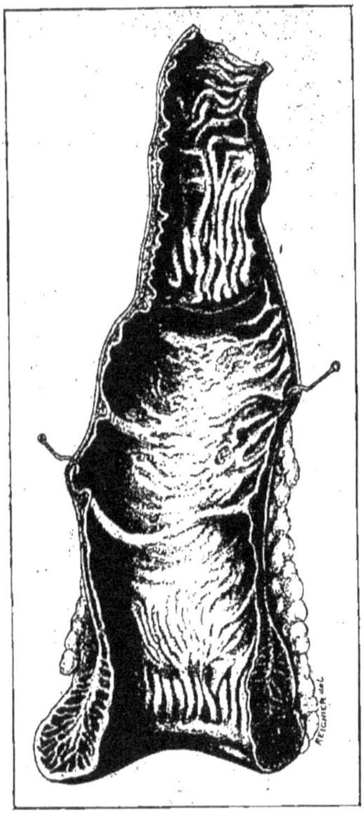

Il est nécessaire de faire uriner le malade avant de procéder à la rectoscopie.

PRÉPARATION DU RECTOSCOPE.

A. *Vérification de l'éclairage.* — Au moment de pratiquer une rectoscopie, le médecin doit toujours et pour ainsi dire machinalement répéter les mêmes gestes.

Il doit s'assurer que le courant électrique donne bien à la lampe du rectoscope la lumière voulue; le courant ne doit être ni trop fort ni trop faible, afin d'éviter, dans le premier cas, de brûler la lampe et, dans le second, d'obtenir un éclairage insuffisant.

Si la lampe du rectoscope ne s'allume pas, il faut rechercher méthodiquement la cause du défaut d'incandescence. Supposons d'abord, par exemple, un défaut de fonctionnement de l'*éclairage interne*. 1° On s'assure que le courant existe et qu'il traverse les fils. Pour cela, il suffit de mettre sur la langue l'extrémité du fil qui s'adapte à la tige porte-lampe : si le courant passe, on éprouve au point de contact une sensation de picotement caractéristique; si le courant ne passe pas, on vérifie la connexion des fils avec les bornes du rhéostat, et quand celle-ci est parfaite on change le fil. 2° Si le fil est en bon état et que l'éclairage ne se produise pas, il faut démonter la *lampe* et la vérifier en mettant en contact les deux pôles libres du fil avec les deux pôles

Fig. 21. — Aspect intérieur du rectum (d'après Mayo). Noter sur cette figure, de bas en haut, les colonnes de Morgagni (canal anal), les valvules de Houston (ampoule rectale), les plis d'abord longitudinaux puis transversaux de la muqueuse sigmoïdienne.

de la lampe. Cela se fait en appliquant un pôle du fil sur le pas de vis et en reliant l'autre au contact central de la lampe, à l'aide d'une épingle ou autre conducteur métallique. Si la lampe ne s'allume pas, on en essaye une autre. Quand la lampe s'allume, on la remonte et l'on réajuste le fil à la tige porte-lampe. 3º Lorsque, une fois remontée, la lampe ne fonctionne pas encore, la cause doit en être recherchée dans les contacts de la lampe avec la tige. On regarde si la lampe n'est pas assez vissée ou si elle l'est trop; on en gratte le bout pour le débarrasser des poussières qui pourraient l'encrasser et empê-cher le contact. 4º Si, après cela, il y a encore un échec, la cause ne peut plus être imputée qu'à la tige elle-même. On essaye la conductibilité de la tige de la même façon qu'on a essayé la lampe, c'est-à-dire en mettant en contact les deux pôles libres du fil avec les deux pôles de la tige; si elle est mauvaise, il faut en prendre une autre; quant à celle jugée défectueuse, seul le fabricant pourra la réparer.

Les défauts de fonctionnement de l'appareil à *éclairage externe* sont plus rares, les surfaces de contact étant plus larges et le nombre de pièces à assembler étant moindre que dans l'appareil à éclairage interne. Si toutefois l'éclairage externe vient à manquer, on procédera de la même façon et l'on vérifiera successivement le fil, la lampe et le dispositif qui la fixe au tube.

B. *Nettoyage et stérilisation des instruments* — Le nettoyage du rectoscope doit être fait avec le plus grand soin; on le lave avec de l'eau chaude et du savon; à l'intérieur, on passe un tampon de coton ou un linge, mais sans frotter, de façon à ne pas enlever le vernis qui noircit le tube. On le stérilise ensuite, en le faisant bouillir cinq minutes dans une poissonnière, après quoi on l'essuie avec un linge sec; pour le séchage de l'intérieur, il est préférable de ne pas essuyer et de laisser l'eau s'évaporer d'elle-même. A l'hôpital, où j'ai à pratiquer beaucoup d'examens successifs, j'obtiens le refroidissement du tube en le plongeant dans une solution froide d'oxycyanure de mercure à 1 p. 4.000, qui, tout en étant antiseptique, a l'avantage de ne pas attaquer les instruments.

Les appareils à éclairage ne peuvent naturellement pas être stérilisés, mais ceci n'a pas d'importance puisqu'ils n'entrent pas en contact avec le malade ; il suffit de les nettoyer à sec ou avec un linge imbibé d'alcool.

POSITION DU MALADE.

La position du malade a une grande importance dans l'examen. La plus généralement employée est la position genu-pectorale (fig. 22), qui permet le déplissement des parois de l'intestin par l'arrivée de l'air. Pour éviter ce que cette position a de choquant pour les femmes, on les examine avec leur pantalon épinglé immédiatement au-dessous de la région anale (fig. 23).

On a recommandé aussi la position du malade dans le décubitus dorsal avec élévation du bassin (fig. 24) ou la position de Sims avec surélévation

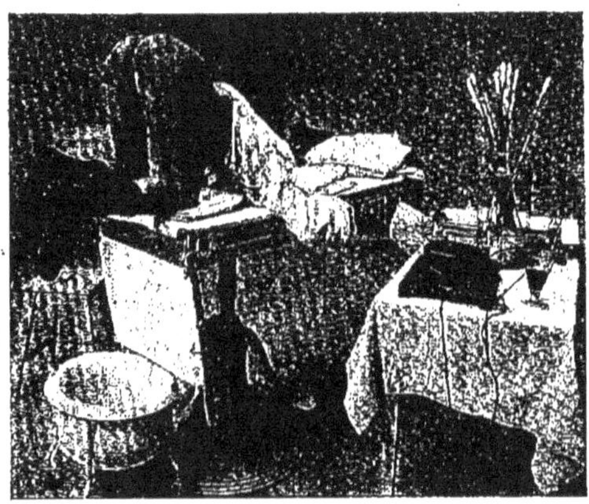

Fig. 22. — Position genu-pectorale. Disposition de la table et des objets nécessaires à l'examen.

simultanée du bassin par des coussins en forme de coin, dont la partie la plus élevée correspond au bord de la table (fig. 25). Cette position est moins

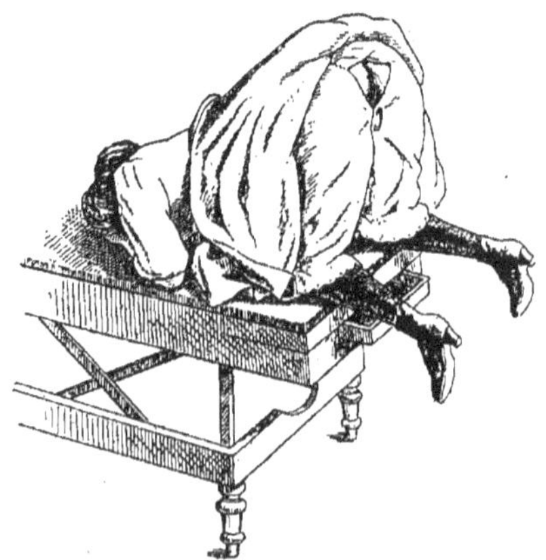

Fig. 23. — Manière de disposer les vêtements chez la femme (STRAUSS).

fatigante pour le malade; elle convient dans les cas où l'examen est un peu prolongé ou chez les sujets affaiblis. Granville S. Hanes examine les malades la tête en bas (fig. 26).

INTRODUCTION DE L'INSTRUMENT.

Avant de pratiquer l'introduction du rectoscope, il est indispensable d'examiner avec soin la région anale. La simple inspection permet de reconnaître immédiatement des lésions eczémateuses chroniques, des condylomes, des lésions syphilitiques ou tuberculeuses, des hémorroïdes et surtout des fissures qui empêcheraient la pénétration de l'instrument. Le toucher rectal indique la direction du rectum, qui varie avec les sujets, et l'existence possible d'un

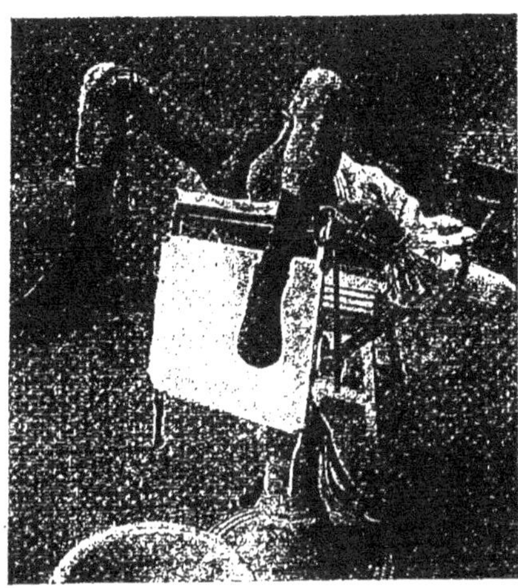

Fig. 24. — Position du malade dans le décubitus dorsal avec élévation du bassin.

obstacle pouvant s'opposer à la pénétration de l'instrument. Ce toucher rectal a encore l'avantage de bien lubrifier la région sphinctérienne. Les renseignements fournis par le toucher peuvent encore être complétés par l'emploi de la valve de Sims. Je me sers d'un modèle portant à son extrémité une petite lampe électrique. Cet examen peut être fait dans le décubitus dorsal, les jambes pliées, ou, mieux, dans le décubitus latéral.

Il n'est généralement pas nécessaire d'employer d'anesthésique local avant de pratiquer la rectoscopie; cependant, cette précaution devient indispensable lorsqu'il y a des fissures anales ou dans les rectites. Dans le premier cas, on fera une anesthésie à l'aide d'un tampon d'ouate imbibé d'une solution de cocaïne à 2 p. 100; dans le second cas, il sera nécessaire d'injecter dans le rectum environ 20 centimètres cubes d'une solution de novocaïne à 2 p. 100.

Ces précautions prises, on chauffe légèrement le rectoscope en le plongeant dans l'eau chaude ou en le flambant. On l'enduit ensuite d'une couche d'huile ; pour cela, on se sert d'un linge fin imbibé d'huile ; on évitera d'employer de l'ouate, qui a l'inconvénient de toujours déposer des filaments.

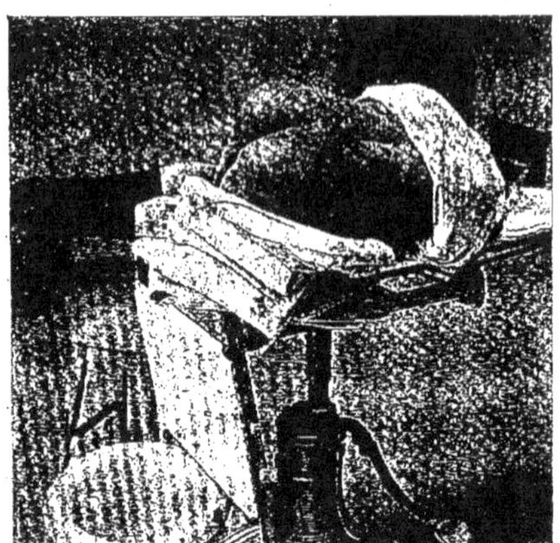

Fig. 25. — Position du malade dans le décubitus latéral avec surélévation du bassin.

Introduction. — L'introduction du rectoscope comprend elle-même deux

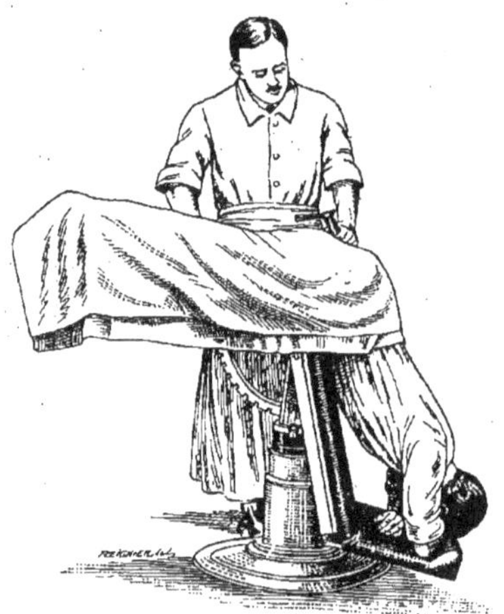

Fig. 26. — Position de Hanes (la tête en bas.)

temps : le premier temps nécessite l'usage du mandrin (fig. 27), le second se fait sans mandrin (fig. 28). L'instrument est introduit, muni de son man-

drin, à travers la région sphinctérienne, et parcourt ainsi les 5 premiers cen·
timètres; il est très important de l'introduire en le poussant *doucement*. A

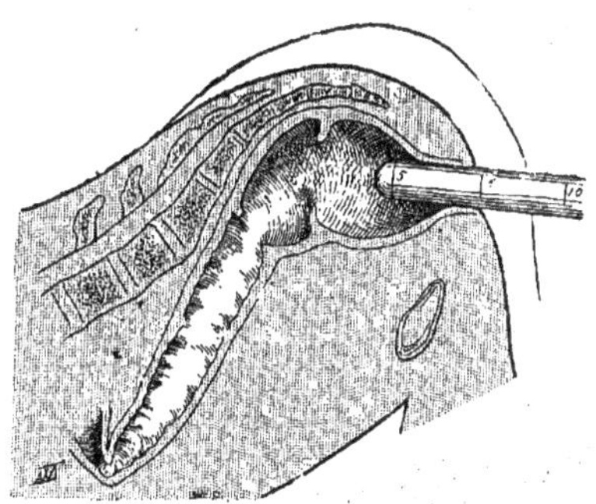

Fig. 27. — Introduction du rectoscope muni du
mandrin.

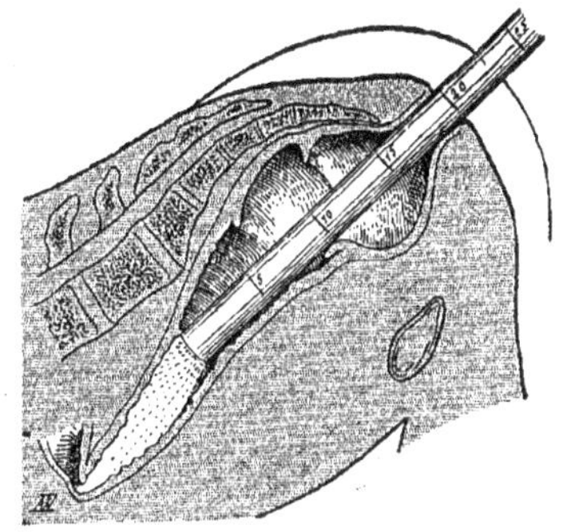

Fig. 28. — Introduction du rectoscope muni
de l'appareil à éclairage.

5 centimètres de l'anus, on enlève le mandrin et désormais le tube ne doit
plus avancer que sous le contrôle de la
vue.

Dans la position genu-pectorale, l'ampoule rectale étant béante, la progression est assez facile. Si le malade est
couché dans le décubitus dorsal ou latéral, on doit adapter la souffleric à la
tubulure latérale du rectoscope, afin
d'insuffler un peu d'air tout en poussant l'instrument dans la lumière de
l'intestin devenue ainsi béante sur un
petit parcours.

Après avoir dépassé la région sphinctérienne, l'instrument est tenu horizontalement, puis il est dirigé en haut et
en arrière de façon à être enfoncé dans
la direction de l'ampoule rectale. A 11
centimètres, le rectoscope doit être de
nouveau placé horizontalement afin de
chercher l'entrée de l'S iliaque (fig. 29).

Si l'on examine le malade dans le

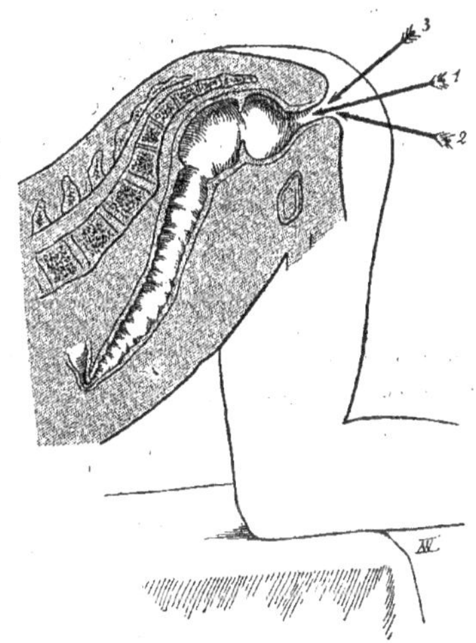

Fig. 29. — Directions à faire suivre au rectoscope pendant son introduction.

décubitus latéral avec surélévation du bassin, il faut au contraire, pour pénétrer dans l'S iliaque, élever l'extrémité interne du tube en abaissant son
extrémité externe.

L'entrée de l'S iliaque n'est pas médiane ; elle est plus souvent à gauche qu'à droite ; elle est tantôt munie, tantôt dépourvue d'une valvule. On imprime à l'instrument des mouvements dans le sens horizontal et même dans le sens vertical, jusqu'à ce qu'on réussisse à franchir cette entrée. Quelquefois, celle-ci apparaît spontanément. Le plus souvent, il faut, pour la trouver, retirer lentement le rectoscope tout en faisant respirer profondément le malade, afin de provoquer l'ouverture de l'orifice. Si l'on n'arrive pas de la sorte à voir l'entrée de l'S iliaque, il faut attendre que le rejet de matières, plus ou moins liquides, mélangées à des gaz, en indique le siège. En dernier ressort, on aura recours à l'insufflation.

Une fois qu'on a pénétré dans la branche descendante de l'S iliaque, on incline l'extrémité intrarectale du tube en avant et en bas et l'on continue à l'introduire, toujours sous le contrôle de la vue.

Arrivé au point de profondeur maximum qu'on a pu atteindre, on retire doucement l'instrument et l'on complète alors les renseignements recueillis pendant la pénétration dans l'intestin, cela d'autant mieux que l'on n'est plus préoccupé par les manœuvres d'introduction. Cette rectoscopie rétrograde a encore l'avantage de permettre l'examen de toute la région sphinctérienne qui, à l'aller, a été traversée par le tube muni du mandrin.

En résumé, la technique de l'endoscopie recto-colique, comme celle de toutes les endoscopies, est dominée par deux préceptes : 1° ne jamais employer de force ; 2° ne jamais pousser le tube que si l'on voit la lumière du conduit à examiner.

NETTOYAGE ET INSUFFLATION.

Au cours de l'examen, on a souvent besoin d'avoir recours aux bâtonnets porte-tampon pour débarrasser le tube des matières fécales ou de l'eau qu'aurait pu laisser le lavement évacuateur. Lorsque la quantité de liquide est telle que la vision en est par trop gênée, au lieu des bâtonnets, on se sert des éponges montées sur pinces longues. Luys a conseillé l'usage d'une trompe à eau faisant le vide dans l'intérieur du tube et permettant ainsi le nettoyage de la muqueuse rectale. C'est l'adaptation au rectoscope du principe de son cystoscope à vision directe. Citroen et, récemment, Marcus Dubus ont recommandé des dispositifs analogues. L'appareil de Dubus est un aspirateur-laveur applicable également à l'œsophagoscope.

L'insufflation a pour but principal le déplissement des parois de l'intestin. Elle est indispensable lorsque le malade est placé dans le décubitus dorsal ou latéral, position dans laquelle la lumière intestinale tend à disparaître. Dans la position genu-pectorale, l'insufflation est souvent utile aussi pour aider à franchir certains passages difficiles et, en particulier, pour découvrir l'entrée de l'S iliaque. L'insufflation a encore d'autres avantages concomitants : elle permet de faire refluer les liquides encombrant l'intestin, de repousser la

muqueuse invaginée dans les cas où la paroi intestinale est flasque, de mettre
en évidence une tumeur, en effaçant les plis sous lesquels elle peut être dissi-
mulée, et, enfin, d'apprécier l'état de mobilité de la muqueuse. A l'état normal,
les plis de la muqueuse intestinale s'effacent rapidement sous l'influence
d'une insufflation même légère, mais pour se reproduire aussitôt après ; au
contraire, lorsque la paroi est infiltrée par des lésions inflammatoires ou néoplasiques, les plis disparaissent et se reproduisent beaucoup plus lentement,
et le déplissement exige une insufflation plus forte.

La technique de l'insufflation est des plus simples : l'orifice extérieur du
rectoscope étant fermé par une glace, on adapte la soufflerie d'un thermocautère et l'on insuffle une petite quantité d'air, de façon à rendre béante la
lumière de l'intestin. Dès que le malade se plaint d'une sensation de gêne,
de ballonnement, il faut cesser l'insufflation et enlever la glace obturatrice
afin de laisser échapper l'excès d'air insufflé. La soufflerie ne doit pas être
confiée à un aide, c'est l'opérateur lui-même qui doit faire l'insufflation, et
toujours sous le contrôle de la vue.

Les débutants ont souvent tendance à abuser de l'insufflation. Malgré son
incontestable utilité, elle ne doit être employée que lorsqu'elle est nettement
indiquée, à cause de la gêne qu'elle occasionne souvent aux malades. Je n'y
ai guère recours que deux fois sur dix examens.

PROFONDEUR A LAQUELLE PEUT PÉNÉTRER LE RECTOSCOPE.
SA SITUATION
PAR RAPPORT A LA PAROI ABDOMINALE.

Le maximum de profondeur que l'on peut atteindre avec le rectoscope est
subordonné, d'une part à l'habileté de l'opérateur, d'autre part à la conformation de l'S iliaque. Le maniement du rectoscope est comparable à celui du
béniqué : il y a un tour de main à acquérir. Quant à l'examen de l'anse, il
est d'autant plus facile que le méso-sigmoïdien est plus long. Il y a des cas où
la brièveté de ce méso restreint beaucoup la pénétration de l'instrument;
d'autres, au contraire, où le sigmoïdoscope pénètre avec une grande aisance
jusqu'à la garde, c'est-à-dire à 35 centimètres de l'anus. Dans ce dernier cas,
on comprend qu'on puisse atteindre des lésions qui semblent se trouver en
dehors de la sphère de l'endoscope, telle qu'une tumeur palpable à travers la
paroi abdominale.

La mesure que donne la graduation du rectoscope n'est qu'approximative,
car l'intestin se trouve dans une situation spéciale à cause de la position du
patient pendant l'examen et, en outre, il peut, tel un doigt de gant, se tasser
sur lui-même autour de l'instrument, ou au contraire se laisser tendre. Quand
on n'est pas très expérimenté, il peut arriver qu'au lieu d'engager l'instrument
dans la lumière de l'intestin, on refoule la paroi intestinale qui vient alors

s'appliquer au-devant de l'orifice du tube et se tendre sur lui comme la peau d'un tambour.

On s'explique, dans ces conditions, la discordance qui existe souvent, en ce qui concerne la distance où siège une lésion, entre les données fournies par le toucher ou la radioscopie, d'une part, et par la rectoscopie, d'autre part.

Pour déterminer la région où se trouve l'extrémité de l'instrument introduit à fond, on peut se servir de deux procédés, la radiographie, et le palper qui permet de sentir l'extrémité du tube à travers la paroi abdominale. La région atteinte varie d'un sujet à l'autre, ce qui tient à la multiplicité des dispositions anatomiques que peut présenter l'S iliaque. D'une façon générale, l'extrémité du tube, d'abord située à gauche de la ligne médiane, s'en rapproche et la dépasse à mesure que l'instrument pénètre plus profondément. Elle atteint souvent la région épigastrique et vient se placer près du bord antérieur du foie, sous les fausses côtes droites (voir fig. 30). Les procédés employés pour déterminer le siège de l'instrument ne sont pas exempts de causes d'erreurs,

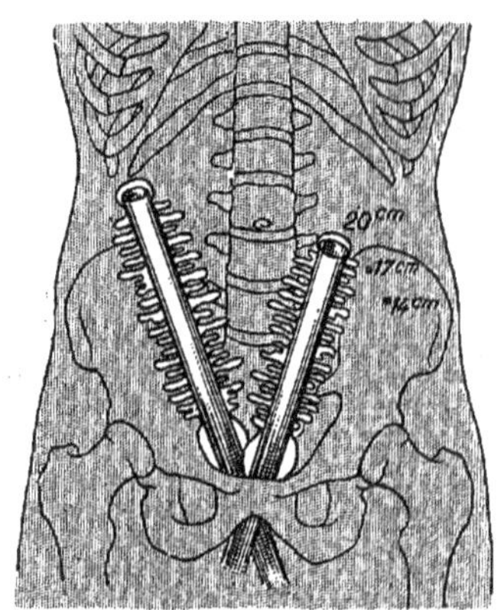

Fig. 30. — Différentes directions que peut suivre le rectoscope et points maxima atteints par son extrémité.

dues, pour le palper, à la mobilité de la peau, et, pour la radiographie, à la déformation inévitable causée par la projection de l'image. J'ai fait des examens dans la position genu-pectorale, c'est-à-dire dans une position très différente de celle où l'on a l'habitude d'observer les malades. Les différences dues à la position ne semblent cependant pas aussi notables qu'on pourrait le croire, si nous en jugeons par les résultats des examens faits par Foges dans la position dorsale, et par les quelques malades examinés par Schreiber dont on a pu faire ultérieurement l'autopsie. En somme, l'endoscopie recto-colique ne fait, dans ces cas-là, que confirmer la grande variabilité des dispositions anatomiques de l'S iliaque, variabilité dont on ne saurait méconnaître l'importance au cours des examens cliniques ou opératoires.

INDICATIONS ET CONTRE-INDICATIONS

On doit admettre en principe qu'aucun examen du segment inférieur du gros intestin n'est complet si l'on n'a pas pratiqué de procto-sigmoïdoscopie. En posant ainsi les indications de la rectoscopie et de la sigmoïdoscopie, il est certain qu'on sera amené à la pratiquer fréquemment sans résultat, de même qu'un examen des urines, du sang ou même l'endoscopie d'autres organes demeureront souvent négatifs. Ce qui distingue surtout la rectoscopie de certaines autres endoscopies, c'est qu'en général ce mode d'exploration n'est pas douloureux et ne présente aucun danger (1).

On y aura recours dans les circonstances suivantes : 1° chaque fois qu'un malade présentera des symptômes locaux en rapport avec une affection de la partie terminale du tube digestif, tels que : douleurs, ténesme, selles muqueuses, purulentes ou mélangées de sang; 2° lorsqu'il y aura perte de sang par l'anus; il ne faut pas commettre la faute d'attribuer toujours à des hémorroïdes les hémorragies; [d'ailleurs, les hémorroïdes peuvent coexister avec un cancer ou toute autre lésion de la muqueuse recto-colique]; 3° quand des troubles intestinaux chroniques (constipation, fausse diarrhée, douleurs) surviennent, vers la quarantaine, chez un sujet jusque-là bien portant; 4° au cours d'une diarrhée chronique ne. cédant pas aux traitements habituels; 5° toutes les fois que l'état général du malade fait soupçonner un cancer sans que des symptômes précis en indiquent le siège; 6° enfin chaque fois qu'on sera en présence d'une occlusion intestinale dont l'origine est obscure.

Les rares contre-indications à la rectoscopie sont les affections aiguës du rectum et de l'S iliaque : brûlures, inflammations, lésions aiguës du péritoine. L'âge et la cachexie ne constituent pas une contre-indication; la seule précaution à prendre est d'examiner les vieillards et les cachectiques dans le décubitus latéral ou dorsal et non dans la position genu-pectorale habituelle.

VALEUR DE L'ENDOSCOPIE COMPARÉE AUX AUTRES PROCÉDÉS D'EXPLORATION

On aurait tort de croire que l'endoscopie procto-sigmoïdienne peut remplacer tous les autres procédés d'exploration. De ces procédés, le plus important est certainement le *toucher*. Pour tous les cancers accessibles au doigt (jusqu'à 8 à 10 centimètres au-dessus de l'anus), c'est lui qui permet d'en faire le diagnostic avec le plus de certitude; il le permet même dans les cas où l'endoscopie seule pourrait parfois induire en erreur, par exemple dans certaines procto-sigmoïdites graves, dans des ulcérations dysentériques, tuberculeuses, etc., etc., dont l'aspect endoscopique peut simuler le cancer. Je citerai encore ces cancers de la partie postérieure du rectum, cachés dans la concavité du sacrum, qu'on peut aisément découvrir en faisant le toucher avec le doigt recourbé, mais qui passent facilement inaperçus au rectoscope parce qu'ils ne se trouvent pas situés sur le chemin parcouru habituellement par l'instrument. Autre exemple : le professeur Quénu me demanda de faire une rectoscopie chez un de ses malades auquel il avait extirpé un cancer trois ans auparavant; la muqueuse apparut partout intacte et le rectoscope autorisait à rejeter toute crainte de récidive ; mais. par contre, le toucher permit de sentir au-devant du sacrum un chapelet de ganglions.

Le rectoscope est cependant nécessaire pour découvrir des cancers haut placés. Certes, des médecins expérimentés, ayant un index long, peuvent atteindre des can-

---

(1) Plusieurs fois cependant on a eu à déplorer des accidents au cours de la rectoscopie : des cas de perforation ont été publiés par Schreiber (polypose intestinale opérée auparavant par voie rectale), par Sultan (catarrhe chronique du gros intestin), par Anschutz (malade présentant des symptômes de sténose rectale), par Gant, Retzlaff, etc. Schmidt, cité par Delbet et Bréchot, aurait vu apparaître une frange épiploïque après avoir abaissé sans employer de force la poignée du rectoscope. Sur des milliers d'examens que j'ai pratiqués depuis 17 ans, je n'ai eu, heureusement, à déplorer aucun accident.

cers haut situés et se passer du rectoscope, mais il m'a semblé souvent plus simple de recourir à cet instrument plutôt que de pousser le doigt à force et de faire souffrir les malades.

Comme les autres procédés, le toucher est exposé à des causes d'erreur. Il peut laisser passer inaperçues des hémorroïdes internes que le rectoscope découvre avec la plus grande facilité. Le caractère principal du cancer qu'on relève au toucher, est, comme on le sait, sa consistance dure, mais ce caractère peut faire défaut (1/4 des cas dans la statistique très étendue de Mandl). Friedrich cite deux cas de cancer du rectum remarquables par leur consistance molle et qu'au doigt on eût pu prendre pour de simples polypes. D'autre part, toute tumeur dure n'est pas forcément un cancer. J'ai déjà rappelé ailleurs l'histoire de ce malade de Schreiber qui, pour combattre la constipation, avait pris l'habitude de... priser par le rectum; peu à peu cette habitude devint une passion et, pour ne pas perdre la moindre parcelle de tabac, il avait exercé sa muqueuse rectale à faire hernie au dehors et à aspirer les grains de tabac égarés; une inflammation intense en était résultée ainsi qu'une sorte d'ectropion de la muqueuse qu'au rectoscope comme au toucher on avait pris pour une tumeur.

La *sonde de Kahlmann* complète les renseignements fournis par le rectoscope, en permettant de délimiter l'étendue du cancer. Composée d'une tige métallique assez malléable pour pouvoir se plier aux courbures d'un rétrécissement intestinal, elle se termine par un bouton à bords mousses. En faisant glisser ce bouton le long de la paroi, on se rend très bien compte si celle-ci est lisse ou si elle offre des saillies.

L'*examen radiologique*, incapable de nous renseigner sur la nature d'une lésion intestinale, peut en indiquer le siège et donner des images caractéristiques d'une sténose procto-sigmoïdienne. Il arrive cependant qu'il laisse passer inaperçue une lésion importante ou bien que l'interprétation des images exige l'aide d'un autre procédé d'examen, en particulier de la rectoscopie. L'un et l'autre de ces deux modes d'examen ont leurs avantages et leurs indications précises; la rectoscopie a, en tout cas, cette supériorité de pouvoir être effectuée aisément et sans entraîner une grande perte de temps. Une rectoscopie qui, par exemple, révèle l'existence d'une tumeur, établit le diagnostic d'une façon indiscutable; elle l'emporte même sur une radioscopie positive, qui laisse toujours une place pour le doute. Suivant les cas, l'un ou l'autre de ces deux procédés d'examen permet d'apprécier l'étendue du néoplasme; cet avantage est le plus souvent réservé à la radioscopie, car il est difficile au rectoscope de traverser entièrement une sténose néoplasique, encore faut-il pour cela qu'il soit de petit calibre.

La rectoscopie est-elle négative? Un cancer peut n'en pas moins exister dans la partie inférieure du segment terminal du gros intestin. On a vu tel néoplasme de la branche rectale de l'S iliaque n'être pas atteint par le rectoscope, bien que celui-ci ait pénétré de 25 centimètres, et être révélé, au contraire, par un lavement opaque qui montrait un obstacle situé apparemment plus près de l'anus, fait paradoxal en apparence sur lequel je me suis déjà expliqué plus haut. Inversement, j'ai vu deux fois des cancers de l'entrée de l'S iliaque que les radiologues avaient placés beaucoup plus haut. Baumgartner a trouvé à l'opération un cancer sigmoïdien qui m'avait échappé à l'examen rectoscopique et avait aussi échappé à l'examen aux rayons X fait par lavement.

Pas plus qu'une rectoscopie négative, un examen radiologique négatif n'autorise à nier l'existence d'un cancer du segment terminal du gros intestin. Un cancer du rectum n'obstruant pas la lumière intestinale peut laisser passer un lavement avec la plus grande aisance et remplir la totalité du gros intestin, en ne montrant au niveau du rectum qu'une altération trop minime pour avoir chance de retenir l'attention; le rectoscope, au contraire, la découvre à peu près à coup sûr (deux observations personnelles).

Pour conclure, je dirai que la valeur absolue d'une rectoscopie positive doit toujours engager à commencer par ce procédé l'examen du segment terminal, et que, si la recherche d'un cancer intestinal, faite seulement à l'aide d'un lavement opaque, est demeurée infructueuse, il ne faut pas manquer de s'adresser, en dernier lieu, à la rectoscopie.

Somme toute, l'endoscopie recto-colique ne fait que compléter et préciser les renseignements fournis par les autres modes d'exploration : toucher, palper, sondage, examen des fèces, etc. Loin de s'exclure, ces différents procédés viennent au contraire s'aider les uns les autres.

IMAGES ENDOSCOPIQUES A L'ÉTAT NORMAL.

Pl. A.

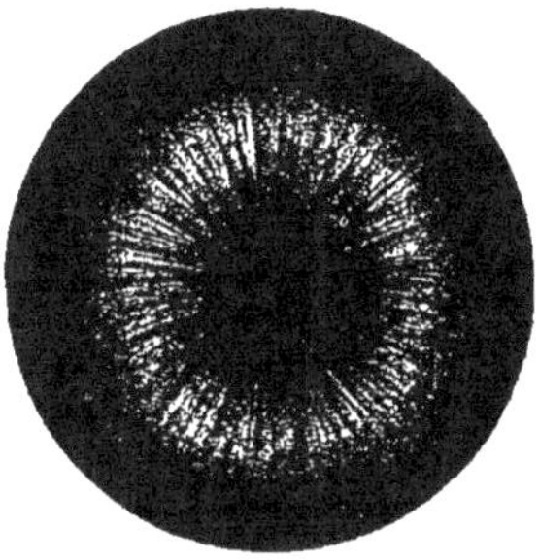

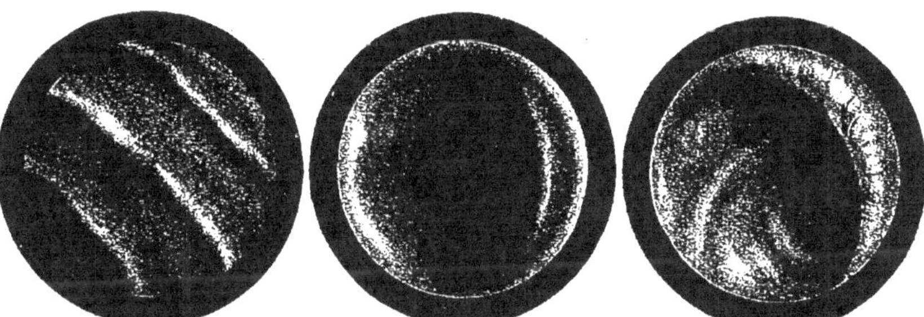

Fig. I — 1 centimètre.

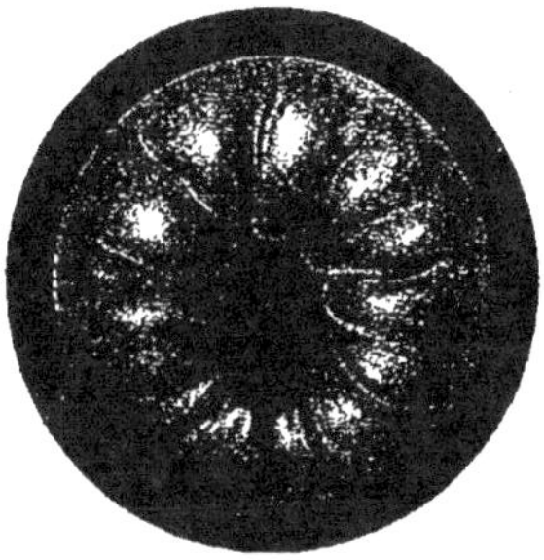

Fig. II. — 3 centimètres.

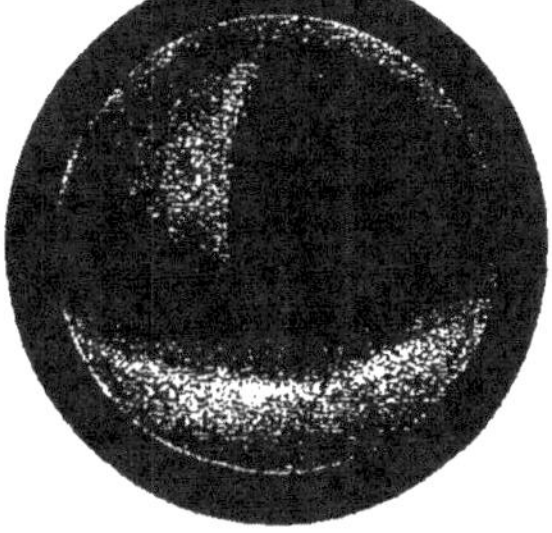

Fig. III. — 7 centimètres.

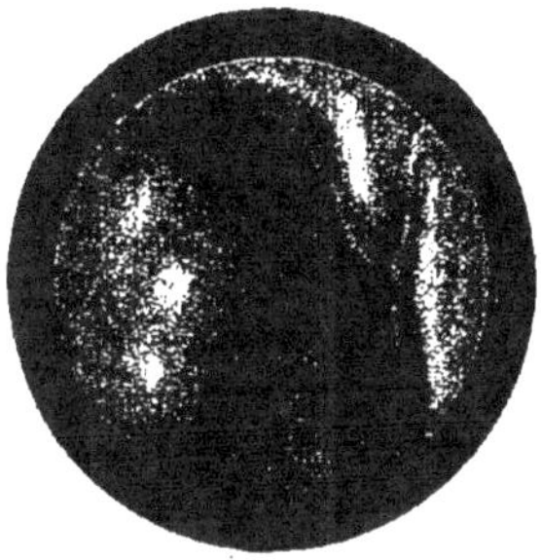

Fig. IV.

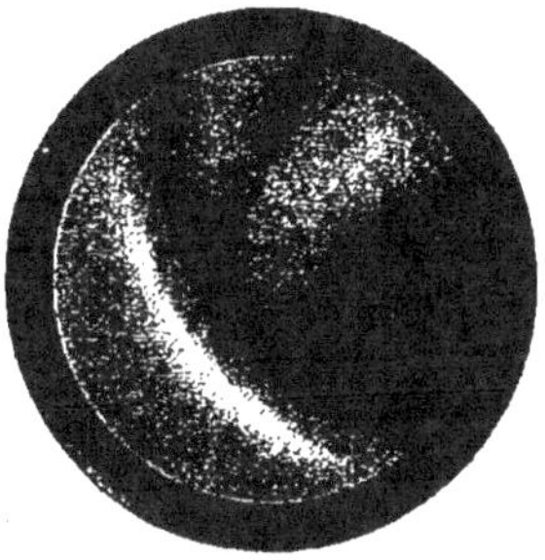

Fig. V.

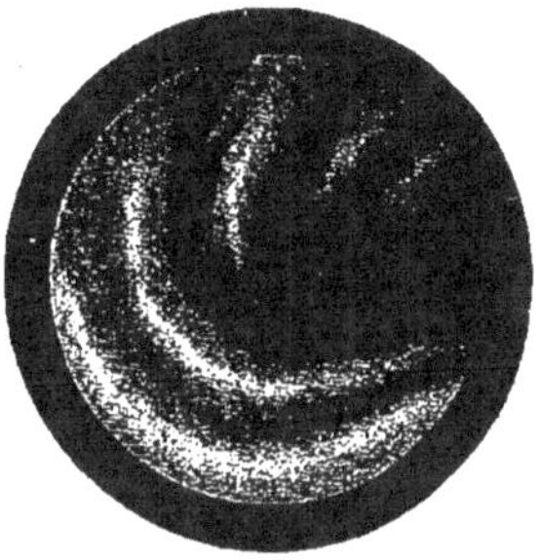

Fig. VI.

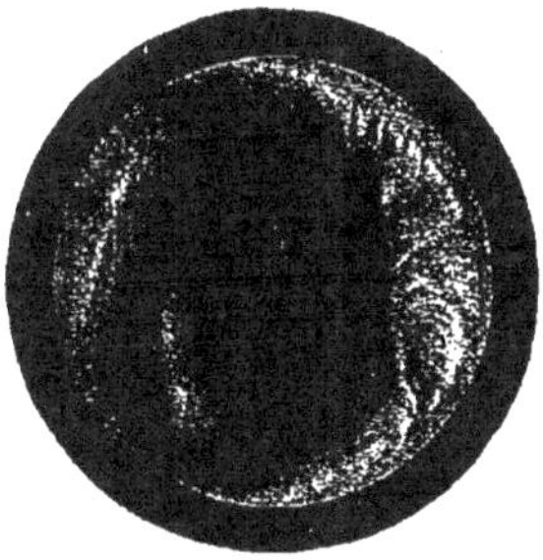

Fig. VII.

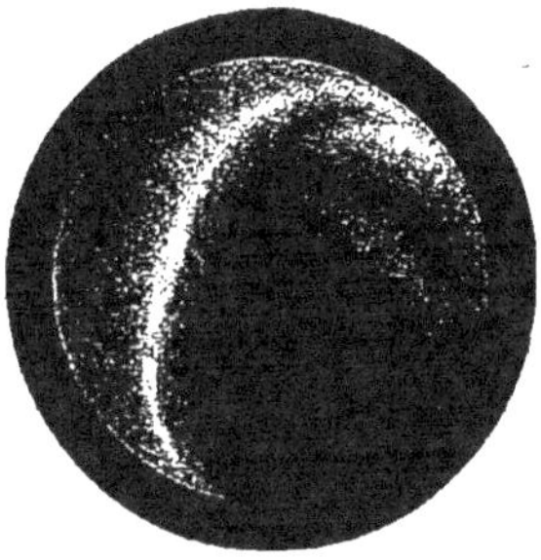

Fig. VIII.

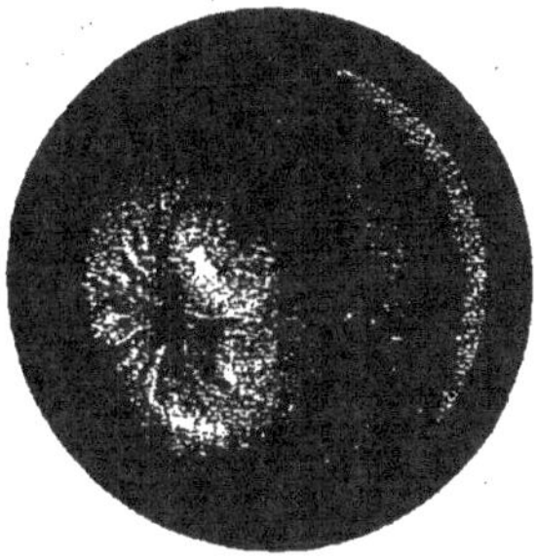

Fig. IX.

Fig. IV à IX. — Différents aspects de l'entrée de l'S iliaque (12 à 14 centimètres.)

Fig. X. — 18 centimètres.

Fig. XI. — 22 centimètres.

Fig. XII. — 32 centimètres.

IMAGES ENDOSCOPIQUES A L'ÉTAT NORMAL [1]

A l'état normal, la muqueuse du segment inférieur du gros intestin présente une teinte uniforme, rose ou d'un rouge rosé, plus claire au niveau de la région sphinctérienne qu'au niveau de la région ampullaire. Mais il se peut que les purgatifs ou les lavements que le malade a pris pour débarrasser l'intestin aient tant soit peu congestionné la muqueuse. Les images rectoscopiques d'aspect très différent suivant l'endroit que l'on examine, peuvent servir en même temps de points de repère (fig. 31 et pl. A, fig. 1 à 12).

a. Jusqu'à 4 centimètres au-dessus de l'anus on a l'aspect de la région sphinctérienne (pl. A, fig. 1 et 2, et pl. I, fig. 1).

b. Après avoir traversé la région sphinctérienne, on arrive dans la région ampullaire qui est généralement béante et cloisonnée par des valvules. Parfois la béance fait défaut; la lumière de l'intestin, fermée par de nombreux plis, est presque toujours indiquée par un orifice central; elle peut ne devenir visible que quand

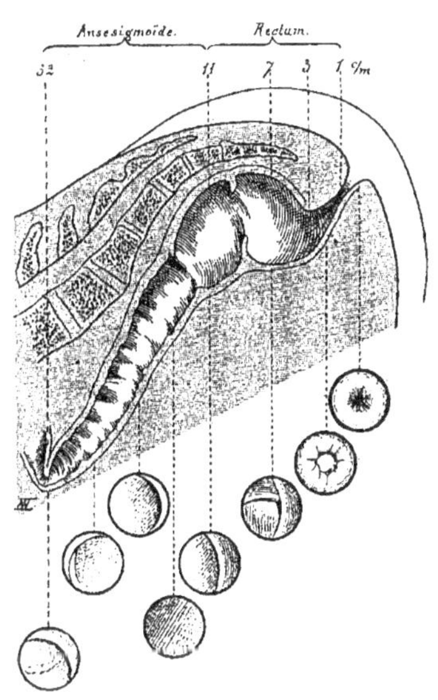

Fɪɢ. 31. — Images rectoscopiques normales à différentes profondeurs.

(1) Il convient, en examinant les images reproduites dans cet ouvrage, de ne pas oublier que le tube intestinal ne se moule pas étroitement sur le cylindre du rectoscope, comme l'œsophage ou l'urètre sur les instruments à vision directe utilisés pour les explorer. Bien au contraire, l'intestin est un manchon large et souple, de sorte que le champ rectoscopique ne correspond pas exactement au champ intestinal, et que, pour avoir une image complète de celui-ci, l'opérateur est obligé de déplacer l'extrémité antérieure de l'endoscope et de la porter successivement à droite et à gauche, puis en haut et en bas. Aussi certaines de nos figures représentent-elles plusieurs champs rectoscopiques réunis.

Aspects normaux.

Fig. 1.

Rectum normal : région sphinctérienne.
Normal rectum : region of the sphincter.
Retto normale : zona sfinteriana.
Normales Bild der Pars sphincterica
Recto normal : region esfinteriana.
Recto normal : região sphinterianna,

Fig. 2.

Rectum normal : valvules de Houston (à 7 cm. au-dessus de l'anus).
Normal rectum : valves of Houston (7 cm. above the anus).
Retto normale : valvola de Houston (7 cm. sopra dell'ano).
Normales Bild in der Ampulle : Plica coccygea et sacralis (7 cm. über d. A.).
Recto normal : pliegne de Houston (à 7 cm. del ano).
Recto normal : valvulas de Houston (a 7 cm. acima do anus).

Fig. 3 et 4.

Entrée de l'S iliaque (aspect normal).
Junction of the rectum with the sigmoïd (normal).
Principio dell'ansa omega (normale).
Normale Bilder des Flexureinganges.
Entrada de la S iliaca (normal).
Entrada do S iliaco (aspecto normal).

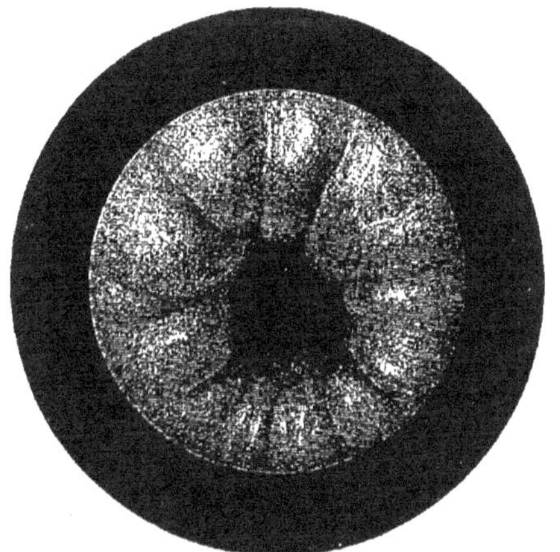

Fig. 1.

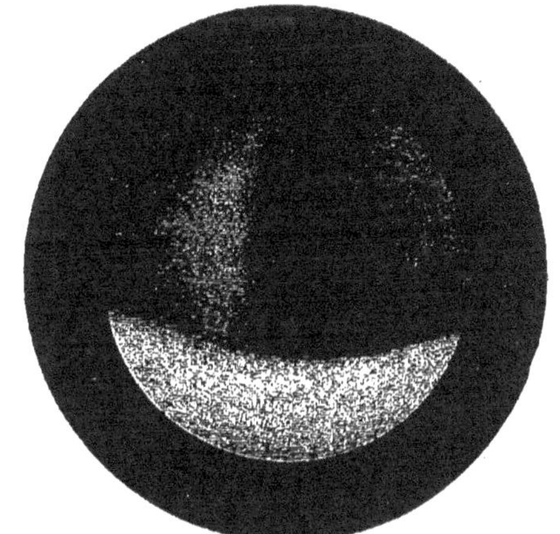

Fig. 2.

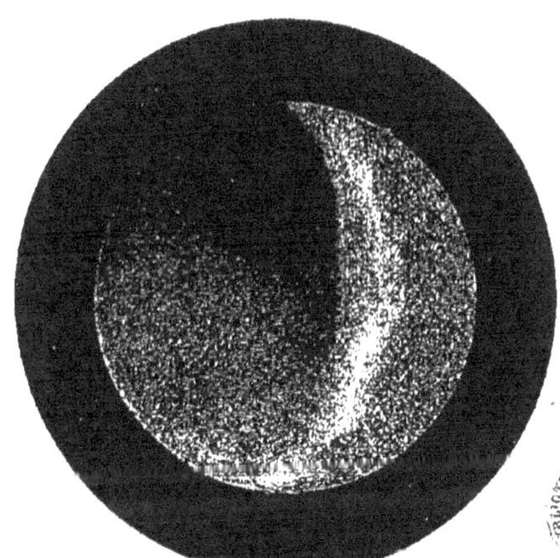

Fig. 3.

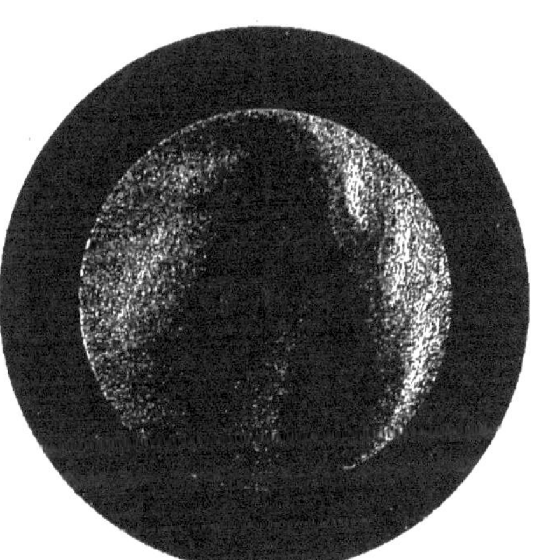

Fig. 4.

MASSON ET Cie, ÉDITEURS.

on fait respirer le malade profondément, ou en dernier lieu après l'insufflation.

c. A environ 7 centimètres au-dessus de l'anus, on voit deux valvules croisées à angle droit, dont la première porte le nom de valvule de Houston, de Nélaton, ou de valvule coccygienne, et la seconde de valvule sacrée inférieure (pl. A, fig. 3, et pl. I, fig. 2). Au-dessus de celle-ci, on rencontre, dans un quart des cas, une troisième valvule, la valvule sacrée supérieure; exceptionnellement, il existe quatre et même cinq de ces valvules (fig. 32).

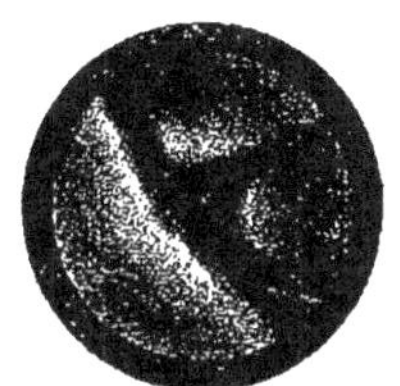

Fig. 32. — Valvules de Houston multiples disposées en diaphragme iris.

d. A environ 11 centimètres (quelquefois à 12 ou même 14 centimètres) se trouve la valvule recto-sigmoïdienne, en forme de croissant, marquant l'entrée du côlon pelvien (pl. A, fig. 4 à 8, et pl. I, fig. 3 et 4). Cette valvule est surtout visible dans la position genu-pectorale et paraît produite artificiellement par cette position. Elle se distingue des valvules rectales mentionnées plus haut, par ce fait qu'elle disparaît sur le cadavre. Le plus souvent elle siège à gauche, rarement à droite, et elle est exceptionnellement étendue transversalement au-devant du tube. Parfois la valvule fait défaut; elle est alors remplacée par une série de plis diversement disposés, au centre desquels se trouve, plus ou moins apparente, la lumière de l'S iliaque (pl. A, fig. 6). Celle-ci peut ne devenir visible qu'après l'insufflation. Il arrive quelquefois que le tube, ayant normalement progressé jusqu'à l'entrée de l'S iliaque, se trouve arrêté par une sorte d'invagination de la paroi intestinale qui rappelle parfois l'aspect d'un col utérin (pl. A, fig. 9). Au sommet de cette invagination, on trouve presque toujours un orifice qui

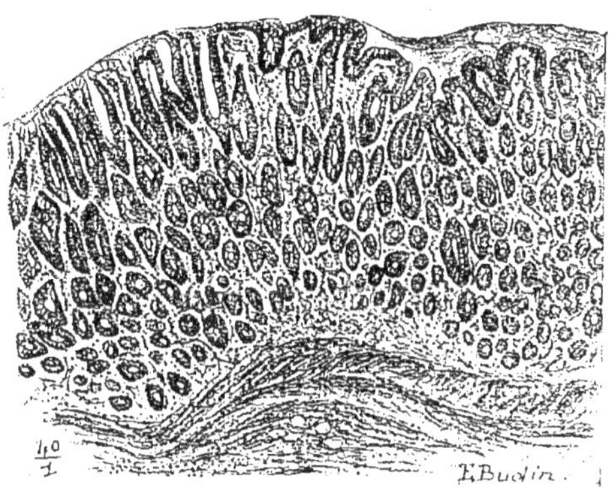

Fig. 33. — Muqueuse rectale normale — coupe parallèle à l'axe des glandes — le prélèvement fait par biopsie atteint la muscularis mucosæ.

n'est autre que celui de la lumière intestinale. Il est nécessaire de connaître les différents aspects de ce passage recto-sigmoïdien, car, ainsi que nous l'avons déjà dit, c'est là le point difficile à franchir.

e. Au delà de l'entrée de l'S iliaque, l'instrument pénètre dans un canal dont l'aspect est bien différent de celui de l'ampoule. Au lieu d'une vaste cavité, à parois lisses entrecoupées par des valvules, on trouve ici un tube tantôt béant sur une petite étendue, tantôt fermé, laissant simplement entrevoir la lumière intestinale; on y voit les plis sigmoïdiens, petits et minces, se distinguant nettement des valvules décrites plus haut (pl. **A**, fig. 10). A 15 ou 20 centimètres de l'anus, on rencontre une région animée de battements (voir pl. VIII, fig. 3), occupant presque toujours la paroi supérieure de l'S iliaque. Ces pulsations se

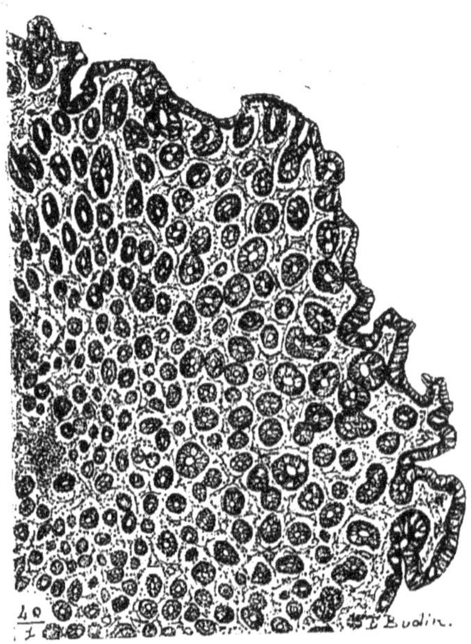

Fig. 34. — Muqueuse rectale normale — coupe perpendiculaire à l'axe des glandes.

produisent au niveau de l'artère iliaque, que l'on sent parfois rouler sous l'extrémité du rectoscope.

f. A 32 ou 35 centimètres, on arrive à la limite entre la portion ascendante et la portion descendante de l'S, limite qui, d'après Schreiber, est indiquée par un pli auquel il a donné le nom de *pli labié* pour mieux désigner son aspect (pl. **A**, fig. 12). Là est la limite extrême accessible à l'endoscopie, mais on ne parvient pas toujours à l'atteindre.

HÉMORROÏDES, VARICES PROFONDES

Hémorroïdes. — Les hémorroïdes sont généralement faciles à reconnaître par les procédés d'examen habituels : inspection, toucher, extériorisation de la muqueuse; la rectoscopie ne vient qu'après ces modes d'exploration. Elle est utile pour découvrir les hémorroïdes de la région sphinctérienne, qui souvent, lorsqu'elles sont peu saillantes, donnent au doigt la même sensation que la muqueuse environnante; j'ai vu ainsi un certain nombre de malades chez lesquels la rectoscopie me fit découvrir des hémorroïdes qui avaient échappées à des chirurgiens des plus distingués.

A l'endoscope anal, les hémorroïdes se présentent rarement sous l'aspect classique de grosses tumeurs hémorroïdales ou de petites dilatations ampullaires de teinte noirâtre (pl. II, fig. 1), comprimées par l'endoscope, elles apparaissent sous forme d'une zone uniformément rouge violacée qui tranche sur la couleur rose de la muqueuse sus-jacente, ou bien sous forme de petits vaisseaux violacés disposés parallèlement à l'axe du canal anal, ou bien encore sous forme de veinosités extrêmement fines, simulant une ecchymose; les points qui saignent sont souvent indiqués par de petites érosions ou même par de véritables ulcérations; la muqueuse environnante est tantôt normale, tantôt pâle et parcourue par des ramifications veineuses; tantôt enfin elle est le siège d'une vraie rectite hémorragique (voir p. 62), cause fréquente d'hémorragies attribuées à tort à la rupture d'une varice hémorroïdale. On voit bien tous ces détails en se servant de la lunette grossissante (fig. 10).

La constatation d'hémorroïdes doit toujours engager à faire un examen rectoscopique aussi complet que possible, de façon à ne pas laisser passer inaperçu un cancer, un rétrécissement ou toute autre lésion, dont la coexistence avec les hémorroïdes est fréquente; on évitera ainsi l'erreur, si souvent commise, d'attribuer aux hémorroïdes seules tous les troubles qui se produisent au niveau de l'anus et du rectum.

Par les pertes de sang qu'elles provoquent, les hémorroïdes peuvent engendrer un état d'anémie tel qu'il donne aux malades l'aspect de cancéreux cachectiques. J'ai observé plusieurs cas de ce genre où les hémorroïdes avaient échappé à tout examen, d'autres où elles avaient été constatées, mais sans qu'on osât

PLANCHE II

Hémorroïdes.

Fig. 1.

Hémorroïdes de l'entrée du canal anal (1/2 schématique).
Interno-external hemorrhoids.
Emorroidi all' entrata del canale anale.
Intermediäre Hämorrhoiden.
Almorranas de la entrada del ano.
Hemorroidas da entrada do canal anal.

Fig. 2.

Hemorroïdes internes.
Internal hemorrhoids.
Emorroidi interne.
Innere Hämorrhoidalknoten.
Almorranas internas.
Hemorroidas internas.

Fig. 3.

Hémorroïdes internes vues à un fort grossissement.
Internal hemorrhoids seen through magnifying glass.
Emorroidi interne viste a un forte ingrandimento.
Innere Hämorrhoiden durch das Vergrösserungs-Glas gesehen.
Almorranas internas vistas cón mayor aumento.
Hemorroidas internas vistas com uma lente.

Fig. 4.

Grosse veine traversant l'ampoule rectale.
Enlarged rectal vein.
Grossa vena trasversante l'ampolla rettale.
Angeschwollene Vene in der Ampulle.
Vena gruesa atravesando la ampolla rectal.
Grande Veia atravessando a empola rectal.

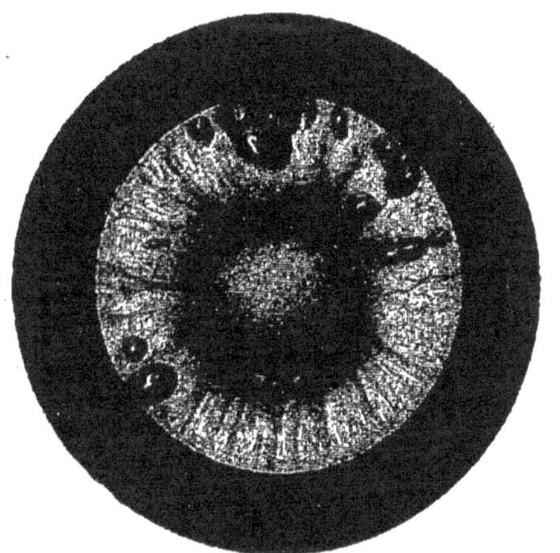

Fig. 1.

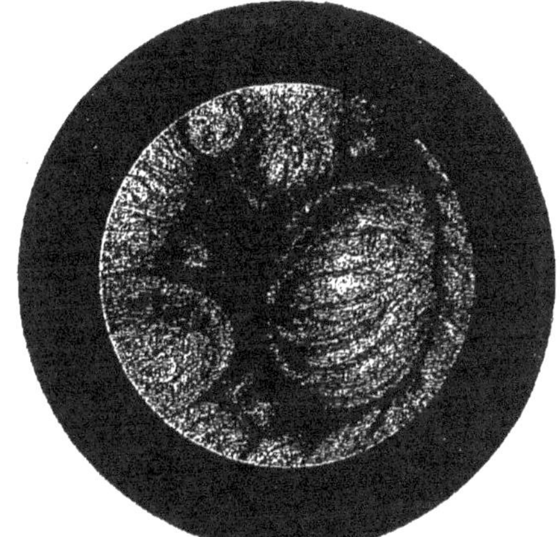

Fig. 2.

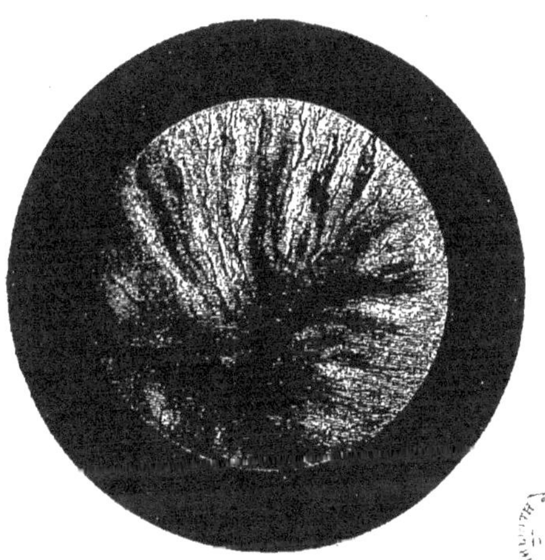

Fig. 3.

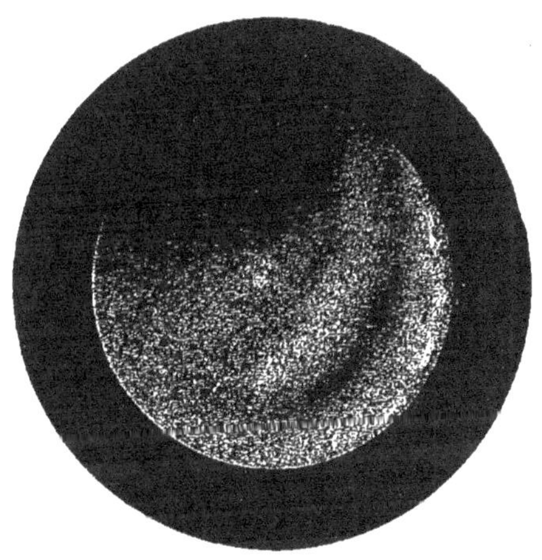

Fig. 4.

leur attribuer la provenance des hémorragies ni l'état d'affaiblissement extrême dans lequel étaient tombés les malades. L'examen rectoscopique permit de rassurer les patients et les médecins qui, presque toujours, avaient porté le diagnostic de cancer. Il est fréquent de voir au rectoscope de gros troncs veineux soulevant la muqueuse de l'ampoule rectale sur une assez grande étendue (pl. II, fig. 4).

Varices profondes. — Le seul cas d'hémorroïdes profondes que j'aie observé concerne un médecin étranger qui me fut envoyé avec diagnostic de cancer : jusqu'à 27 centimètres au-dessus de l'anus, je n'ai pu constater, chez ce malade, que de grosses dilatations variqueuses saillantes, situées dans l'ampoule rectale; au-dessus comme au-dessous la muqueuse était absolument saine. Mon examen fut ensuite confirmé en Allemagne, où l'on pratiqua une opération qui, paraît-il, a consisté dans la cautérisation des dilatations veineuses. Depuis, le malade est tout à fait guéri, et comme mon examen remonte à une époque où je n'avais pas encore une grande habitude du rectoscope, je me demande maintenant si cette observation ne concerne pas un angiome circonscrit (voir page 129). En tout cas des observateurs de la valeur de Schreiber, Ewald et Jolasse disent avoir constaté à l'endoscope de véritables hémorroïdes de l'ampoule rectale.

En résumé, l'endoscopie montre avec une admirable netteté la présence des hémorroïdes, leur étendue, le point qui saigne, la présence ou l'absence d'ulcérations; elle permet de traiter les hémorroïdes par des moyens locaux (cautérisation, injections sclérosantes), et nous ne pouvons vraiment pas souscrire à cette phrase d'un de nos maîtres : « Nous ne croyons pas que la rectoscopie puisse rendre de grands services dans les cas d'hémorroïdes, sauf pour déceler les lésions sus-jacentes du rectum. »

EXCROISSANCES, VÉGÉTATIONS ET ULCÉRATIONS
DU CANAL ANAL

Excroissances et Végétations. — Nous groupons sous ce titre des néoformations différentes les unes des autres par leur étiologie et leur structure, mais ayant comme caractère commun de faire saillie dans le canal anal et de s'y comporter comme des corps étrangers. Elles peuvent n'occasionner aucun trouble; parfois, cependant, elles sont le point de départ de sensations variées : sensation de gêne, de pesanteur, de corps étranger, de défécation incomplète, prurit, irradiations douloureuses rappelant les crises fissuraires. Bien souvent on constate un retentissement sur le gros intestin : constipation, débâcles muqueuses, contraction douloureuse du côlon descendant. Faussement interprétées, exagérément ressenties, les sensations éprouvées au niveau du canal anal peuvent créer, chez les sujets nerveux, de véritables obsessions, la hantise du cancer. Il suffit généralement de supprimer la cause pour voir disparaître ces troubles, disproportionnés avec la minime lésion qui leur a donné naissance.

L'examen systématique (inspection, toucher, endoscopie) est d'autant plus nécessaire que des troubles du même ordre peuvent être produits par des tumeurs du rectum proprement dites (adénomes, tumeur villeuse), faisant saillie dans le canal anal, par une hémorroïde prolabée, par de petites ulcérations ou même par des phénomènes d'ordre purement nerveux (1).

Pour que ces petites lésions du canal anal n'échappent pas à l'observateur, il faut faire le toucher avec le doigt à nu et pratiquer l'examen endoscopique en retirant l'instrument très doucement.

On peut *schématiquement* diviser les néoformations végétantes du canal anal en deux groupes : 1º les végétations d'ordre inflammatoire; 2º les végétations formées par des tumeurs.

1º Les *végétations inflammatoires* comprennent les hypertrophies des papilles ou papillites et les végétations se produisant au cours des rectites :

a) Les papillites ou hypertrophies papillaires (pl. III, fig. 1, 2, 3, 4) siègent juste

---

(1) R. BENSAUDE et PIERRE OURY, Les névroses sensitives recto-sigmoïdiennes. *Journal de méd. et de chir. pratiques*, 10 février 1923. R. BENSAUDE, A. CAIN et P. OURY, Soc. de gastro-entérologie, séance du 12 mai 1925.

PLANCHE III

Hypertrophies papillaires de la région anale.

Fig. 1 à 4.

Différents aspects d'hypertrophies papillaires de la région anale.
Hypertrophied anal papillae.
Differenti aspetti d'ipertrofie papillari della regione anale.
Sphincterenkanal mit Reizpyramiden (fig. 1) und polypenartigen Promi-
nenzen (fig. 2, 3, 4).
Diferentes aspectos de hypertrófias papilares del ano.
Diferentes aspectos de.hypertrofias papilares da região anal.

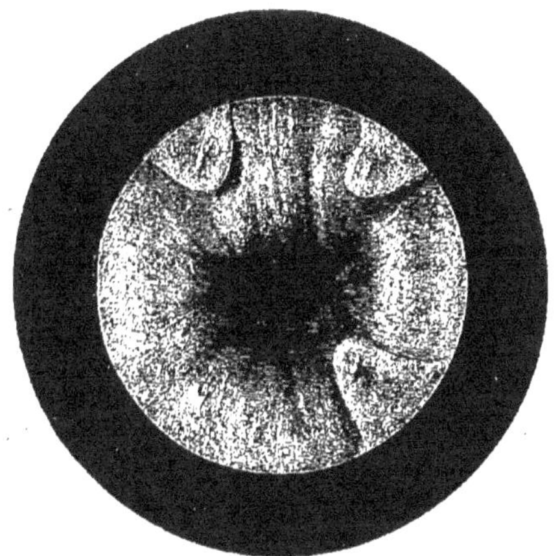

Fig. 1.

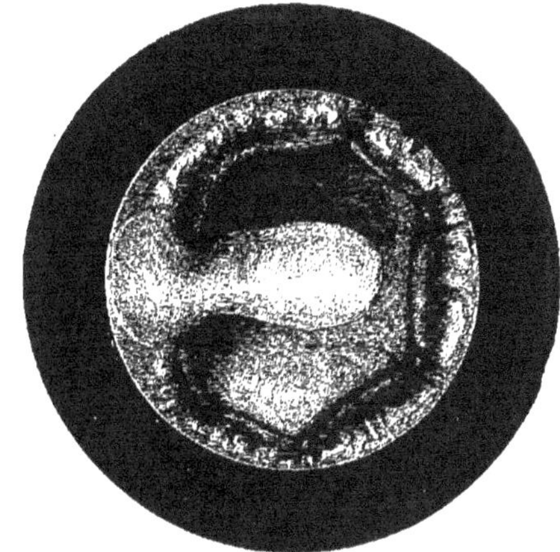

Fig. 2.

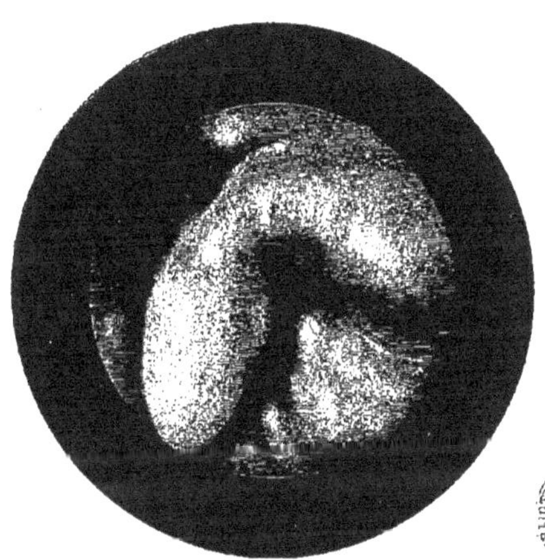

Fig. 3.

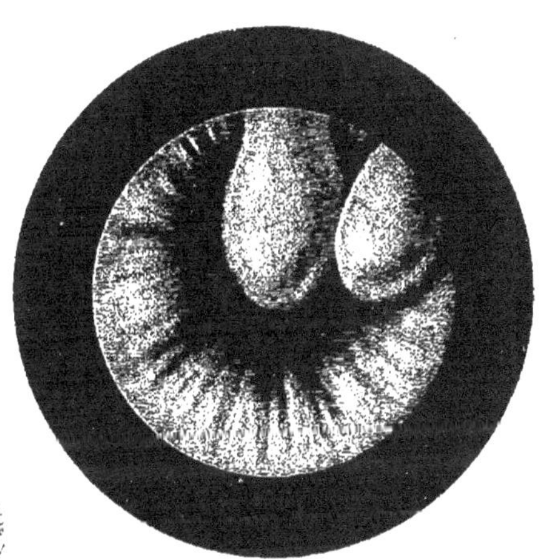

Fig. 4.

Masson et Cie, éditeurs.

au-dessus du sphincter externe, au niveau de la ligne frangée cutanéo-muqueuse.

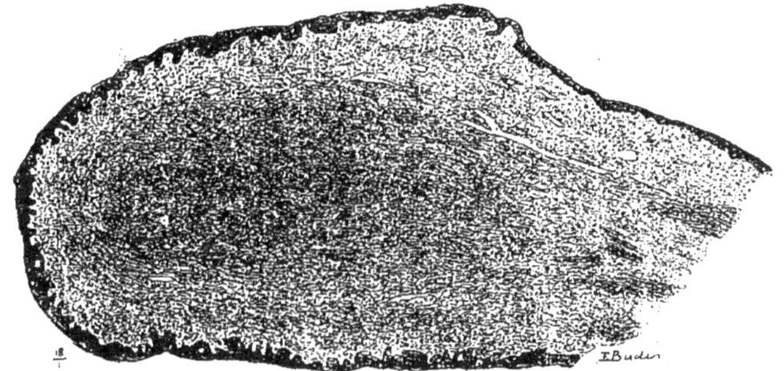

Fig. 35. — Coupe histologique d'une papillite anale.

Normalement les papilles sont à peine ébauchées, mais elles se développent à la

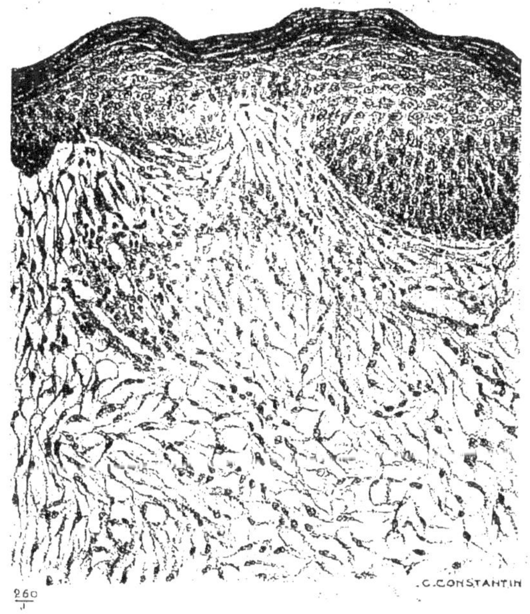

Fig. 36. — Coupe histologique d'un polype muqueux développé
à la surface d'une dilatation hémorroïdaire.

faveur des inflammations ou irritations de la région, c'est-à-dire qu'elles coexistent soit avec des hémorroïdes, soit avec des inflammations ano-rectales. Les papilles

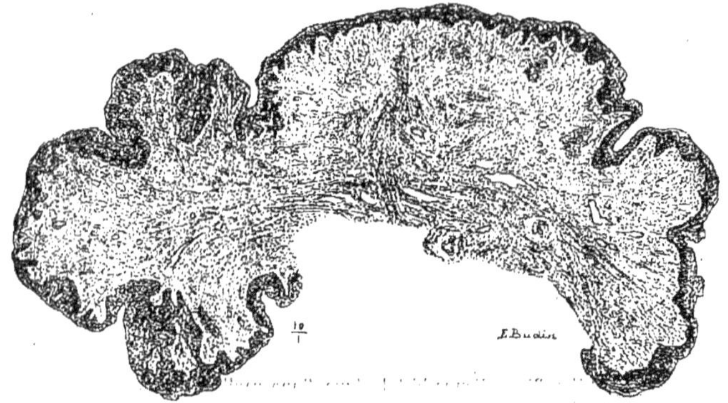

Fig. 37. — Polype sus-hémorroïdaire à revêtement pavimenteux,

enflammées constituent des excroissances en forme de pyramide à large implanta-

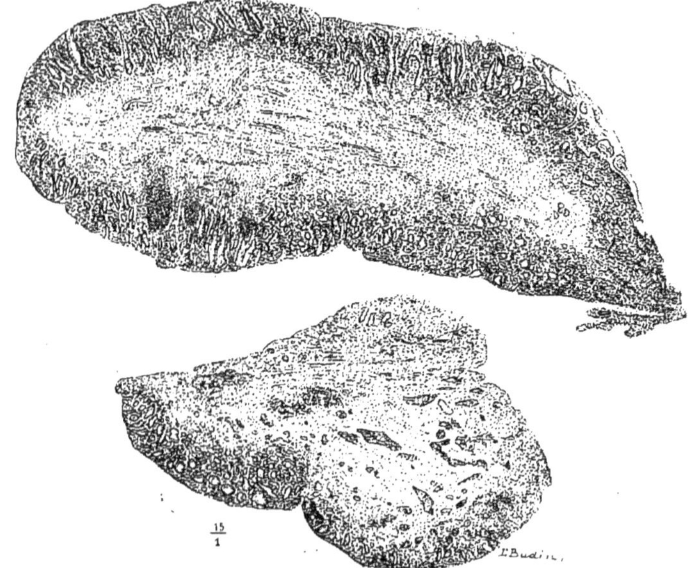

Fig. 38. — Polypes sus-hémorroïdaires à revêtement cylindrique.
Le stroma du polype de la figure inférieure est envahi par des dilatations hémorroïdaires.

tion, à extrémité effilée et dure; leur sommet est grisâtre ou jaunâtre; elles rappellent l'aspect d'une dent, d'une épiglotte de petite taille, etc. Parfois, une seule, plus souvent 3, 4 ou 5 papilles sont hypertrophiées ; elles donnent alors à la circonférence de l'anus un aspect crénelé. Histologiquement, elles sont constituées par des couches épithéliales mélangées à une petite quantité de tissu conjonctif.

b) Il est assez difficile de donner une description qui caractérise les végétations développées au cours de rectites ; c'est surtout dans la rectite blennorragique et dans l'annite chancrelleuse que nous avons rencontré ces néoformations avec le plus de netteté. Au début, les lésions ano-rectales ne sont qu'érosives ou ulcéreuses, mais rapidement l'anuscope découvre, derrière la suppuration plus ou moins abondante, une muqueuse qui végète et qui peut devenir très exubérante.

2º La description des *végétations formées par des tumeurs* se confond avec celle de ces mêmes tumeurs lorsqu'elles occupent le rectum. Les seules qui méritent une mention spéciale sont les polypes sus-hémorroïdaires et les fibromes occupant la lisière ano-rectale.

a) Les *polypes sus-hémorroïdaires* (pl. IV, fig. 2) sont généralement multiples, pédiculés ou sessiles, de consistance molle, rarement durs et granuleux ; leur

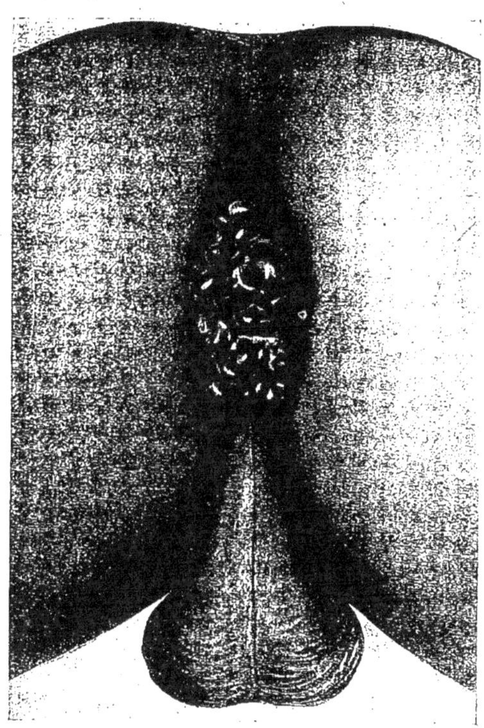

Fig. 39. — Fibrome de la lisière ano-rectale chez un tuberculeux, après extériorisation.

coloration rose ou jaune tranche sur le fond vineux de l'hémorroïde. L'extrémité libre du polype peut être blanchâtre, d'aspect fibreux. Considérés par les uns comme la transformation fibreuse d'hémorroïdes thrombosées, ils sont rapprochés, par d'autres, des productions polypeuses qui se constatent au cours des inflammations chroniques ou subaiguës du gros intestin et du rectum. Les figures ci-jointes 36, 37 et 38 montrent la structure de quelques-uns de ces polypes sus-hémorroïdaires.

PLANCHE IV

Excroissances et tumeurs bénignes de la région anale.

Fig. 1.

Hypertrophie papillaire de la région anale.
Hypertrophied anal papillae.
Ipertrofia papillare della regione anale.
Pyramidenartige Prominenz in der Pars Sphincterica.
Hipertrofia papilar del ano.
Hypertrofia papilar da região anal.

Fig. 2.

Fibrome pédiculé sus-hémorroïdaire.
Pedunculated fibroma attached to a hemorrhoid.
Fibroma pedicolato sopraemorroidario.
Gestieltes Fibrom auf einem Hämorrhoidalknoten.
Fibroma pediculado supra-hemorroidal.
Fibroma pediculado supra-hemorroidario.

Fig. 3.

Fibromes insérés immédiatement au-dessus de la lisière ano-rectale
    (4-5 cm. au-dessus de l'anus) chez un tuberculeux.
Fibromata fixed to the rectal wall immediately above the anal canal in a
    tuberculous man.
Fibromi inseriti immediatamente al disopra della regione anorettale
    (4-5 cm. al disopra dell' ano) in un tuberculoso.
Breitbasige Fibrome unmittelbar über der Pars sphincterica (5 cm. d. A.).
Fibromas fijados imediatamente encima de la orilla ano-rectal (4-5 cm.
    arriba del ano) en un tuberculose.
Fibromas inseridos immediatamente por cima da lisura ano-rectal (4-5 cm.
    acima do anus) n'um tuberculoso.

Fig. 4.

Adénome pédiculé inséré à la lisière ano-rectale (5 cm. au-dessus de
    l'anus).
Polyp (adenoma) attached to the rectal wall just above the anal canal
    (5 cent. above the anus).
Adenoma peduncolato inserito alla regione anorettale (5 cm. al disopra
    dell' ano).
Polyp (adenom) unmittelbar über der Pars sphincterica (5 cm. über d. A.).
Adenoma pediculado fijado a la orilla ano-rectal (5 cm. encima del ano).
Adenoma pediculado inserido na orla ano-rectal (5 cm. acima do anus).

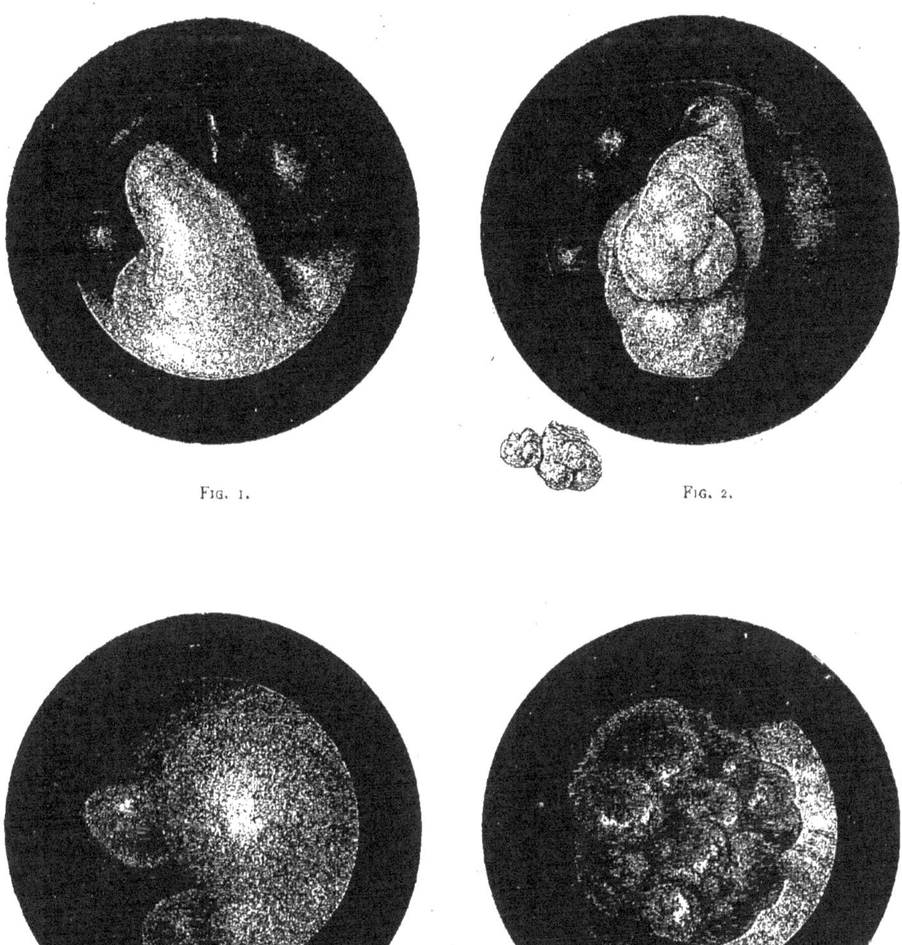

FIG. 1.

FIG. 2.

FIG. 3.

FIG. 4.

b) Le *fibrome de la lisière ano-rectal* semble beaucoup plus fréquent que les

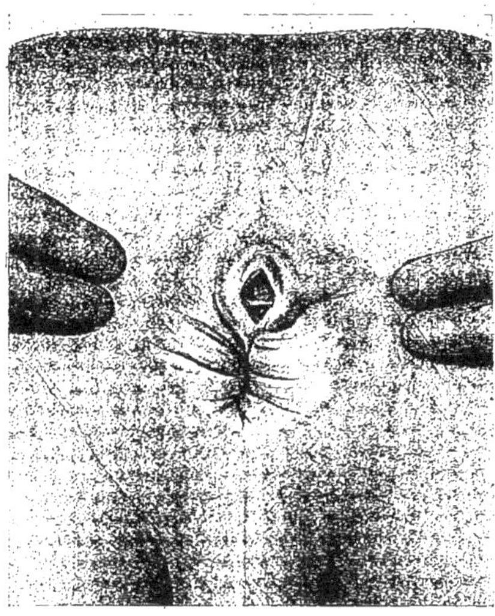

Fig. 40. — Petit ulcère atone de la commissure postérieure de l'anus.

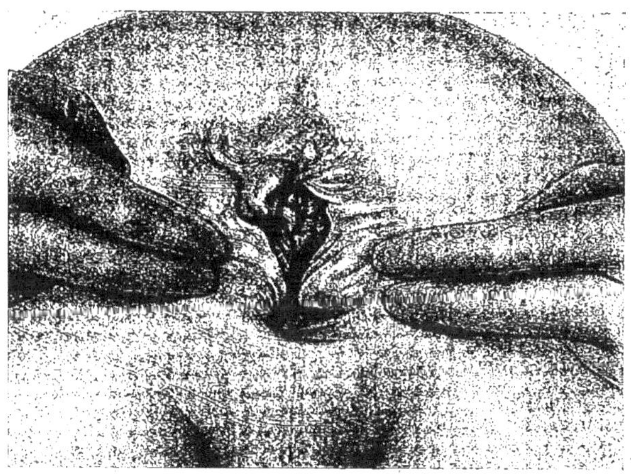

Fig. 41. — Ulcère atone de la commissure postérieure de l'anus et du canal anal
accompagné d'un condylome (partie supérieure gauche de l'ulcère).

fibromes du rectum proprement dit. Pour ma part, je n'ai jamais vu de fibrome du

4

rectum alors que je possède 4 observations très nettes de fibromes insérés immédiatement au-dessus du canal anal.

Dans l'un de ces cas, il s'agissait d'une tumeur dure, allongée, du volume du petit doigt d'un nouveau-né et de couleur blanc jaunâtre. Le malade était syphilitique. La deuxième observation concernait également un sujet syphilitique, qui me fut adressé par le professeur Pierre Tessier. La tumeur, fibreuse, jaune, avait la forme et le volume d'une petite noisette. Le troisième cas se rapportait à

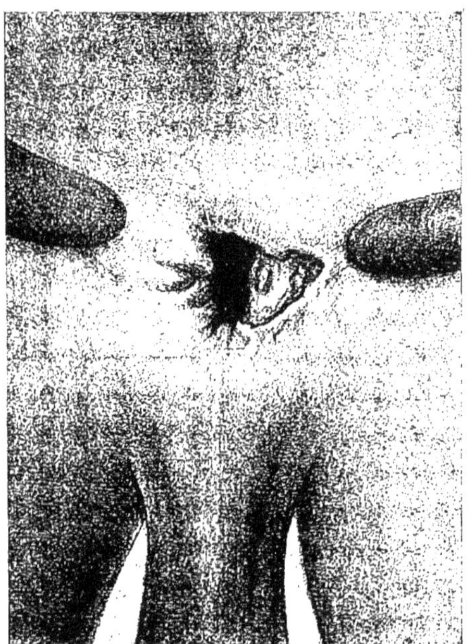

Fig. 42. — Ulcération tuberculeuse de l'anus, aspect classique.
(Il y avait des bacilles de Koch.)

un homme atteint d'une vieille tuberculose fibreuse des deux poumons. La lisière ano-rectale (4-5 cent. au-dessus de l'anus) était occupée par des tumeurs multiples, dures, réunies entre elles et de couleur rosée (pl. IV, fig. 3). La figure 39 montre l'aspect de ces tumeurs, qu'on pouvait aisément faire sortir de l'anus. Enfin le 4e malade était atteint d'une neurofibromatose de Recklinghausen, et la tumeur anale constituait une localisation muqueuse rare de la maladie.

On trouve dans les auteurs d'autres observations de fibromes du canal anal. Dans l'une d'entre elles, rapportée par Stevens (cité par Pennington), les néoformations fibreuses occupaient principalement le canal anal et remontaient à environ 5 centimètres au-dessus de l'anus.

La tumeur de mon premier malade est formée par du tissu fibreux extrêmement dense et pauvre en éléments cellulaires, parcouru par quelques faisceaux musculaires lisses. La surface est recouverte d'un épithélium pavimenteux stratifié, un peu irrégulièrement soulevé par des papilles désordonnées, mais simples et peu développées. En lui-même cet épithélium est normal.

Ulcérations. — L'ulcération la plus fréquente du canal anal est *la* fissure, qui, dans l'immense majorité des cas, siège au pôle postérieur de l'anus. L'anu-

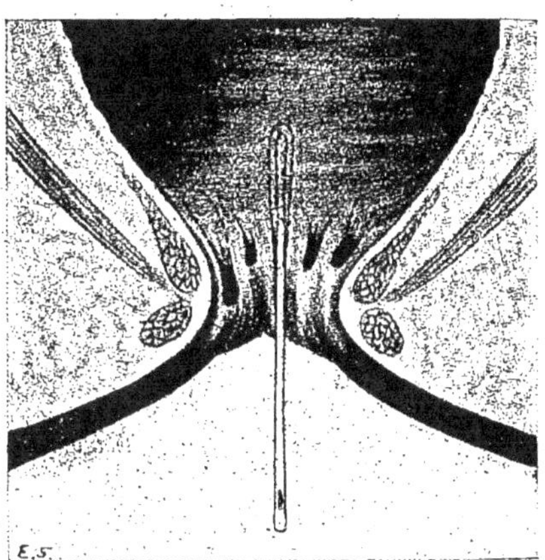

FIG. 43. — Schéma emprunté à Wallis montrant une fistule postérieure ano-rectale pouvant être le point de départ d'un ulcère atone.

scope est généralement superflu pour chercher la fissure; si par hasard on y a recours, il faut faire l'anesthésie préalable du canal anal à la cocaïne; en introduisant l'anuscope, presser sur la paroi antérieure; en retirant doucement l'instrument, on aperçoit la partie ulcérée.

Je possède une douzaine d'observations d'un véritable *ulcère atone de la commissure postérieure de l'anus et du canal anal*. Il s'agit d'une ulcération siégeant également au pôle postérieur de l'anus, mais très différente de la fissure: elle est beaucoup plus grande, peut atteindre jusqu'à 3 centimètres de long et 1 centimètre de large; ses bords sont surélevés, durs et son fond est atone. Quelquefois l'ulcération se trouve en partie cachée par un condylome. Ces ulcérations se traduisent par un peu de suppuration et du prurit anal; quelquefois, il y a eu, à un moment donné, symptôme de fissure, mais passagèrement; elles n'ont aucune tendance à la guérison et ce n'est guère que par l'extir-

PLANCHE V

Ulcérations du canal anal.

Fig. 1-2.

Chancre mou : aspect du canal anal.
Chancroidal ulcers : proctoscopic appearance of the anal cana...
Ulcera molle : aspetto del canale anale.
Ulcus molle : proktoscopisches Bild der Pars sphincterica.
Chancro blando : aspecto del ano.
Cancro mole : aspecto do canal anal.

Fig. 3.

Ulcère atone de la commissure postérieure de l'anus et du canal anal.
Torpid ulcer of the posterior commissure of the anus and posterior wal
of the anal canal.
Ulcera atonica della commessura posteriore dell' ano e del canale anale.
Chronische Ulzeration der hinteren Anal-Commissur und der Hinterwand
der Pars sphincterica.
Ulcera atónica de la commisura posterior del ano.
Ulcera atonica da commissura posteriore do anus e do canal anal.

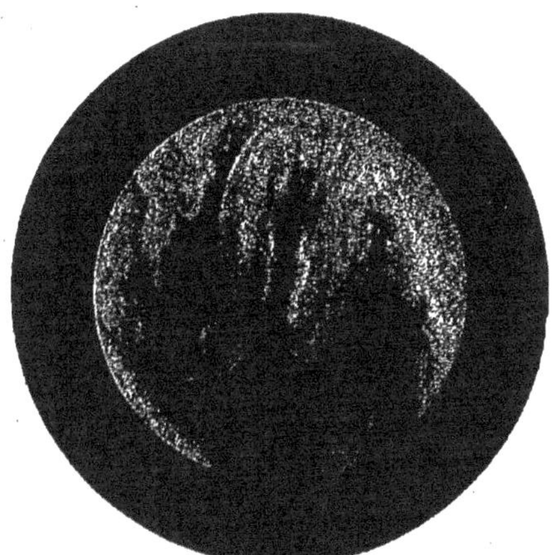

Fig. 1.

Fig. 2.

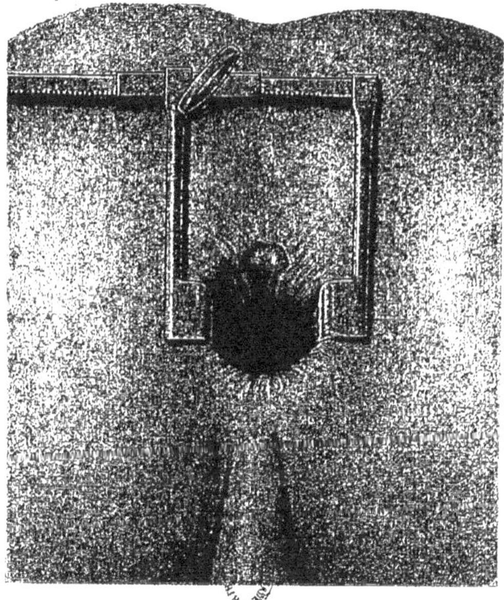

Fig. 3.

Masson et Cie, Éditeurs.

pation qu'on parvient à les supprimer (fig. 40-41 et pl. V, fig. 3). L'étiologie
de ces ulcères échappe le plus souvent complètement; parfois on peut soupçonner comme origine la chancrelle ou la bacillose, mais l'aspect de l'ulcération
tuberculeuse banale est tout autre ainsi qu'on peut le voir sur la figure ci-jointe
où il y avait des bacilles de Koch (fig. 42). Dans une de nos observations,
le point de départ était un abcès devenu fistuleux. Wallis croit qu'il faut
voir dans ces abcès l'origine habituelle des ulcères chroniques (fig. 43).

L'examen histologique a été pratiqué dans deux de nos cas; dans l'un,

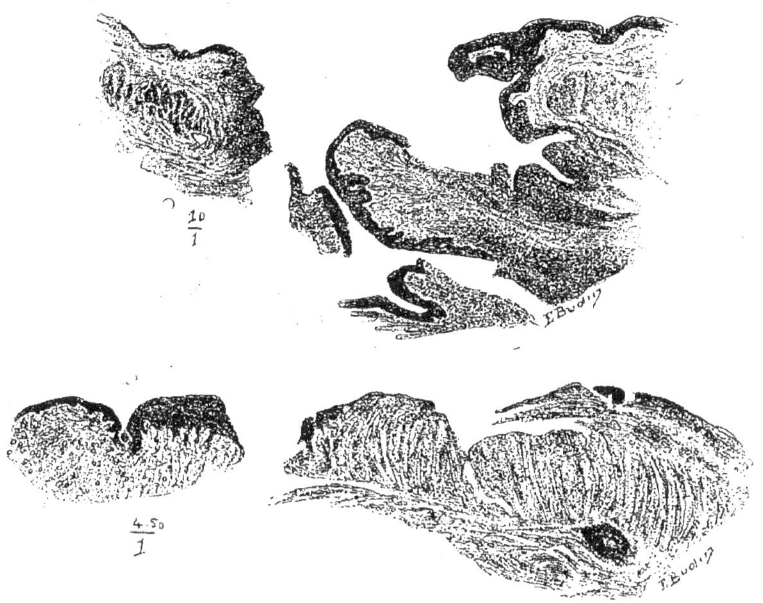

Fig. 44. — Examen histologique de deux ulcères atones de la commissure postérieure de l'anus.
A remarquer la présence d'une cellule géante dans la partie droite de la figure inférieure

il y avait des cellules géantes, dans l'autre du tissu inflammatoire banal
(fig. 44).

En réalité, toute plaie, tout abcès de la commissure postérieure de l'anus
pourra être le point de départ de ce genre d'ulcère; la chronicité semble tenir
bien plus au siège de la lésion dans une région mal nourrie qu'à l'étiologie de
la maladie.

Ces ulcérations semblent, jusqu'à maintenant, avoir peu attiré l'attention des
auteurs.

Je renvoie le lecteur à l'article que j'ai consacré avec M. Rachet à cette

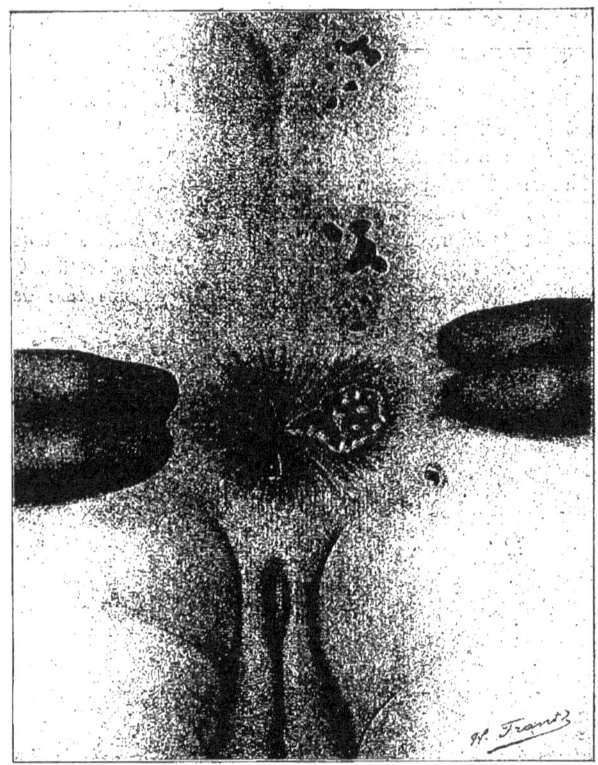

Fig. 45. — Zona ano-périnéal.

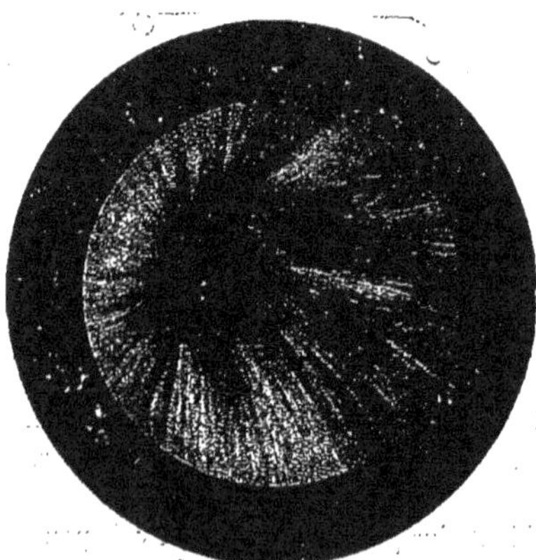

Fig. 46. — Zona ano-périnéal. Petites ulcérations du canal anal vues à l'anuscope.

variété d'ulcérations dans les *Archives des maladies du tube digestif* (Soc. de gastro-entérologie, séance du 12 mai 1925).

Je viens d'observer avec M. André Cain un *zona ano-périnéal* avec des ulcérations de l'anus (fig. 45 et 46).

Une femme âgée de 52 ans, atteinte d'une cirrhose hypertrophique avec ascite et glycosurie, entre dans mon service le 22 avril 1925 pour un zona apparu dix jours auparavant. Les éléments éruptifs occupent les régions suivantes : 1º la partie inférieure et interne de la fesse droite: 2º la face postérieure de la cuisse du même côté; 3º la moitié droite de la marge anale; 4º le côté droit du canal anal à environ 2 centimètres au-dessus de l'anus. On y voit de toutes petites vésicules ulcérées, qui du fait des plis de l'anus ont perdu leur aspect cyclique. L'examen du canal anal n'a été rendu possible qu'après une Injection épidurale.

RECTO-COLITES

L'étude des recto-colites s'est singulièrement développée depuis la vulgarisation de l'endoscopie. Ce moyen d'investigation, tout en permettant de diagnostiquer à coup sûr la maladie et de la mieux traiter, nous montre les lésions en pleine vie, non modifiées par les altérations cadavériques. Ce qui augmente l'intérêt de l'endoscopie dans les inflammations du gros intestin, c'est que celles-ci, chez l'adulte, atteignent en général leur plus grande intensité dans le segment procto-sigmoïdien; si l'endoscope ne permet d'explorer que les trente derniers centimètres de l'intestin, il nous laisse souvent, dans une certaine mesure et par déduction, soupçonner ce qui existe au-dessus. Les inflammations de la muqueuse procto-sigmoïdienne ressemblent beaucoup à celles de la gorge et du pharynx : on trouve dans les deux cas des modifications de couleur, d'éclat, de relief, un état granuleux de la muqueuse, des érosions et des ulcérations, des dépôts pultacés et pseudo-membraneux; mais ces lésions se confondent les unes avec les autres et donnent à la muqueuse recto-colique une apparence si complexe qu'il n'est pas toujours aisé de les discerner à l'examen rectoscopique. Pour faciliter la tâche, nous conseillons de n'enregistrer, tout d'abord, que les sensations visuelles, en ayant soin de noter en quoi l'image pathologique diffère de l'image normale. Puis, après cette étude des divers caractères élémentaires de la procto-sigmoïdite, on la classera selon le siège et l'aspect des lésions, et l'on ne se préoccupera qu'ensuite de la cause de la maladie.

A — RENSEIGNEMENTS GÉNÉRAUX FOURNIS PAR L'ENDOSCOPE DANS LES INFLAMMATIONS RECTO-COLIQUES

Le rectoscope fournit des renseignements précieux sur les lésions de la muqueuse et même, dans une certaine mesure, sur l'état des tuniques sous-muqueuses.

Aspect endoscopique des lésions.

1º *Modifications de couleur, d'éclat et de relief de la muqueuse.* — A l'état normal, la *couleur* de la muqueuse rectale est comparable à celle de la face interne des joues ; elle varie, suivant les sujets, du rose pâle au rose vif. Ces variations normales de nuance rendent les inflammations légères difficiles à reconnaître ; il n'en est pas de même quand l'état pathologique est plus accentué : la couleur atteint alors le rouge vif ou même le rouge foncé, tantôt d'une façon uniforme, tantôt par plaques seulement ; dans les états anciens, la teinte rosée tend à s'effacer pour faire place à une teinte tirant sur le jaune pâle.

L'*éclat* de la muqueuse se modifie également dans la procto-sigmoïdite simple, probablement sous l'influence de la diminution ou de l'exagération des sécrétions : d'où l'aspect sec, vernissé de la muqueuse, ou au contraire son apparence humide, comme lavée. Avec un éclairage intense, on arrive parfois à distinguer une couche de mucus, mince et transparente, recouvrant la surface de la muqueuse.

Les *ramifications vasculaires*, rares sur une muqueuse normale, augmentent ici de nombre et de volume. L'augmentation de nombre tient à ce que la congestion fait apparaître des capillaires qui sont ordinairement invisibles. Les vaisseaux normalement visibles peuvent acquérir un développement considérable et atteindre le double ou même le triple du volume habituel. Lorsque la muqueuse est décolorée, comme dans les inflammations chroniques ou les anémies profondes, les vaisseaux dilatés se détachent en rouge foncé sur un fond plus clair et forment une sorte de réseau à larges mailles, dessinant ainsi une mosaïque (voir pl. VIII, fig. 3).

La muqueuse perd aussi son aspect lisse et régulier. Elle devient *œdématiée*, gonflée, avec de gros plis ; les bords minces et tranchants des valvules sont remplacés par des bourrelets épais. On voit apparaître des granulations donnant à la muqueuse un aspect qui n'est pas sans analogie avec celui de la pharyngite granuleuse, ou encore avec du frai de poisson qui aurait été semé sur la muqueuse. Les granulations, généralement fines, peuvent cependant être assez grosses, par endroits, pour rappeler l'aspect d'une framboise ; dans ce cas, elles sont souvent séparées par des filaments de mucus qui les font mieux ressortir ; elles peuvent d'ailleurs être assez accentuées pour devenir perceptibles au toucher. Dans une de mes observations la muqueuse d'apparence normale était parsemée de petites saillies grosses comme des têtes d'épingles : il en résultait un aspect comparable à celui de l'hydroa ou de la psorentérie probablement dû à la présence de glandes ou de follicules clos hypertrophiés sous la muqueuse.

2º *Lésions hyperémiques et hémorragiques.* — L'introduction du rectoscope peut produire de légères hémorragies, même sur une muqueuse normale, mais sur celle-ci les points saignants sont isolés et entourés d'une muqueuse saine, tandis que dans les inflammations de la muqueuse recto-colique, c'est par la grande vulnérabilité que s'explique la production d'hémorragies au moindre attouchement.

La muqueuse est uniformément rouge et boursouflée, d'une teinte allant du rouge vif au rouge violacé; elle ne présente nulle part l'aspect normal, ou seulement sur de petits segments; elle est généralement sèche et vernissée; sur son fond rouge, se détache par endroits un piqueté de pétéchies ou même des suffusions hémorragiques; souvent elle se couvre de granulations plus ou moins grosses dont quelques-unes prennent la forme de petits bourgeons aplatis et mous. Parfois, des varicosités se dessinent superficiellement : toute la muqueuse saigne spontanément quand on la touche avec un bâtonnet porte-tampon ou avec le rectoscope. Cet état congestif, hémorragique de la muqueuse s'accompagne généralement d'érosions ou d'exulcérations, mais celles-ci peuvent manquer ou passer inaperçues.

3° *Érosions et ulcérations.* — Les érosions ou ulcérations s'observent presque toujours sur un fond d'inflammation simple, revêtant l'un des aspects que nous venons de décrire : la muqueuse est rouge, granuleuse ou lisse, vernissée, œdématiée, anémiée, ou franchement hémorragique.

Les érosions ou ulcérations sont plus ou moins nombreuses, parfois rares, généralement assez abondantes; elles sont isolées et régulièrement distribuées, ou réunies en groupes. Dans un cas que j'ai observé, elles étaient en si grand nombre qu'elles dessinaient un véritable réseau enfermant entre ses mailles une muqueuse rouge très enflammée. Elles sont polymorphes : tantôt punctiformes, linéaires, tantôt ovalaires, tantôt arrondies, régulières ou polycycliques; leurs dimensions vont de quelques millimètres à plusieurs centimètres. La plupart des ulcérations sont superficielles et n'atteignent guère la sous-muqueuse.

L'exulcération est une tache rouge plus ou moins étendue, à contour mal déterminé, présentant parfois un piqueté hémorragique. L'ulcération est limitée par des bords plus nets, réguliers ou déchiquetés, taillés à pic ou aplatis; elle repose souvent sur un fond induré et surélevé; elle est entourée d'un mince liséré rouge; le fond, congestionné, granuleux, saigne facilement; souvent, il est recouvert d'un enduit opalin, de pus, ou d'une fausse membrane. Les érosions et ulcérations ne sont pas toujours faciles à voir; elles peuvent passer inaperçues, soit qu'un dépôt blanchâtre les recouvre, soit qu'on les éclaire trop vivement, soit enfin que des replis de la muqueuse les dissimulent. Il m'est arrivé d'être obligé de faire un second examen à plusieurs jours de distance pour affirmer qu'il s'agissait bien d'une exulcération et non d'une lésion accidentelle ou d'un dépôt de sang sur la muqueuse. Pour bien voir ces lésions, il faut se servir d'un rectoscope court, armé d'une loupe, et nettoyer à fond la muqueuse.

4° *Sécrétions anormales, exsudats pultacés, fausses membranes, foyers de nécrose superficielle.* — Les procto-sigmoïdites présentent souvent des dépôts blanchâtres, rappelant l'aspect de ceux qu'on rencontre dans les angines; il s'agit parfois de magmas épithéliaux, facilement enlevables, analogues à ceux de l'amygdalite pultacée, mais il peut y avoir de véritables fausses membranes adhérentes, recouvrant des portions de la muqueuse desquamée, érodée ou ulcérée ; minces, elles ressemblent à une plaque muqueuse, à une leucoplasie ou à un aphte ; épaisses, elles constituent une membrane diphtéroïde à bords surélevés, en partie décollés, stratifiés, dont la teinte tire sur le blanc, le gris ou le jaune, et qui saigne dès qu'on la détache. La fausse membrane peut manquer par places et laisser voir le fond rouge de l'ulcération sous-jacente ; par leur réunion, les membranes dessinent quelquefois un filet laissant transparaître une muqueuse normale ou congestionnée. Dans deux de mes observations, l'exsudat blanchâtre avait des contours polycycliques, comme des plaques d'herpès. Ces exsudats blanchâtres se distinguent aisément du pus concrété ou des muco-membranes de l'entéro-colite muco-membraneuse ; ces dernières forment souvent de véritables paquets, sans connexion avec la muqueuse sur laquelle elles reposent. Par contre, les foyers de nécrose superficielle, que l'on observe dans les dysenteries, peuvent simuler de véritables fausses membranes.

5° *Végétations.* — On a depuis longtemps remarqué que la muqueuse rectocolique enflammée perd son aspect lisse et uni et qu'elle montre une tendance à proliférer, à se couvrir de saillies de forme et de volume variables ; ce sont de simples granulations (recto-sigmoïdites granuleuses), des excroissances analogues à de petites « verrues » ou à des bourgeons charnus aplatis et sessiles, des productions polypeuses reliées à la paroi par un mince pédicule, enfin de grosses masses végétantes formant à l'intérieur de l'intestin de vraies tumeurs. Ces productions, généralement multiples, à surface régulière ou sillonnée, de coloration rouge, se développent plus particulièrement au niveau du rectum et, de ce fait, sont facilement perceptibles au toucher et visibles à l'endoscope. Dans l'une de mes observations j'ai assisté à leur apparition après la guérison de vastes ulcérations rectales.

Exploration des tuniques sous-muqueuses à l'aide de l'endoscopie.

Les inflammations recto-coliques, quelle que soit leur intensité, peuvent rester localisées à la muqueuse, mais elles s'accompagnent souvent d'une infiltration des tuniques profondes de la paroi intestinale ; cette infiltration peut se répartir en placards, ou occuper toute la circonférence et transformer l'intestin en un tube rigide. En explorant la paroi intestinale avec l'extrémité du rectoscope ou avec une tige métallique porte-tampon, on se rend aisément compte qu'elle a perdu sa souplesse, son élasticité, et est devenue un tissu dur, rénitent. Le rectoscope vient souvent buter contre ce tissu induré et la muqueuse forme alors une saillie en bourrelet à l'intérieur de l'instrument. Lorsqu'on arrive à faire pénétrer le rectoscope, c'est toujours avec quelque difficulté et, en le retirant, on a une sensation de ressaut toute particulière, que je n'ai jamais ressentie qu'en pareil cas ou lorsque le rectoscope passait au-dessus d'une artère athéromateuse (voir pl. VIII, fig. 3),

L'insufflation montre peut-être mieux que tout autre procédé la rigidité de la paroi intestinale, qui, seule, ou jointe aux spasmes de la tunique musculaire, peut simuler un cancer.

On a donné comme signe différentiel le fait que dans le cancer l'infiltration des parois s'oppose d'une façon absolue à la progression de l'instrument, alors que dans les inflammations de la muqueuse le passage du rectoscope, tout en étant difficile, est encore possible.

B. — CLASSIFICATION ET DIAGNOSTIC ENDOSCOPIQUE DES RECTO-COLITES

Variétés d'après le siège des lésions. — Les inflammations de la partie terminale du gros intestin ne s'accompagnent pas nécessairement de lésions sur les autres segments de l'intestin; on peut même dire que dans la majorité des cas les lésions restent cantonnées sur un segment, en particulier sur le rectum, sans empiéter sur la portion voisine; probablement parce que les inflammations résultent d'irritations locales d'ordre mécanique, infectieux ou toxique.

Il existe aussi des inflammations qui restent nettement limitées à l'S iliaque, sans empiéter ni sur le rectum ni sur les autres parties du côlon. Cette localisation exclusive à l'anse sigmoïde peut en partie s'expliquer par la stase des matières fécales qui se produit fréquemment à ce niveau, surtout lorsqu'il existe, sur ce segment, des diverticules dans lesquels les matières s'accumulent et se décomposent facilement.

L'utilité du rectoscope est d'indiquer exactement l'étendue des lésions inflammatoires qui intéressent le rectum ou l'S iliaque et de voir, dans chaque cas particulier, s'il s'agit d'une rectite, d'une sigmoïdite ou d'une procto-sigmoïdite (recto-colite).

Variétés d'après l'aspect des lésions. — Pour étudier en détail les lésions des recto-colites, on doit procéder méthodiquement et noter : 1º les modifications de la couleur, de l'éclat et du relief de la muqueuse; 2º la présence ou l'absence d'ulcérations, de fausses membranes, d'hémorragies, de végétations de la muqueuse; 3º l'état des tuniques profondes de la paroi intestinale qui, souvent, dans les inflammations de la muqueuse, s'infiltrent au point de simuler le cancer.

Suivant le degré d'intensité des lésions et la prédominance marquée de l'une d'elles, on peut classer les faits observés de la façon suivante :

1º Procto-sigmoïdite catarrhale, caractérisée par de légères modifications de couleur, d'éclat, de relief;

2º Procto-sigmoïdite hémorragique, dans laquelle l'état congestif est poussé à l'extrême et s'accompagne d'hémorragies de la muqueuse (voir pl. VII, fig. 3, et pl. VI, fig. 2);

3º Procto-sigmoïdite érosive et ulcéreuse (voir pl. XI, fig. 1);

4º Procto-sigmoïdite à sécrétions anormales : exsudats pultacés, fausses membranes (voir pl. VIII, fig. 1);

5º Procto-sigmoïdite bourgeonnante (voir pl. XI, fig. 3 et 4).

En réalité, il est rare que ces formes soient pures, nettement individualisées ; elles se pénètrent mutuellement : tel malade considéré comme atteint d'une procto-sigmoïdite hémorragique présentera des ulcérations, tel autre offrira 4 la fois toutes les lésions décrites, mais sera classé dans l'une de nos catégories à cause de la prédominance plus ou moins marquée de l'une d'elles.

L'aspect des lésions permet quelquefois de tirer des conclusions concernant leur *évolution :* ainsi, les processus aigus sont caractérisés par l'exagération de la rougeur et de l'éclat de la muqueuse avec conservation d'une surface lisse, sans ulcérations ni fausses membranes ; les processus chroniques sont plutôt caractérisés par une coloration plus pâle, une diminution de l'éclat et surtout par des ulcérations, des dépôts membraneux, des végétations, ainsi que par l'induration des couches profondes... Ce ne sont là que des indications générales, cer le plus souvent on trouve en même temps des lésions relevant à la fois de ces deux ordres de processus ; c'est à l'observateur de les analyser et de les classer selon la prédominance de tel ou tel caractère.

Variétés d'après l'étiologie. — S'il est aisé, en général, d'établir le diagnostic endoscopique d'une procto-sigmoïdite, rien n'est plus difficile, au contraire, que de déterminer son étiologie. Il semble que les procto-sigmoïdites aient à l'origine une nature spécifique, mais elles perdent souvent leur physionomie initiale pour prendre l'aspect d'inflammations banales.

L'endoscope peut servir à déceler des facteurs étiologiques tels que les corps étrangers, les oxyures, les hémorroïdes, les polypes, mais le plus souvent il est incapable d'indiquer si la cause de l'inflammation est d'origine mécanique, toxique ou infectieuse. Cependant, il apporte une aide indirecte précieuse en permettant de prélever à l'endroit même de la lésion une sécrétion ou un fragment de la muqueuse, que l'on examinera au point de vue histologique ou bactériologique. Nous ne parlons naturellement pas ici de la dysenterie, de la tuberculose, ni de la syphilis, que nous étudierons plus loin.

C. — DESCRIPTION DE QUELQUES TYPES DE RECTITES ET DE RECTO-COLITES

RECTITES.

Les rectites n'intéressent pas forcément toute l'étendue du rectum ; on en voit qui sont limitées à la région ampullaire et d'autres à la région sphinctérienne (Strauss, Rosenheim et v. Aldor).

La *rectite ampullaire* est souvent caractérisée par un aspect velvétique avec éclat vif de la muqueuse, dû à l'abondance des sécrétions. La muqueuse est tantôt lisse, tantôt granuleuse ; les érosions ou ulcérations ne s'observent que dans les cas graves; mais, même sans érosions, la muqueuse est très vulnérable et saigne au moindre attouchement.

La *rectite sphinctérienne* est très fréquente et se traduit par des hémorragies isolées (rectite hémorragique) ou accompagnées de ténesme et de spasme du rectum; seule, la muqueuse de la région sphinctérienne est rouge foncé, violacée, œdématiée et parcourue par de nombreuses ramifications vasculaires fragiles, saignant au moindre attouchement; quelquefois il y a des pétéchies ou des érosions fissuraires. Zweig oppose à la rectite sphinctérienne hémorragique la *rectite sphinctérienne atrophique* avec pâleur de la muqueuse et absence de mucus. Les lésions peuvent s'étendre à l'ampoule et même à l'anse sigmoïde.

Strauss, qui a vu souvent les rectites hémorragiques coexister avec les hémorroïdes, insiste avec raison sur ce fait que le siège des hémorragies n'est pas au niveau des hémorroïdes, mais bien au niveau de la muqueuse enflammée. D'ailleurs, lorsque ces hémorragies abondantes sont produites simplement par des hémorroïdes, des polypes ou quelque autre lésion hémorragipare, il est de règle que la muqueuse soit d'une grande pâleur et non pas rouge, boursouflée comme dans les rectites.

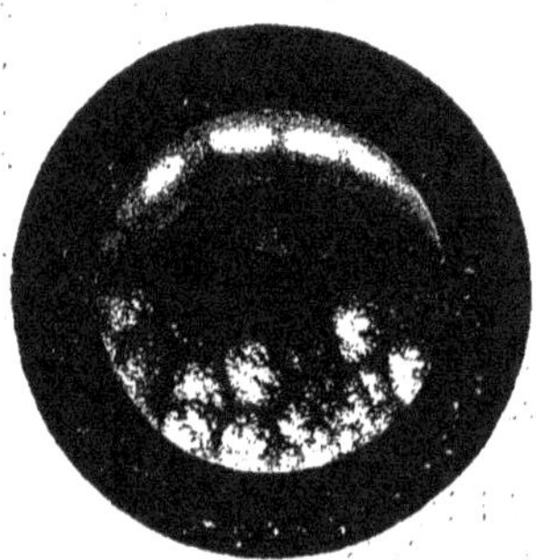

FIG. 47. — Rectite verruqueuse.

La cause de ces rectites doit être attribuée en dehors des hémorroïdes à la présence de polypes, de scybales, ou d'infections diverses telles que la blennorragie. La fréquence de cette dernière est diversement appréciée et les chiffres indiqués varient de 10 à 40 p. 100. La rectite blennorragique ne se distingue pas objectivement des autres rectites; les formes atténuées, fréquentes d'après notre expérience personnelle, ont besoin d'être cherchées de parti pris surtout chez la femme; les formes graves accompagnées de ténesme, de douleurs violentes ne peuvent être examinées au rectoscope qu'après cocaïnisation.

Dans la *rectite bourgeonnante* (pl. XI, fig. 3 et 4), le rectum peut être recouvert de saillies irrégulières, de consistance ferme, cornée; elles ne saignent pas quand on les touche avec le rectoscope, contrairement à ce qui se produit dans le cancer, et elles se distinguent encore de celui-ci en ce qu'elles sont indépendantes les unes des autres et qu'elles reposent sur une muqueuse souple et mobile; il n'y a pas non plus, comme dans le cancer, d'infiltration profonde formant une base commune à toutes ces saillies (Delbet et Mouchet). Chez une de mes malades, syphilitique, une partie du canal anal et de la région sus-sphinctérienne était occupée par de grosses verrues grisâtres, sèches, écailleuses; ce cas, représenté par la figure 47, méritait véritablement le nom de rectite verruqueuse.

Il existe cependant des rectites proliférantes où les bourgeons ou végétations sont de consistance molle. J'ai observé de ces rectites dans les dysenteries présentant à la fois des lésions inflammatoires, ulcéreuses ou hémorragiques.

Le diagnostic endoscopique de ces rectites n'est pas toujours aisé. J'ai observé un cas à l'hôpital Saint-Louis, dans le service de M. Desmoulins, où les végétations étaient si étendues et saignaient si abondamment que j'ai cru, tout d'abord, être en présence d'un cancer en nappe ; il s'agissait en réalité d'une blennorragie ayant produit dans le rectum des végétations analogues à celles que l'on voit dans le vagin des femmes profondément infectées. La même erreur eût été possible chez un malade, également blennorragique, que j'ai examiné avec M. Gosset, et qui présentait, à 6 centimètres environ au-dessus de l'anus, une grosse végétation, molle au toucher, rappelant l'aspect de deux cerises accolées. J'ai publié à la Société médicale des hôpitaux (novembre 1913) deux observations concernant deux autres malades atteintes, l'une de syphilis, l'autre de tuberculose, et présentant des lésions analogues à celles que je viens de décrire. Récemment, avec le professeur Lecène, j'ai observé une rectite végétante chez un médecin que je crus tout d'abord atteint d'un cancer.

RECTO-COLITES GRAVES.

On décrit sous le nom de recto-colites graves des inflammations du côlon accompagnées de lésions anatomiques prononcées et se localisant avec prédilection sur le segment terminal du gros intestin. Le terme recto-colite désigne non seulement la localisation anatomique habituelle de la lésion, mais indique aussi que celle-ci est accessible à l'exploration par voie rectale.

Nous éliminons de ce groupe les colites muqueuses dans lesquelles les lésions anatomiques sont pour ainsi dire nulles, mais nous y faisons entrer les affections décrites sous le nom de sigmoïdites, dénomination qui généralement n'est pas justifiée, parce que l'inflammation empiète quelquefois, en haut, sur le côlon, et presque toujours, en bas, sur le rectum.

L'accord est loin d'être fait sur les causes qui déterminent les recto-colites. Certains auteurs considèrent qu'il s'agit de dysenteries véritables, mais méconnues, surtout de dysenterie bacillaire, dont l'agent causal disparaît fréquemment dès les premiers jours ; d'autres pensent qu'on est en présence d'une affection autonome dont l'origine nous échappe (recto-colites cryptogénétiques) ; mais l'opinion qui semble prévaloir est celle qui attribue ces inflammations graves aux toxi-infections les plus variées : la dysenterie bacillaire ne ferait qu'ouvrir la porte à des infections secondaires, et ces colites post-dysentériques constituent certainement une grande partie des recto-colites graves. Aussi cette affection que seuls les spécialistes voyaient avant la guerre est-elle devenue beaucoup plus fréquente avec le développement qu'a pris la dysenterie au cours de la guerre. Mais les infections ne constituent pas la seule cause de ces recto-colites graves ; on les a vu survenir après les intoxications mercurielles (Strauss), urémiques (Bensaude, Cain et Antoine). Comprises de cette façon, les recto-colites graves constituent une entité morbide au point de vue anatomo-clinique et thérapeutique, mais non au point de vue étiologique.

Nous étudierons successivement :

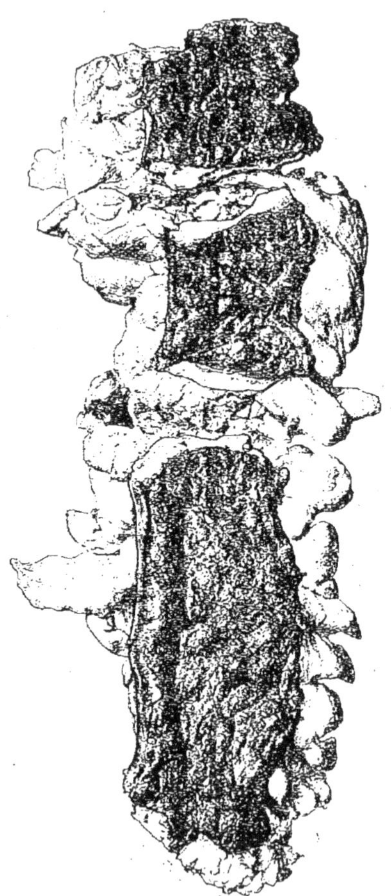

Fig. 48. — Recto-colite hémorragique, sans ulcération.
(Observation personnelle. Pièce opératoire du professeur Pierre Duval.)

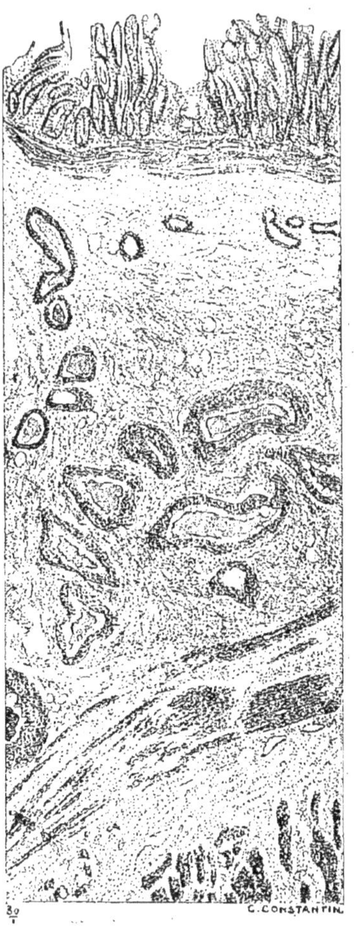

Fig. 49. — Coupe histologique de la pièce représentée figure 48.

1º Les recto-colites graves à lésions superficielles ;
2º Les recto-colites graves à lésions profondes.

Entre les recto-colites superficielles et les recto-colites profondes, il existe des formes de passage : ce sont les recto-colites ulcéro-infiltrantes qui empruntent leurs caractères aux deux types principaux.

A — *Recto-colites à lésions superficielles.*

Les lésions de ces recto-colites présentent trois caractères principaux : elles sont superficielles, diffuses et torpides. Elles évoluent généralement d'une façon chronique ; aussi la durée des recto-colites se compte-t-elle par années : sur 117 cas, Logan n'en mentionne que 18 dont la maladie n'ait pas excédé un an. Cette longue évolution peut être entrecoupée par des poussées aiguës et par des rémissions prolongées.

Le pronostic doit toujours être réservé ; la guérison absolue est relativement rare surtout quand la maladie a duré un certain temps.

On peut présenter sous trois formes les principales observations publiées : la recto-colite hémorragico-purulente, la recto-colite purulente et la recto-colite hémorragique.

I. *Recto-colite hémorragico-purulente* (pl. VI, VII, VIII). — Dans sa forme aiguë, elle reproduit dans ses traits essentiels le tableau classique de la dysenterie bacillaire aiguë : début aigu avec malaise général, pesanteur dans la fosse iliaque gauche, *selles* pâteuses ou diarrhéiques, alternant souvent avec des périodes de constipation opiniâtre ; d'abord purement fécales, les matières ne tardent pas à être enrobées ou mélangées de mucus ou de sang ; dans les formes graves elles sont uniquement constituées par des glaires, du sang et du pus ; il y a du *ténesme*, des *douleurs* spontanées ou provoquées dans la fosse iliaque gauche. La température monte à 38°-39° ; chez des sujets affaiblis, l'état général décline rapidement. La rectoscopie est rarement praticable ; dans les quelques cas où l'on a pu la faire, on a constaté que la muqueuse est œdématiée, rouge, hémorragique, couverte d'exsudats ou ulcérée. Le passage à l'état chronique est fréquent ; souvent, d'ailleurs, la recto-colite n'est qu'*une poussée aiguë au cours d'une inflammation chronique* restée latente.

La *forme chronique* est caractérisée par des évacuations muco-purulentes et hémorragiques et des troubles de la défécation auxquels se joignent parfois les phénomènes douloureux. Les malades évacuent avec ou entre les selles une quantité plus ou moins grande d'un liquide muco-purulent mélangé de sang ; ce sont de véritables selles panachées dans lesquelles c'est tantôt le sang, tantôt le pus qui prédomine. Quelquefois, les produits inflammatoires sont éliminés seuls, sans matières ; c'est le crachat intestinal de Mathieu ; le plus souvent, ils sont évacués avec les matières. Les troubles de la défécation se traduisent surtout par la diarrhée et, dans ce cas, les matières sont intimement liées au sang, au pus et aux glaires. Lorsque les matières sont moulées ou dures, les produits pathologiques les enrobent ou sont évacués seuls, le jour aussi bien que la nuit.

Les symptômes généraux peuvent être tout à fait nuls et les malades vaquent

PLANCHE VI

Recto-colite ulcéreuse et hémorragique.

Fig. 1.

Recto-sigmoïdite ulcéreuse avec ulcérations en coups d'ongle et dépôts purulents (13 cm. au-dessus de l'anus).
Ulcerative proctitis and colitis with purulent deposits (13 cm. above the anus).
Retto-sigmoïdite ulcerosa con ulcerazioni a graffiatura d'unghia e depositi purulenti (13 cm. sopra dell' ano).
Proctosigmoïditis ulcerosa mit kleinen Geschwüren und Eiterbelag (13 cm. über d. A.).
Recto-sigmoiditis ulcerosa con ulceraciones « en coup d'ongle » y depósitos purulentos (à 13 cm. del ano).
Recto-sigmoïdite ulcerosa com ulcerações em forma de golpes de unha e depositos purulentos (13 cm. acima do anus).

Fig. 2.

Recto-colite granuleuse et hémorragique avec quelques dépôts membraneux (14 cm. au-dessus de l'anus).
Granular and hemorragic procto-colitis with islets of membranes (14 cm. above the anus).
Retto-colite granulosa e emorragica con qualche depositi membranosi (14 cm. sopra dell'ano).
Proctosigmoïditis granulosa et haemorrhagica mit einigen membranösen Schleimbelägen (14 cm. über d. A.).
Recto-colitis granulosa e hemorrágica con depósitos membranosos (14 cm. del ano).
Recto-colite granulosa e hemmorragica com alguns depositos membranosos (14 cm. acima do anus).

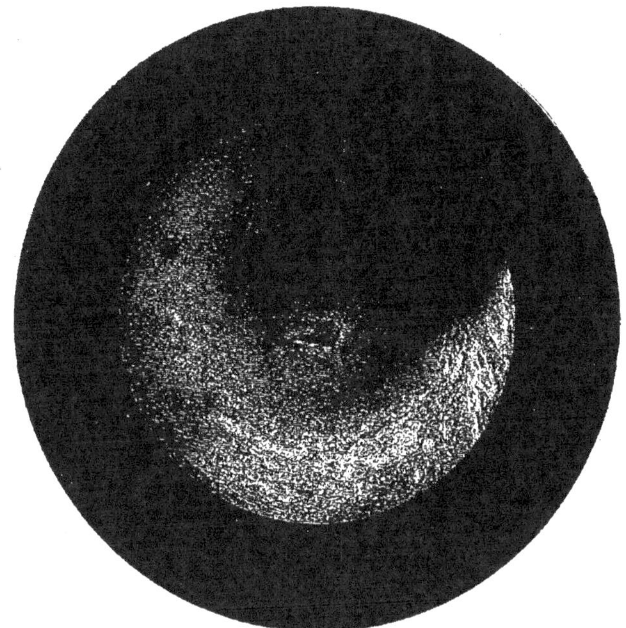

Fig. 1.

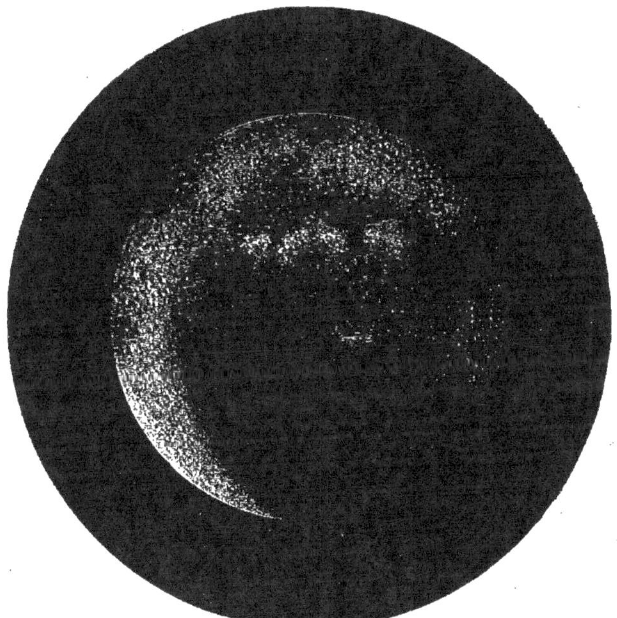

Fig. 2.

à leurs occupations; d'autres fois, ils sont anémiés et présentent des signes plus ou moins accentués d'une intoxication gastro-intestinale chronique.

L'endoscopie, bien que douloureuse, peut généralement être pratiquée sans

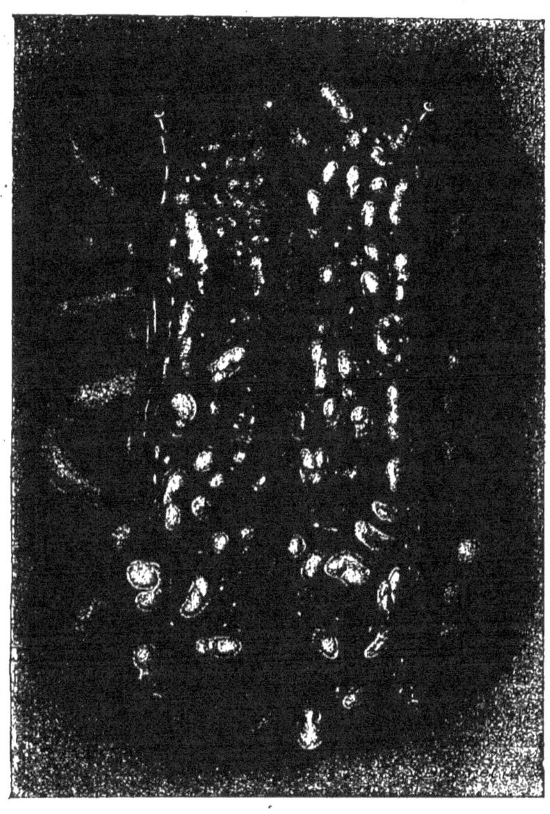

Fig. 50. — Recto-colite avec productions polypiformes (demi-schématique).
(Observation personnelle. — Pièce opératoire du docteur Pauchet.)

anesthésie locale. Les lésions débutent à quelques centimètres au-dessus du sphincter et envahissent l'anse sigmoïde; parfois on peut atteindre ou dépasser leur limite supérieure. Le rectoscope montre, le plus souvent, des érosions ou des ulcérations recouvertes de dépôts pultacés ou de fausses membranes entourées d'une muqueuse enflammée. On signale des exemples de recto-colites. Mais l'absence d'ulcérations à l'examen endoscopique ne prouve pas que celles-ci n'existent pas, car elles peuvent passer inaperçues ou se rencontrer dans des portions de muqueuse restées inexplorées. Nous possédons cependant une pièce d'autopsie où les ulcérations font complètement défaut.

Dans l'observation suivante (pl. X, fig. 1), les ulcérations étaient au contraire exceptionnellement profondes et larges.

D., 37 ans, adressé par le professeur Widal, ne présente, dans ses antécédents, aucune maladie sérieuse. Il n'a jamais quitté la France. En 1918, étant mobilisé, il est soigné pendant 6 mois pour une dysenterie avec diarrhée (12 selles par jour), des glaires, du sang en abondance. Amaigrissement considérable. Pas de fièvre. On ne fait pas l'examen des selles. Il guérit complètement et reste bien portant jusqu'en octobre-novembre 1924. A ce moment éclate une nouvelle crise violente de dysenterie avec vives épreintes, diarrhée aqueuse et fétide (12-13 selles), selles glaireuses, purulentes et sanglantes. Fièvre. Intolérance pour les aliments. Amaigrissement et anémie très marqués. L'examen répété des selles est négatif au point de vue des amibes. L'examen rectoscopique montre que tout le rectum est malade et même l'entrée du sigmoïde (le rectoscope ne peut pas être introduit plus loin). Le maximum des lésions se trouve entre 9 et 13 centimètres. La muqueuse est rouge foncé, épaisse, infiltrée, comme végétante; par places de couleur plus pâle avec un piqueté hémorragique. Il existe de nombreuses ulcérations exceptionnellement profondes, dont le volume est en moyenne celui d'une pièce de 50 centimes. Les bords sont taillés à pic et le fond est jaune sans granulations. Les ulcérations ressemblent à celles d'une dysenterie grave et invétérée des pays chauds.

Le traitement antidysentérique (émétine, pâte de Ravaut, arsénobenzol, stovarsol et tréparsol) reste sans résultat.

Le malade est par contre très rapidement et très considérablement amélioré par du vaccin fait par M. Cépède avec des cultures de coli-bacilles isolés de son intestin. Ces vaccins sont donnés par la bouche ou en injections sous-cutanées et mélangés à une solution de Dakin faible, en lavages intestinaux.

En mars 1925, le malade se trouve en pleine convalescence. Il a des selles moulées, pas de sang, pas de fièvre, et il augmente de poids. Les ulcérations vues au restoscope sont nettement en voie d'amélioration : elles sont beaucoup moins profondes. Fin avril 1925, les ulcérations sont en grande partie disparues et, à leur place, on voit de petits bourgeons charnus, rouge vif, saignant facilement, dont les plus gros sont du volume d'un petit pois.

Dans cette observation, nous avons pour ainsi dire assisté à la guérison des ulcérations et à l'éclosion des productions polypeuses. Ces polypes peuvent devenir quelquefois extrêmement nombreux, justifiant la description d'une *recto-colite polypeuse*, témoin l'observation d'une malade qui nous fut adressée par le docteur Léon Kahn dont nous reproduisons la pièce enlevée par le docteur Pauchet (fig. 50).

La rectoscopie ne suffit pas pour poser le diagnostic de recto-colite; il faut y joindre les examens de laboratoire (recherche des amibes, séro-diagnostic) et même l'examen aux rayons X. Bien souvent, on en sera réduit à faire un diagnostic *après coup* en voyant que les injections d'émétine amènent rapidement la guérison du malade.

II. **Recto-colite purulente.** — Dans cette forme le pus est rendu pur, quelquefois seul, mais le plus souvent mêlé aux matières; il est crémeux et bien lié, ou granuleux et grisâtre, ou dilué dans la sérosité. L'abondance du pus évacué, souvent sous forme de décharges, peut faire supposer l'existence d'une fistule borgne interne, haut située, ou encore d'une collection purulente ouverte dans

(1) Mathes a rencontré l'image endoscopique de la colite ulcéreuse chez un malade atteint de leucémie myéloïde présentant une infiltration leucémique de la muqueuse intestinale; le pus contenait des éléments analogues à ceux du sang.

l'intestin. Nous avons vu deux chirurgiens des plus distingués commettre cette erreur, à quatre années d'intervalle, sur une même malade : chaque fois la laparotomie exploratrice montra l'absence de toute poche purulente péri-intestinale et fit simplement constater des lésions profondes de l'anse sigmoïde qui donnaient à celle-ci, extérieurement, un aspect chagriné. Lynch et Mc Farland, Ewald, ont observé des cas analogues.

L'examen bactériologique et l'inoculation du pus ne donnent généralement pas de renseignements précis. Ohly a cependant rencontré, dans un cas, des gonocoques intra-cellulaires : il s'agissait d'un homosexuel atteint d'une procto-sigmoïdite avec de nombreuses ulcérations de petit volume, absolument analogues à celles des recto-colites ulcéreuses ordinaires.

Les constatations faites à l'examen rectoscopique ne diffèrent pas sensiblement de celles relevées dans la forme hémorragico-purulente : la muqueuse malade est rouge foncé, œdématiée, granuleuse et recouverte de pus; des ulcérations, généralement de petit volume, s'aperçoivent fréquemment, mais elles peuvent manquer. Voici le résultat de l'examen rectoscopique noté chez une de mes malades atteinte d'une recto-colite purulente (voir pl. VI, fig. 1) :

Les lésions commencent à environ 8 centimètres au-dessus de l'anus et envahissent l'anse sigmoïde; leur limite supérieure ne peut être atteinte. On ne découvre que de rares ulcérations, de petit volume, superficielles, en coup d'ongle, au niveau desquelles on voit sourdre des gouttes de pus. La muqueuse rouge, fortement granuleuse, rappelle la peau de maroquin et est partout recouverte de pus facilement enlevable. La paroi de l'intestin est dure et scléreuse.

La colite suppurée ressemble donc aux formes de dysenterie accompagnées de selles purulentes, mais elle s'en distingue en ce que l'analyse des selles ne révèle pas les agents spécifiques de la dysenterie ou des états dysentériformes et que le résultat du séro-diagnostic est négatif.

Il n'est pas toujours très facile de distinguer les recto-colites purulentes des rectites hypertrophiques et ulcéreuses qui aboutissent aux rétrécissements inflammatoires du rectum. Les ulcérations diffèrent rectoscopiquement de la colite ulcéreuse typique par leur grande taille et par la faible intensité des lésions réactionnelles de la muqueuse qui, elles, dominent au contraire le tableau de la colite ulcéreuse.

Quoi qu'il en soit, si l'on veut éviter des surprises, il faut pratiquer la rectoscopie à intervalles réguliers chez tout malade perdant du pus en abondance par l'anus : on pourra ainsi dépister, quelquefois de bonne heure, un rétrécissement en voie de formation.

III. **Recto-colite hémorragique** (pl. VII, fig. 1). — La recto-colite hémorragique est considérée par certains auteurs (Strauss, Albu, Knud Faber), comme la plus fréquente : les malades rendent une quantité plus ou moins grande de sang pur ou dilué dans de la sérosité ; c'est généralement ce symptôme qui les décide à consulter.

Recto-colite hémorragique et ulcéreuse.

Fig. 1.

Recto-colite hémorragique.
Hemorrhagic colitis.
Retto-colite emorragica.
Proctosigmoiditis haemorrhagica,
Recto-colitis hemorrágica.
Recto-colite hemorragica.

Fig. 2.

Recto-colite congestive à fausses membranes (13 cm. de l'anus).
Congestive procto-colitis, with false membranes (at 13 cm. above the anus).
Retto-colite congestiva con false membrane (13 cm. sopra dell'ano).
Proctosigmoïditis congestiva mit membranösen Schleimbelägen (13 cm. über d. A.).
Recto-colitis congestiva con falsas membranas (13 cm. del ano).
Recto-colite congestiva com falsas membranas (13 cm. acima do anus).

Fig. 3.

Recto-colite ulcéreuse : vaste ulcération diphtéroïde.
Ulcerative colitis : the ulcers are covered with a white membranous exsudation.
Retto-colite ulcerosa : vasta ulcerazione difteroide.
Proctosigmoiditis chronica ulcerosa mit festhaftenden Membranen.
Recto-colitis ulcerosa : gran ulceracion difteroidea.
Recto-colite ulcerosa : extensa ulceraçaõ difteroïde.

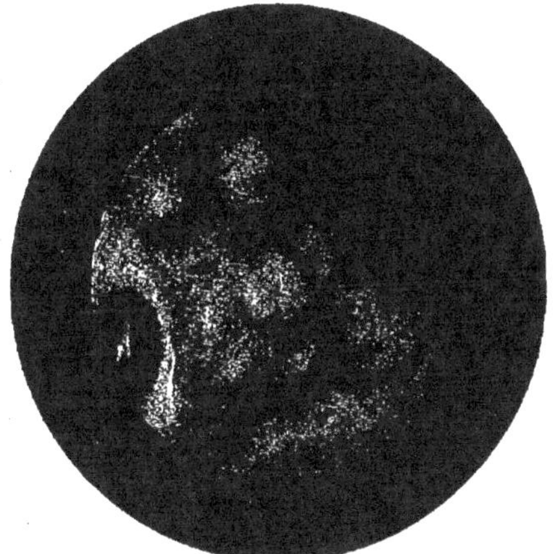

Fig. 1.

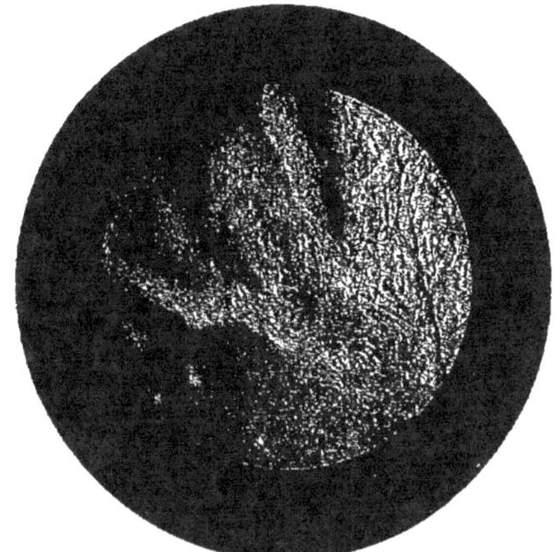

Fig. 2.

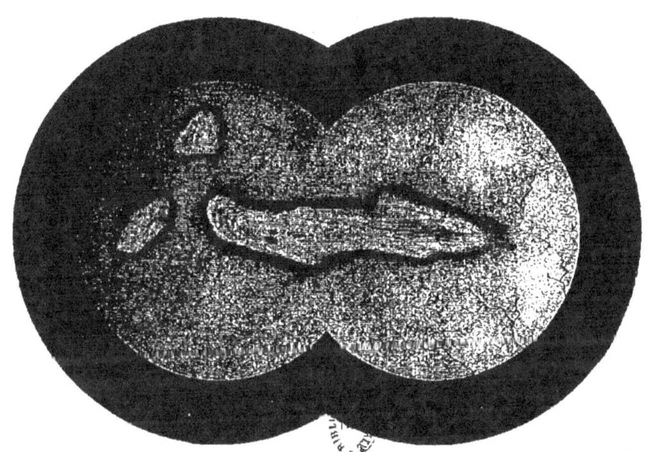

Fig. 3.

MASSON ET Cⁱᵉ, ÉDITEURS.

Les observations rentrant dans ce cadre ne se rapportent pas à une entité morbide bien définie par une anatomie pathologique et une étiologie toujours constantes ; il est même possible que, dans les divers cas publiés, il y ait des observations de dysenteries amibienne ou autres. Mais, en étudiant à part les colites hémorragiques, on a le grand avantage de mettre en évidence le principal caractère d'un groupe d'affections souvent méconnues. Dans ces colites, les lésions sont d'importance très variable ; tantôt elles sont limitées au rectum et à une partie de l'anse sigmoïde : à l'aide du rectoscope, on voit nettement, sans transition progressive, la limite entre la muqueuse malade et la muqueuse saine ; tantôt tout le gros intestin sans exception est enflammé, comme dans le cas de Lynch. Ce qu'il faut surtout retenir, c'est que la partie terminale du gros intestin est toujours altérée : la rectoscopie est donc la seule méthode permettant de faire à coup sûr le diagnostic de colite hémorragique. Les constatations faites au rectoscope sont variables : ce qui domine, ce sont les lésions hyperhémiques et hémorragiques de la muqueuse, accompagnées ou non de taches purpuriques, d'érosions ou d'ulcérations, de polypes ; quelquefois la muqueuse est tomenteuse, saignante et présente un aspect de « chair vive » très frappant.

Les rectites et colites hémorragiques présentent un grand intérêt clinique ; elles anémient les malades par l'abondance des pertes sanguines et conduisent souvent à des erreurs de diagnostic, que seul le secours du rectoscope permet d'éviter : les malades sont considérés comme cancéreux ou hémorroïdaires (une malade de Mummery fut opérée deux fois pour des hémorroïdes sans que les hémorragies aient cessé). Il ne faut donc pas se contenter, comme on le fait trop souvent, du simple diagnostic d'hémorroïdes, lorsqu'on se trouve en présence d'hémorragies rectales répétées. Je possède une dizaine d'observations de colite hémorragique, dont quelques-unes ont été publiées dans le *Bulletin de la Société médicale des hôpitaux* (6 nov. 1913). Jamais, dans aucune de ces observations, on n'eût pensé, sans l'endoscope, à des recto-colites hémorragiques, ni songé à instituer le traitement approprié. Mais l'aspect endoscopique lui-même peut tromper au premier abord. Les végétations des procto-sigmoïdites bourgeonnantes rappellent les végétations cancéreuses, mais leur consistance molle et l'aspect de la muqueuse entre les végétations suffit généralement à les distinguer. Voici, à titre documentaire, le résumé de deux observations de ces procto-sigmoïdites hémorragiques :

Obs. I. — La femme d'un confrère, âgée de trente-six ans, me fut envoyée par Emery ; elle souffrait depuis huit ans de violentes crises d'hémorragies intestinales, pendant lesquelles elle avait plusieurs fois par jour des selles franchement sanglantes, avec des alternatives de diarrhée et de constipation. Ces hémorragies, qui avaient résisté à toute thérapeutique, furent plusieurs fois améliorées d'une façon surprenante par le traitement mercuriel. A la suite d'injections d'arsénobenzol, la malade parut guérie durant une année ; au bout de ce temps, une nouvelle crise céda au même traitement. La malade était syphilitique et la réaction de Wassermann positive.

A l'examen rectoscopique, on trouve la muqueuse extrêmement congestionnée, et l'on y voit suinter le sang comme à travers un filtre. On ne perçoit pas d'ulcérations proprement dites; s'il y en a, elles sont couvertes par la nappe sanguine. Les valvules rectales ont des bords très épaissis, mais ne présentent ni ulcérations ni bourgeonnements; elles ne sont pas dures au toucher. Les lésions commencent à environ 5 centimètres au-dessus de l'anus et remontent jusqu'à 16 centimètres. A partir du seizième centimètre, il y a un brusque changement dans la couleur de la muqueuse, qui reprend son aspect normal. Le maximum des lésions existe à 13 ou 14 centimètres. Cette malade que je suis depuis plus de 13 ans a présenté tous les ans des crises rebelles à tous les traitements (même au traitement spécifique). Dans l'intervalle des crises la muqueuse paraît épaissie et est plus pâle qu'au moment des crises.

Obs. II. — Rapportée en détail dans la Thèse de mon élève Édouard Antoine, p. 96.

Le 6 juillet 1918, les docteurs Lion et Delaux me prient de venir examiner M. B., âgé de 58 ans, présentant des hémorragies rectales inquiétantes. Les premières hémorragies se sont produites au début de l'année 1916 et accompagnées de selles molles.

Le 1er juin 1916, pendant un voyage, le malade est pris brusquement d'une hémorragie très abondante, non mêlée de matières.

Le 16 juin, nouvelle hémorragie abondante, et, depuis, il continue à avoir des hémorragies, mais l'état général reste bon. La constipation a remplacé la diarrhée.

Lorsque je l'examine au rectoscope, le 6 juillet, je constate une muqueuse rouge foncé, œdématiée, couverte de petites hémorragies superficielles et cela aussi loin que le rectoscope peut pénétrer. Un traitement par l'émétine améliore le malade; pendant 18 mois, l'amélioration se maintient. Brusquement, en septembre 1918, B. est repris d'hémorragies abondantes. L'émétine reste alors sans effet.

Un examen aux rayons X, conseillé par le docteur Petit-Dutaillis, montre que le côlon iliaque est rétréci sur une grande étendue.

Tous les examens de laboratoire (examen du sang, examen des selles) sont négatifs.

Croyant à un cancer, on se décide à intervenir et le professeur Pierre Duval, au cours d'une laparotomie exploratrice, trouve le côlon pelvien infiltré, hypertrophié et induré; il le résèque sur une longueur de 25 à 30 centimètres. Le segment du côlon enlevé est le siège d'une hypertrophie considérable, portant surtout sur la sous-séreuse et la sous-muqueuse. La muqueuse présente une hypertrophie irrégulière qui lui donne un aspect tomenteux; elle semble parsemée de grains de mil (fig. 48 et 49).

Le malade reste guéri depuis l'opération.

Il faut distinguer les recto-colites hémorragiques, le purpura rectal et les érosions hémorragiques.

Le *purpura rectal* paraît rare; je n'en ai observé qu'un cas où le rectum était parsemé de pétéchies, chez un adolescent atteint d'un purpura hémorragique grave avec ecchymoses, bosses sanguines, épistaxis et stomatorragies. Il n'avait pas eu d'hémorragie intestinale.

Westphal a vu dans le rectum des *érosions hémorragiques* analogues à celles décrites par Cruveilhier dans l'estomac. Les hémorragies rectales débutent en pleine santé sans troubles intestinaux ni douleurs concomitantes. Au rectoscope, on voit une série d'érosions pénétrant jusque dans la sous-muqueuse, dont le volume varie depuis celui d'une tête d'épingle jusqu'à celui d'une lentille, ou même d'un haricot; leur forme est quelquefois allongée, rubannée, le fond est toujours foncé, quelquefois couvert d'une légère couche de fibrine. Ce qui distingue ces érosions hémorragiques de celles des recto-colites, c'est l'absence de tout phénomène inflammatoire : il n'y a ni pus, ni glaires, et la muqueuse, entre les érosions, est intacte. Les érosions guérissent rapidement, mais les récidives sont possibles (2 fois sur les 6 cas de Westphal). Dans une observation de Pfister, de Shanghaï, les érosions durèrent plusieurs semaines. Westphal se demande si les érosions ne peuvent pas envahir les couches profondes et perforer la paroi rectale.

Il rappelle à ce propos deux observations de Paus d'ulcère perforant du rectum qui aboutirent brusquement, sans symptômes préalables, à une péritonite par perforation. Dans ces deux cas, les ulcères avaient des bords nets, légèrement déchiquetés et infiltrés. Il n'y avait ni tuberculose, ni syphilis, ni néoplasie.

Il faut rapprocher des cas de Westphal 5 observations de Zweig, concernant des malades pris d'hémorragies rectales au cours ou au déclin d'une attaque d'influenza. Le plus souvent, il s'agissait d'une seule ulcération siégeant dans l'ampoule rectale et mesurant 2-3 centimètres de long sur 1-2 centimètres de large. Les ulcérations, généralement superficielles, avaient des bords nettement découpés, non infiltrés. La muqueuse environnante était normale et ne présentait pas la moindre trace de réactions inflammatoires.

Comme les lésions ont coïncidé à plusieurs reprises avec des érosions gastriques, Westphal les considère comme une maladie autonome, dépendant d'influences nerveuses et vasomotrices. Je partage sur ces érosions du rectum l'opinion de Strauss, et je me demande si, dans les observations publiées, les phénomènes inflammatoires ne jouent pas également un rôle.

B. — *Recto-colites à lésions profondes.*

A côté des recto-colites à lésions superficielles se placent les recto-colites à lésions profondes qu'on a encore appelées colites infiltrantes, hyperplasiques, péricolites. Ce qui caractérise celles-ci, c'est qu'elles sont segmentaires, prédominantes au niveau de l'anse sigmoïde et qu'elles frappent surtout les couches profondes de la paroi intestinale. L'inflammation se propage au péritoine, les mésos sont rétractés et perdus au milieu des masses graisseuses hypertrophiées; tout le segment malade de l'intestin est tellement dur que souvent, même au cours des opérations, on pense qu'il s'agit d'un cancer. Le point de départ des lésions est presque toujours constitué par des diverticules, sortes de hernies de la muqueuse, dans lesquels les matières s'accumulent, favorisant ainsi l'inflammation de la paroi et des tissus environnants (diverticulites et péridiverticulites).

On décrit trois formes principales de cette variété de recto-colites :

1° La forme douloureuse;

2° La forme sténosante et pseudo-cancéreuse;

3° La forme péritoneale.

Dans la *forme douloureuse*, les malades éprouvent dans la fosse iliaque gauche des douleurs très vives, survenant par crises, irradiant vers la vessie, le rectum, les testicules, la région rénale. Les selles sont dures, filiformes ou ovilées; parfois la constipation alterne avec des crises de diarrhée; il est fréquent de trouver un peu de sang mêlé aux matières; le pus est rare. Chez un de nos malades cependant, à trois reprises, au cours des crises, on constate dans les selles environ une cuillerée à café de pus épais bien lié, comme si un petit abcès s'était ouvert dans l'intestin. Le ventre est légèrement ballonné, la pression au niveau de l'S iliaque est douloureuse, mais on ne sent pas de tumeur. Le diagnostic que l'on pose tout d'abord est celui de coliques néphrétiques, de lithiase urétérale, de déférentite, de péritonite tuberculeuse au début. Cet état douloureux, que j'appellerai volontiers la « colique sigmoïdienne », disparaît au bout de quelques jours, de quelques semaines, et ce n'est qu'aux crises ultérieures, accompagnées d'une tumeur palpable ou d'un péristaltisme abdominal marqué, que l'on pense à la sigmoïdite.

Dans les *recto-colites à forme sténosante et pseudo-cancéreuse*, les douleurs peuvent également ouvrir la scène ; généralement le début est des plus insidieux. La fièvre est peu élevée ou manque complètement. Les troubles intestinaux sont les

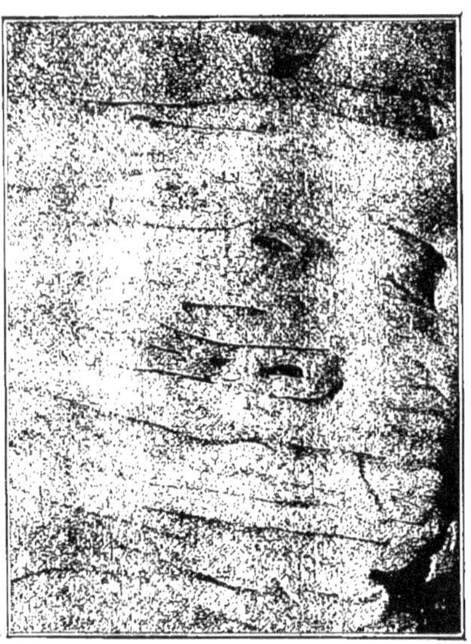

Fig. 51. — Sigmoïdite diverticulaire : aspect des orifices des diverticules vus à un fort grossissement. (Observation Bensaude et Turin ; pièce opératoire du professeur de Quervain.)

mêmes que dans la forme précédente. Cependant on peut voir de véritables crises d'occlusion intestinale avec ballonnement du ventre, etc.

A la palpation, on trouve dans la fosse iliaque gauche une tumeur boudinée, dure, douloureuse. Le côlon, situé en amont de la tumeur, retient des scyballes ; souvent distendu par des gaz, il peut présenter des mouvements péristaltiques ou une contracture en masse. Le diagnostic qui habituellement semble s'imposer est celui de *cancer sigmoïdien :* seule la longue évolution avec les poussées successives et la conservation relative de l'état général fera penser à quelque affection insolite.

De même que l'appendicite, la recto-colite peut se déclarer d'emblée par une péritonite aiguë généralisée ou localisée. En règle générale, toute collection purulente, tout gâteau péritonéal, localisés à la fosse iliaque gauche, survenant chez des malades âgés d'une cinquantaine d'années, doivent éveiller l'idée d'une sigmoïdite.

Dans cette forme péritonéale, la rectoscopie ne peut être pratiquée à moins que les lésions ne soient refroidies ou fistulisées. Cet examen est d'ailleurs presque toujours difficile à faire dans les recto-colites à lésions profondes, parce que le rétrécissement de l'intestin et les adhérences péricoliques opposent un obstacle à la progression du tube; cet obstacle est d'ailleurs beaucoup moins résistant dans le cas des colites sténosantes que dans le cas de cancer. Rosenheim a fait remarquer que l'insufflation d'air rencontre elle aussi une résistance et que l'anse sigmoïde atteinte se laisse moins facilement distendre qu'une anse normale. La muqueuse est rouge, œdématiée, recouverte de mucus, a tendance à saigner; les ulcérations sont rares, Ad. Schmidt n'en a vu qu'une fois. Les polypes en revanche sont fréquents. Si l'anatomie pathologique et les rayons X nous enseignent que les diverticules sont à peu près constants dans les formes profondes des recto-colites, il est rare d'en voir au cours de l'endoscopie. Zweig et Albu en ont constaté à plusieurs reprises. Pour ma part, je n'en ai découvert que dans un seul cas où l'anse sigmoïde était farcie de diverticules.

Dans les cas douteux, on pratiquera une biopsie chaque fois que son exécution sera possible.

En somme, l'intérêt de l'endoscopie dans les recto-colites profondes est double :

1º Elle permet d'écarter un certain nombre d'affections et en particulier le cancer du sigmoïde : aspect de la muqueuse, résultat de l'insufflation et de la biopsie;

2º Elle permet d'orienter le diagnostic vers une affection intestinale chez des malades dont les symptômes faisaient plutôt penser à une maladie des annexes, de l'appareil urinaire, etc.

Le diagnostic endoscopique de ces recto-colites profondes est cependant entouré de bien des difficultés, soit que les lésions se trouvent inaccessibles à l'instrument, soit que la muqueuse paraisse intacte, soit enfin qu'il y ait coexistence d'un cancer avec des diverticules, ce qui arrive dans une proportion de 31 p. 100 des cas, d'après Mayo.

COLITE MUCO-MEMBRANEUSE

Les malades atteints d'entéro-colite muco-membraneuse, souvent nerveux, redoutent l'examen endoscopique; cependant celui-ci se pratique en général sans difficulté ; les contractions spasmodiques du gros intestin ne s'opposent même que passagèrement à la pénétration de l'instrument. On peut rencontrer des paquets de membranes ou simplement des filaments déposés sur la muqueuse, qu'on enlève très aisément. Dans les nombreux examens que j'ai effectués, j'ai toujours, ou presque toujours, trouvé des signes d'inflammation simple : rougeur plus ou moins marquée, épaississement des valvules, état granuleux de la muqueuse, modifications de l'éclat, etc. Il y a donc *colite*, c'est-à-dire lésion de la muqueuse. Cette constatation est intéressante, à cause des nombreuses discussions auxquelles a donné lieu la pathogénie de cette affection, et elle donne raison à l'École française qui a toujours soutenu l'existence d'une inflammation catarrhale primitive de la muqueuse.

LES DYSENTERIES ET ÉTATS DYSENTÉRIFORMES

La guerre a fourni un vaste champ d'étude pour les différents aspects cliniques de la dysenterie, maladie jusqu'alors assez rare en France. J'ai eu, de ce fait, l'occasion d'examiner à l'endoscope (surtout à l'hôpital militaire du Val de Grâce) beaucoup de dysenteries amibiennes, quelques dysenteries bacillaires, et un certain nombre d'autres variétés de dysenterie.

Dysenterie amibienne. — Les cas que j'ai observés à la rectoscopie peuvent se répartir en deux grandes catégories.

A la première appartiennent les lésions de recto-sigmoïdite banale, qui se traduisent par de simples modifications de couleur, d'éclat et de relief de la muqueuse ; ces lésions superficielles s'observent même chez les malades dont les selles contiennent des amibes en abondance. Comme le rectoscope ne peut pas pénétrer à plus de 35 centimètres au delà de l'anus, on est en droit de se demander si les cas de cette catégorie ne présentent pas de lésions plus accentuées dans les autres segments du côlon. Mais ce qu'il faut retenir au point de vue clinique, c'est que de pareilles lésions, vues au rectoscope, n'évoquent pas pour l'observateur l'idée de dysenterie.

Les malades de la seconde catégorie présentent, au contraire, des lésions qui imposent le diagnostic de dysenterie, d'états dysentériformes ou de colites graves ; ce sont des procto-sigmoïdites hémorragiques pures, érosives et ulcéreuses, avec foyers de nécrose superficielle, à fausses membranes et même végétantes, telles que nous les avons décrites en détail ci-dessus. Je n'ai jamais rencontré les grandes ulcérations serpigineuses, à bords décollés, décrites par les classiques. On trouvera reproduits dans les figures 2 et 3 de la planche IX les types d'ulcérations les plus profondes que j'ai rencontrés. Mais, en général, les lésions n'atteignent pas cette intensité dans les dysenteries de moyenne gravité. Dans ces dernières, les ulcérations sont nombreuses, petites, recouvertes ou non de pellicules blanchâtres, et reposent sur une muqueuse modérément enflammée (pl. IX, fig. 1). Voici, par exemple, la description que je relève dans une de mes observations de dysenterie amibienne, chez un homme de trente-six ans, dont le début de la maladie remontait à environ six mois, et qui avait jusqu'à vingt selles par jour :

PLANCHE VIII

Recto-colites. Dysenterie.

Fig. 1.

Recto-colite à fausses membranes (à 12 cm. au-dessus de l'anus).
Procto-colitis with false membranes (at 12 cm. above the anus).
Retto-colite con false membrane (a 12 cm. sopra dell'ano).
Procto sigmoïditis mit membranösen Schleimbelägen (12 cm. über d. A.).
Recto-colitis con falsas membranas (a 12 cm. del ano).
Recto-colite com falsas membranas (a 12 cm. acima do anus).

Fig. 2.

Recto-colite ancienne : aspect dépoli de la muqueuse (à 14 cm.).
Chronic procto-colitis ; dull and dry appearance of mucous membrane
  (at 14 cm.).
Retto-colite antica ; aspetto non lucido della mucose (a 14 cm.).
Chronische Proctosigmoïditis : trockenes und mattes Aussehen der
  Schleimhaut (14 cm. über d. A.).
Recto-colitis vieja, aspecto despulido de la mucosa (a 14 cm.).
Recto-colite antiga ; aspecto despolido da mucosa (a 14 cm.).

Fig. 3.

Recto-colite ancienne (à 20 cm.), muqueuse anémiée parcourue par des
  vaisseaux congestionnés, la partie supérieure est soulevée par une grosse
  artère athéromateuse animée de battements).
Chronic colitis with pale mucous membrane, congested vessels, showing
  in the upper part a large atheromatous artery (at 20 cm.).
Retto-colite antica (a 20 cm.) mucosa percorsa da vasi sanguini conges-
  tionati, la parte superiore è sollevata da una grossa arteria ateromatosa
  animata da battiri.
Chronische Proctosigmoïditis (20 cm. über d. A.) Schleimhaut blass
  mit überagenden Gefässen. Der obere Teil des Bildes zeigt eine Falte
  welche durch eine unterliegende atheromatöse Arterie entstcht.
Recto-colitis vieja (a 20 cm. del ano), mucosa anemiada presentando
  vasos congestionados, la parte superior està levandata por una
  gruesa arteria ateromatosa animada de latidos.
Recto-colite antiga (a 20 cm.) mucosa anemiada recortada por vasos
  congestionados : na parte superior vê-se a elevação produzida por uma
  grande arteria arthromatosa com battimentos visiveis.

Fig. 4.

Dysenterie aiguë (à 10 cm.).
Acute dysentery (at 10 cm.).
Disenteria acuta (à 10 cm.).
Dysenteria acuta (10 cm.).
Disenteria aguda (à 10 cm.).
Dysenteria aguda (à 10 cm.).

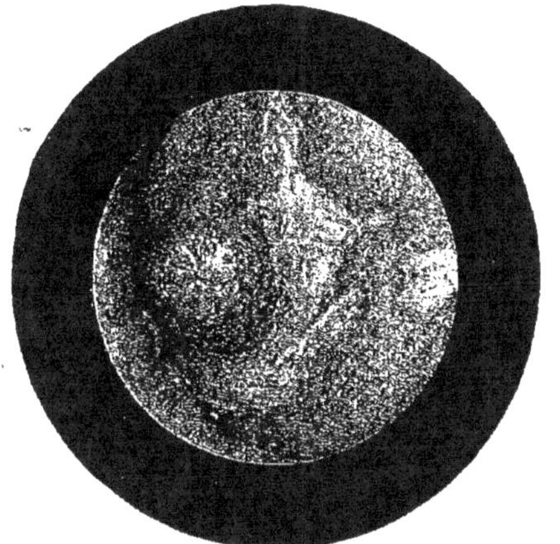

Fig. 1.

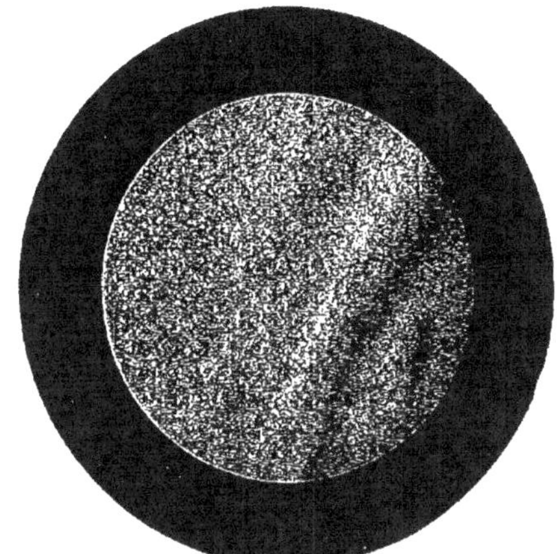

Fig. 2.

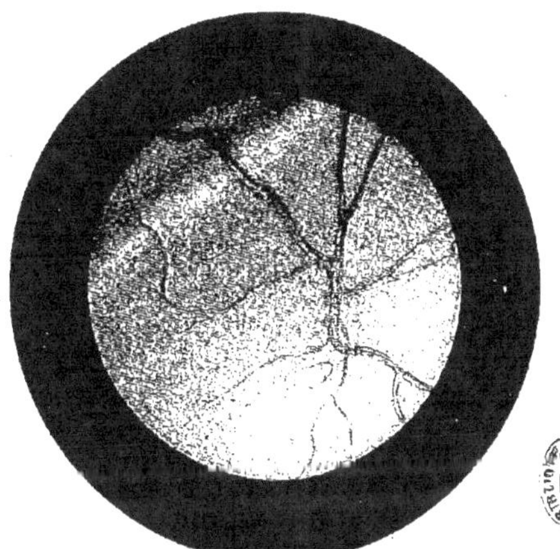

Fig. 3.

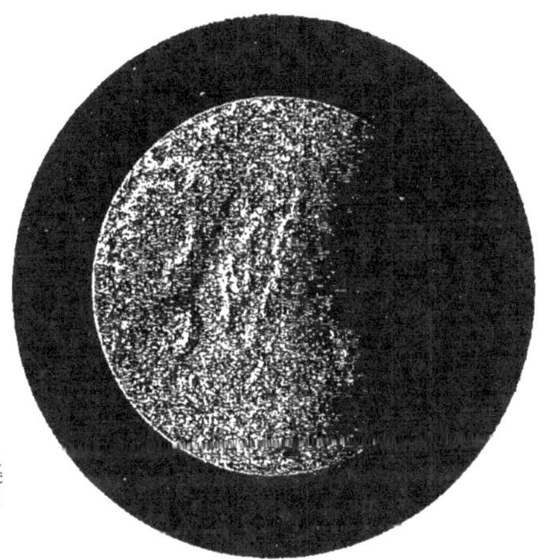

Fig. 4.

MASSON ET Cⁱᵉ, ÉDITEURS.

Aussi loin que peut pénétrer l'endoscope (12 centimètres), la muqueuse est recouverte d'ulcérations; on en compte 40 à 50, généralement de petite taille, ne dépassant pas le volume d'une lentille, mais cependant assez profondes; les bords nettement découpés sont habituellement entourés d'un liséré rouge; le fond est recouvert de pellicules blanchâtres dont quelques-unes ont un aspect sphacélé; le reste de la muqueuse est rouge vif ou rouge foncé et il est parsemé de nombreuses pétéchies.

Quand j'eus à examiner ce malade au rectoscope, on le considérait comme atteint de dysenterie à *Trichomonas,* de nombreux examens des selles n'ayant jamais décelé que ce parasite. Je fus cependant tellement frappé de l'aspect et de l'intensité des lésions, que je réclamai des examens complémentaires qui firent découvrir des amibes. Dans certaines dysenteries graves, généralement de date ancienne, la muqueuse présente un degré extrême d'anémie comme c'était le cas chez une jeune femme de mon service (pl. IX, fig. 4).

Dans la dysenterie aiguë (voir pl. VIII, fig. 4), ou dans les formes chroniques, au moment des poussées aiguës, les altérations peuvent devenir particulièrement intenses, et rendre l'examen impossible ou du moins très difficile. Dans un cas que j'ai observé avec le docteur Rist, la muqueuse, jusqu'à 15 centimètres au-dessus de l'orifice anal, était pour ainsi dire constituée par une seule nappe ulcérée, sanguinolente et bourgeonnante. Chez deux malades étudiés par MM. Carle et Froussard, il s'agissait également d'une véritable rectite diffuse, muco-purulente; nettoyée à l'aide d'un tampon d'ouate, la surface de la muqueuse apparaissait charnue, bourgeonnante et pouvait être comparée à la plaie que provoque une brûlure au second degré. Chez les malades en voie de guérison, la muqueuse est souvent très anémiée; elle perd ses reliefs, sa souplesse et devient lisse et épaisse comme du cuir. Les ulcérations peuvent disparaître, mais je n'ai jamais constaté de cicatrices indubitables. D'autre part, j'ai rencontré des ulcérations prononcées chez des dysentériques *cliniquement* guéris ou se considérant comme tels.

Dysenterie bacillaire. — J'ai eu à examiner beaucoup de dysenteries bacillaires probables, mais peu de cas où le diagnostic était indiscutable (difficulté du séro-diagnostic et de la recherche des bacilles dans les selles). Dans quelques-uns de ces cas, il n'y avait que des lésions banales : muqueuse rouge, granuleuse ou pâle et œdématiée, ou encore hyperémiée avec petites extravasations sanguines. Dans les états qui ont duré longtemps, j'ai presque toujours rencontré des exulcérations. Dans l'un de ces cas, qui me fut présenté par le docteur Louis Martin, l'examen répété des selles, fait à l'Institut Pasteur, montra l'absence d'amibes et la présence d'un bacille du type Flexner; le séro-diagnostic fut positif et le sérum de Dopter apporta une amélioration incontestable. Le malade avait eu, en l'espace de six mois, trois crises typiques de dysenterie. L'examen rectoscopique, pratiqué trois fois au cours de la dernière crise, montra tout le rectum — du cinquième au onzième centimètre — occupé par de petites ulcérations à contours géographiques, saignant au moindre attouche-

PLANCHE IX

Dysenterie.

Fig. 1.

Dysenterie amibienne : exulcérations recouvertes de dépôts pultacés (à 11 cm. de l'anus).
Amebie dysentery : with multiple small white islands covering superficial ulcerations (at 11 cm. above the anus).
Dissenteria amebica : ulcerazioni superficiali ricoperte di depositipultacei (à 11 cm. sopra dell'ano).
Dysenteria amoebica : die Erosionen sind mit Schleim bedeckt (11 cm. über d. A.).
Disenteria amibiana : ulceraciones recubiertas con depósitos pultáceos (à 11 cm. del ano).
Dysenteria amibiana : ulcerações cobertas com depositos pultaceos (a 11 cm. acima do anus).

Fig. 2.

Dysenterie amibienne : ulcérations recouvertes de fausses membranes (à 13 cm.).
Amebie dysentery : ulceration covered with false membranes (at 13 cm.).
Dissenteria amebica : ulcerazione ricoperte di false membrane (à 13 cm.).
Dysenteria amoebica : Ulzerationen mit Schleimmembranen bedeckt (13 cm. über d. A.).
Disenteria amibiana : ulceracion recubierta de falsas membranas (à 13 cm.).
Dysenteria amibiana : ulceração coberta de falsas membranas (a 13 cm.).

Fig. 3.

Dysenterie amibienne : ulcérations à 6 cm. au-dessus de l'anus.
Amebic dysentery : with ulcerations at 6 cent. above the anus.
Dissenteria amebica à 6 cm. sopra de l'ano.
Dysenteria amoebica : Ulzerationen (6 cm. über d. A.).
Disenteria amibiana : ulcaeraciones à 6 cm. del ano.
Dysenteria amebica : ulcerações à 6 cm. acima do anus.

Fig. 4.

Dysenterie amibienne : anémie extrême de la muqueuse.
Amebio dysentery : the mucous membrane is extremely anaemic.
Dissenteria amebica : anemia estrema della mucosa.
Amöbenruhr mit ausgesprochener Anaemie der Schleimhaut.
Disenteria amibiana : anemia intensa de la mucosa.
Dysenteria amibiana com anemia muito pronunciada da mucosa.

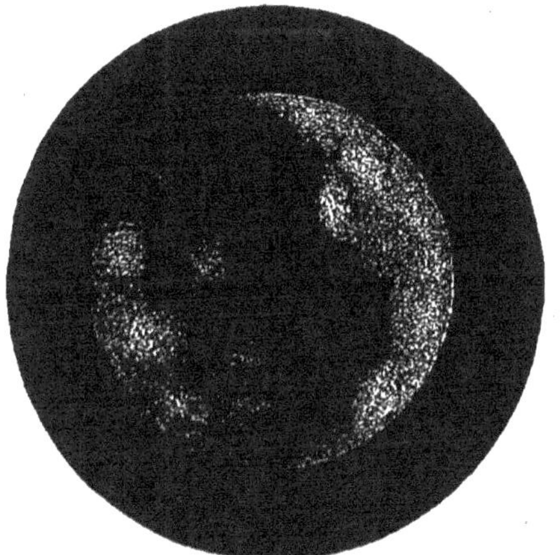

Fig. 1.

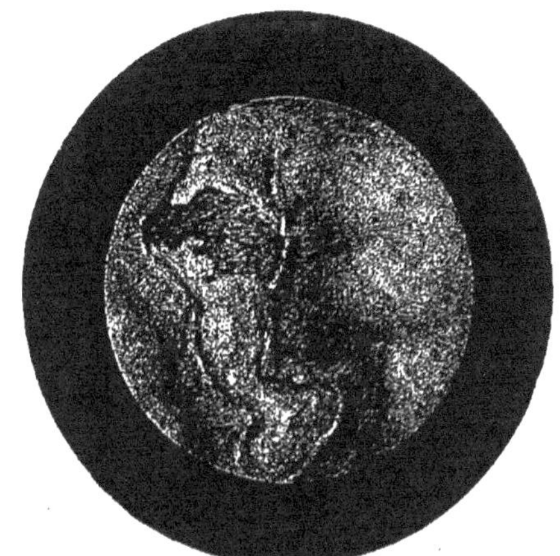

Fig. 2.

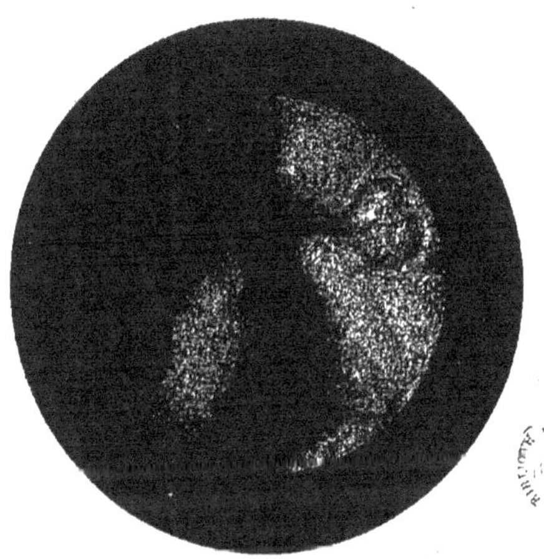

Fig. 3.

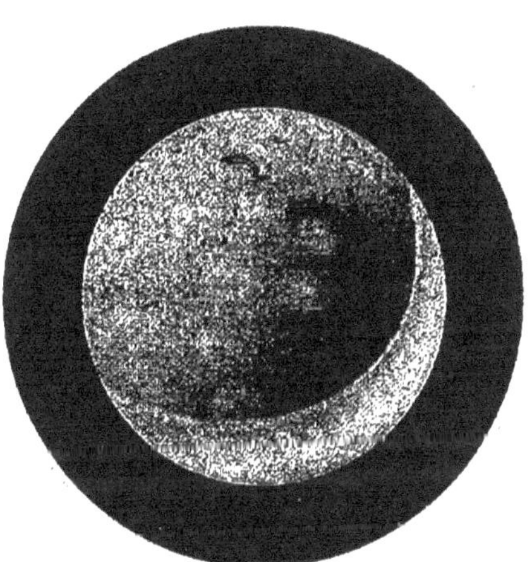

Fig. 4.

MASSON ET Cie, ÉDITEURS.

ment; il ne me fut pas possible de pénétrer au delà du onzième centimètre, à cause de la douleur qu'éprouvait le malade.

Dysenterie à Lamblia. — Le *Lamblia intestinalis* paraît capable de provoquer à lui seul des lésions de l'intestin, si j'en juge par l'un des cas que j'ai observés, dans lequel les recherches les plus minutieuses ne permirent jamais de découvrir que ce protozoaire. Il s'agissait d'un état chronique avec poussées aiguës, durant depuis près de deux ans déjà, quand je fus appelé à examiner le malade pour la première fois. Le rectoscope ne put dépasser le treizième centimètre à cause de la douleur qu'il provoquait; à partir du cinquième centimètre, au-dessus de l'anus, la muqueuse était parsemée de légères érosions et recouverte de pus; la valvule sacrée et la valvule coccygienne étaient comme rongées et échancrées par des ulcérations profondes, recouvertes également de pus; les lésions étaient encadrées par une muqueuse d'un rouge vif (voir pl. VI, fig. 4).

Colites dysentériformes. — Parmi les colites décrites sous cette dénomination, il y a certainement des cas de dysenteries amibienne ou bacillaire qui n'ont pu être reconnus, mais tous les auteurs sont d'accord pour admettre qu'il existe des colites dysentériformes qui sont produites par d'autres agents que ceux précités : bacilles pseudo-dysentériques, paratyphiques, *Balantidium coli*, intoxication mercurielle. Pour l'étude de ces colites, nous renvoyons le lecteur au chapitre des recto-colites graves, page 63.

Les renseignements fournis par le rectoscope ne semblent donc pas, au premier abord, concorder avec ceux que l'on trouve dans les ouvrages classiques. Non seulement je n'ai pas observé les grosses ulcérations décrites dans l'amibiase, mais encore la distinction établie habituellement entre la dysenterie amibienne et les autres types de dysenterie n'a pas été confirmée par mes observations. Dans la dysenterie amibienne, il est admis couramment que les lésions sont surtout profondes, sous-muqueuses; les ulcérations consécutives à des abcès ou à des escarres sont décrites comme taillées à l'emporte-pièce, faisant saillie dans la lumière intestinale, avec des bords décollés, au fond sanieux et purulent. Dans la forme bacillaire et les colites dysentériformes, les lésions seraient au contraire plus superficielles et consisteraient surtout en exulcérations à bords irréguliers, légèrement soulevés. La dysenterie amibienne entraînerait une réaction scléreuse des couches profondes; la dysenterie bacillaire et les colites dysentériformes auraient un retentissement inflammatoire plus marqué sur la muqueuse que sur les parois intestinales.

La contradiction que je relève entre les descriptions des auteurs et mes constatations peut n'être qu'apparente, si l'on veut bien tenir compte que, d'une part, mes examens rectoscopiques ont été surtout pratiqués sur des malades atteints de lésions légères ou moyennes, suivies pour la plupart de guérison ou d'un passage à l'état chronique, et que, d'autre part, les descrip-

PLANCHE X

Ulcérations rectales.

Fig. 1.

Recto-colite ulcéreuse : ulcérations de taille et profondeur exceptionnelles.
Ulcerative colitis : ulcers exceptionnaly large and deep.
Retto-colite ulcerosa : ulcerazioni di misura e profondità eccezionali.
Proctosigmoïditis ulcerosa mit ausserordentlich grossen und tiefen Geschwüren.
Recto-colitis ulcerosa : ulceraciones de tamaño y profundida ᷒excepcionales.
Recto-colite ulcerosa : ulcerações de tamanho e profundidade excepcionaes.

Fig. 2 et 3.

Ulcération rectale (7 cm. et 8 cm.) d'origine inconnue.
Rectal ulcer (7 cm. and 8 cm.) of unknown origin.
Ulcera rettale (7 cm. et 8 cm.), d'origine sconosciuta.
Rectales Geschwür (7 cm. und 8 cm.) unbekannten Ursprunges.
Ulceracion del recto (7 cm. e 8 cm.) de origen desconocido.
Ulceração rectal (7 cm. e 8 cm.) de origem desconhecida.

Fig. 4.

Ulcération traumatique du rectum accompagnée d'une perforation (8 cm.) (introduction d'un manche à balai).
Traumatic ulceration and perforation of the rectum (8 cm.) produced by the introduction of a broom stick.
Ulcera traumatica del retto accompagnata da perforaziona (8 cm.) (introduzione di un manico da scopa).
Traumatische Ulzeration und Perforation des Rectum (8 cm.) durch eingeführten Besenstiel.
Ulceracion traumática del recto seguida, de una perforación (8 cm.). Introducción del palo de la escoba.
Ulceração traumatica do recto acompanhada d'uma perforação (8 cm.) (introdução d'um cabo de vassoura).

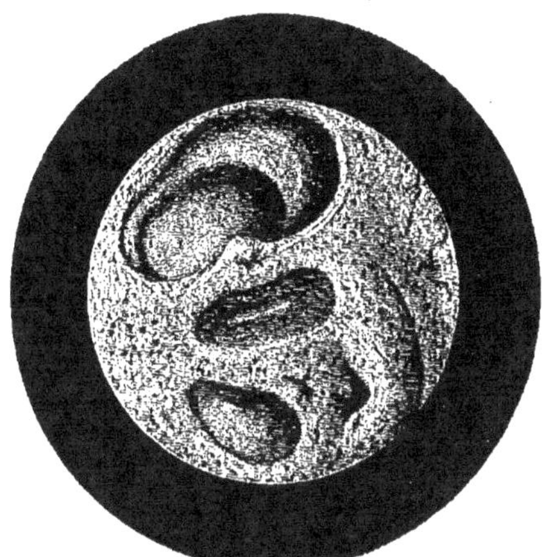

Fig. 1.

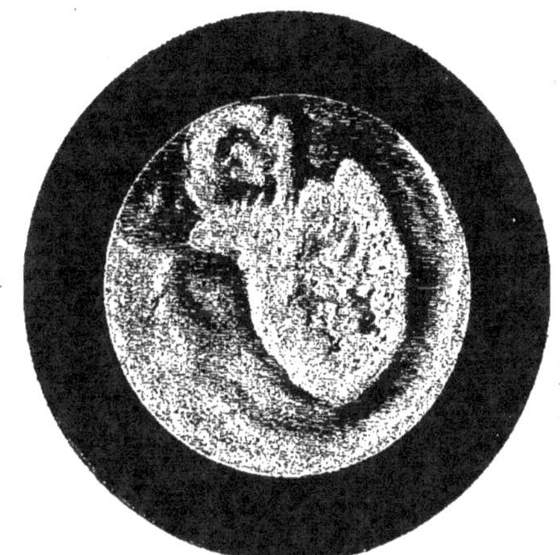

Fig. 2.

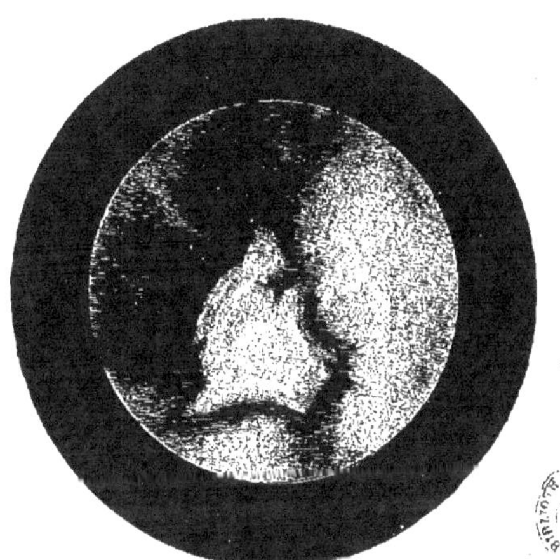

Fig. 3.

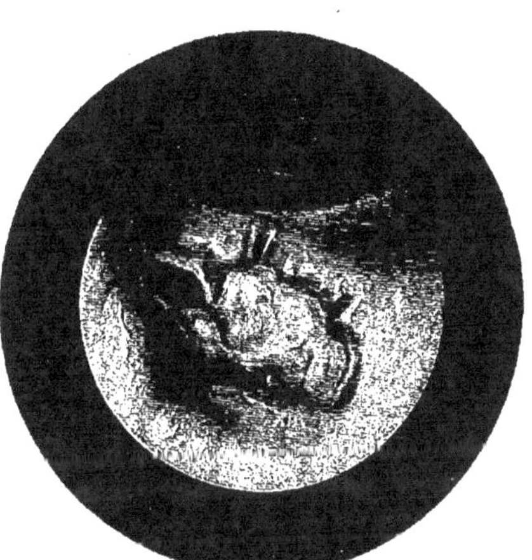

Fig. 4.

MASSON ET Cie, ÉDITEURS.

tions des classiques reposent généralement sur des constatations nécropsiques, relatives à des lésions parvenues à leur maximum d'intensité et ayant entraîné la mort des malades, lésions d'ailleurs modifiées par l'altération cadavérique des tissus. Ajoutons à cela que la dysenterie amibienne est souvent compliquée d'une infection secondaire, due à des bacilles dysentériques ou autres, qui lui a fait perdre ses caractères primitifs.

Dans la pratique, la rectoscopie peut fournir chez les dysentériques des indications utiles *avant* comme *après* l'examen des selles, celui-ci fût-il positif ou négatif.

Avant l'examen des selles, le rectoscope permet d'éliminer presque séance tenante toutes les affections simulant la dysenterie, telles que le cancer, la polypose, les hémorroïdes, la tuberculose.

Lorsque l'examen des selles ne révèle que des lésions d'inflammation catarrhale simple, on n'est pas en droit — ainsi que nous l'avons vu plus haut — d'écarter le diagnostic de dysenterie, puisque des lésions coliques peuvent se trouver hors de la portée de l'instrument. Par contre, lorsqu'*on se trouve en présence de lésions hémorragiques, érosives ou ulcéreuses, à fausses membranes*, on peut affirmer la dysenterie ou un état dysentériforme. On comprend alors toute la valeur de l'examen rectoscopique dans les formes larvées (forme hémorragique, diarrhéique, dyspeptique, etc.) et lorsque la dysenterie survient à l'état sporadique dans les milieux civils (1). Il met sur la voie du diagnostic, alors que sans lui rien ne ferait songer à la dysenterie.

Lorsque l'examen des selles est positif et qu'il s'agit, par exemple, d'une dysenterie amibienne, la rectoscopie montre l'intensité des lésions, elle permet de suivre leur évolution, de formuler un pronostic et de contrôler l'effet du traitement.

Lorsque l'examen des selles est négatif, le rectoscope sert à faire des prélèvements sur les lésions elles-mêmes, ce qui permet de découvrir plus sûrement l'agent pathogène qui aurait échappé à un examen microscopique des selles.

En examinant systématiquement au rectoscope tous les sujets présentant un état dysentériforme de cause inconnue, on évite de commettre de fâcheuses erreurs, de considérer notamment comme simulateurs des militaires présentant de grosses lésions recto-coliques sans amibes ni bacilles (deux cas personnels), ou encore de soigner pour la dysenterie, des malades atteints de cancer, ainsi que nous l'avons vu cinq fois en un an (deux officiers et trois soldats). Nous avons rencontré aussi l'erreur inverse. Ainsi, un malade, qui nous fut adressé à Lariboisière, avait été considéré comme porteur d'un cancer et fut opéré pour cette

---

(1) Chez un malade, qui nous fut adressé par le professeur Hayem, et qui avait été opéré pour une tuberculose du testicule, survint une diarrhée tenace, rebelle aux traitements classiques, que l'on attribua à la tuberculose. Le rectoscope nous permit de constater que la muqueuse présentait des ulcérations, non pas tuberculeuses, mais bien dysentériques. L'examen microscopique confirma notre diagnostic en révélant la présence d'amibes dans les selles.

PLANCHE XI

Prolapsus. Rectite hypertrophique.

Fig. 1.

Recto-colite ulcéreuse : ulcération en voie de réparation (10 cm.).
Ulcerative procto-colitis in the healing stage (at 10 cm.).
Retto-colite ulcerosa ; ulcerazion in viâ di guarigione (10 cm.).
*Proctosigmoïditis ulcerosa : das Geschwür zeigt Tendenz zur Heilung
   (10 cm. über d. A.).*
Recto-colitis ulcerosa : ulceracion en via de reparacion (à 10 cm. del ano).
Recto-colite ulcerosa : ulceração em via de cicatrisação (a 10 cm.).

Fig. 2.

Prolapsus intestinal (entrée de l'S iliaque).
Prolapse of the sigmoid flexure in the rectum.
Prolasso intestinale (entrata dell' S iliaca).
Schleimhaut-Prolaps des Flexureinganges.
Prolapsus intestinal (entrada de la S iliaca).
Prolapso intestinal (entrada do S iliaco).

Fig. 3-4.

Rectite hypertrophique proliférante sans rétrécissement rectal
Proliferating proctitis without rectal stricture.
Rectite ipertrofica proliferante senza restringimento rettale.
Hyperplatische Proktitis ohne Stenose.
Rectitis hipertrofica con proliferación sin estrechez del recto.
Rectite hypertrófica proliferante sem retraimento rectal.

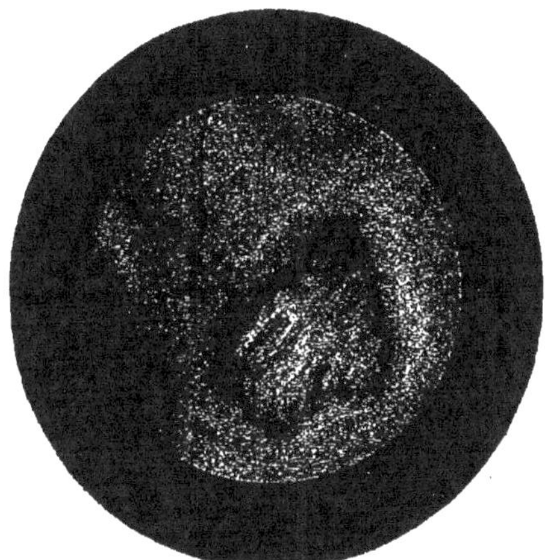

FIG. 1.

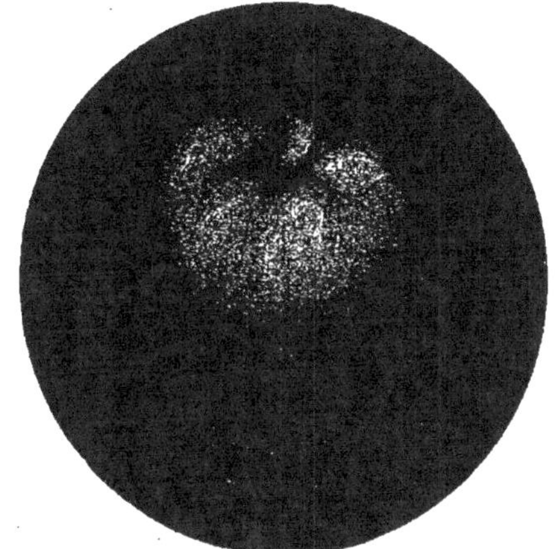

FIG. 2.

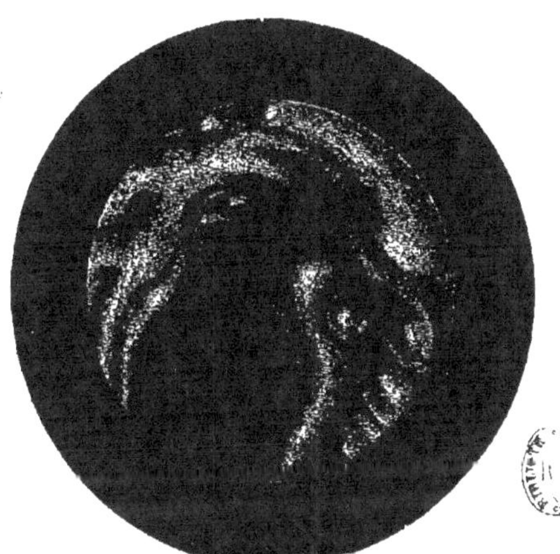

FIG. 3.

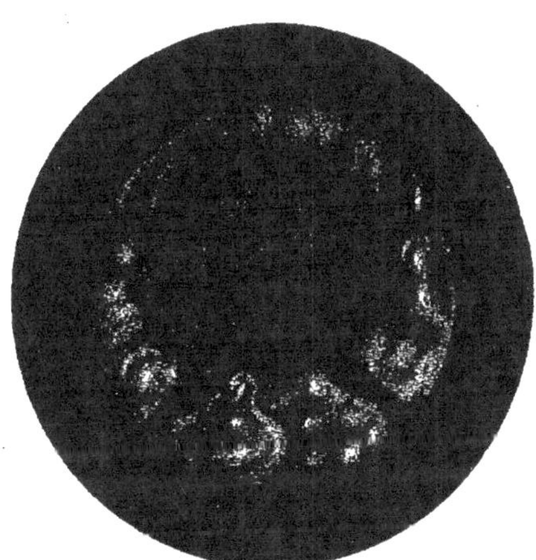

FIG. 4.

MASSON ET Cie, ÉDITEURS.

affection par un de nos maîtres les plus consciencieux et les plus éminents. Il eût suffi de pratiquer une rectoscopie pour constater que cet homme n'était qu'un dysentérique. J'ai commis chez un confrère une erreur inverse lors de mes premiers examens rectoscopiques : j'ai pris les lésions endoscopiques d'une dysenterie pour un cancer. Un chirurgien, appelé, pratiqua un anus artificiel et, ayant constaté que l'anse sigmoïde était profondément infiltrée, confirma mon diagnostic. Un an après l'opération, le malade fit examiner ses selles où l'on trouva des amibes en abondance.

En résumé, la rectoscopie rend des services incontestables dans le diagnostic des dysenteries et mérite une meilleure place que celle qui lui est accordée actuellement ; cet examen est simple, généralement non douloureux, et susceptible d'*orienter* rapidement l'observateur chaque fois que les recherches de laboratoire demeurent infructueuses.

RECTITES ET RECTO-COLITES SPÉCIFIQUES

I. — SYPHILIS

Je n'ai jamais vu, au niveau du rectum ou de l'S iliaque, des gommes ou des ulcérations indubitablement syphilitiques ; par contre, le rectoscope m'a montré plusieurs fois des lésions d'apparence banale qui furent guéries par le traitement antisyphilitique, les malades étant syphilitiques et la réaction de Wassermann positive.

Deux fois, il s'agissait de malades présentant une rectite ulcéreuse sans caractères spéciaux ; un troisième cas concernait une rectite bourgeonnante.

Cette dernière observation concerne une dame de quarante ans, souffrant depuis plusieurs années d'une diarrhée intense avec selles sanglantes. A partir du huitième centimètre au-dessus de l'anus, toute la circonférence du rectum est occupée par des masses végétantes, saignant au moindre attouchement. La biopsie permet d'éliminer le cancer et la tuberculose. Le Wassermann est positif et le traitement spécifique amène rapidement la disparition des lésions.

La figure 3 de la planche XII représente un quatrième cas où des lésions bourgeonnantes situées à 6 centimètres au-dessus de l'anus, sur la paroi antérieure du rectum, ont rapidement disparu sous l'influence du traitement mercuriel.

Delbet et Bréchot ont rapporté une observation analogue.

J'observe en ce moment une dame de 60 ans, syphilitique, tabétique avérée (ptose, abolition des réflexes patellaires et pupillaires, troubles vésicaux, légère ataxie), qui présente sur la paroi antérieure du canal anal, à environ 3 centimètres au dessus des sphincters, un véritable ulcère rond (voir pl. XII, fig. 4). Je ne saurais dire s'il s'agit d'une gomme cicatrisée ou d'une lésion trophique, sorte de mal perforant. On peut rapprocher de cette observation le cas de perforation du rectum chez un tabétique publié par MM. P. Pagniez et F. Coste.

PLANCHE XII

Tuberculose. Syphilis.

Fig. 1.

Ulcérations tuberculeuses du rectum (12 cm. au-dessus de l'anus).
Tuberculous ulcerations of the rectum. Vegetating proctitis (12 cm. above
the anus).
Ulcerazioni tuberculose del retto (12 cm. al di sopro del l'ano).
Tuberculose Ulzerationen des Rectum (12 cm. über d. A.).
Ulceraciones tuberculosas del recto (à 12 cm. del ano).
Ulceraçoes tuberculosas do recto (12 cm. acima do anus).

Fig. 2.

Tuberculose verruqueuse du rectum (8 cm.).
Tuberculous ulcer of the rectum (8 cm.).
Tuberculosi verrucosa del retto (8 cm.).
Verrükose Tuberkulose des Rectum (8 cm.).
Tuberculosis verrucosa del recto (8 cm.).
Tuberculose verrucosa do recto (8 cm.).

Fig. 3.

Petite tumeur ulcéro-végétante simulant un cancer et ayant disparu par
le traitement antisyphilitique (à 6 cm. au-dessus de l'anus).
Small ulcerated tumour ressembling a cancer and having disappeared
by the anti-syphilitic treatment (at 6 cm. above the anus).
Piccolo tumore ulcero-vegetante simulante un cancro e che è scoparso
con la cura anti-sifilitica (à 6 cm. di sopra l'ano).
Kleine ulzerierte Geschwulst die für einen Carcinom genommen wurde
und nach spezifischer Behandlung verschwand (6 cm. über d. A.).
Pequeno tumor ulcero-vegetante simulando un cancer. Desaparecido con
el tratamiento antisifilitico (à 6 cm. del ano).
Pequeno tumor ulcero-vegetante simulando un cancro e tendo desappa-
recido com o tratamento ante-syphilitico (6 cm. acima do anus).

Fig. 4.

Ulcère de la paroi antérieure du canal anal (probablement gomme cica-
trisée) chez une femme syphilitique et tabétique.
Ulcer of the anterior wall of the anal canal (probably a healed gumma)
in a woman suffering from syphilis and locomotor ataxia.
Ulcera della parete anteriore del canale anale (probabilmente gomma
cicatrizzata) in una donna sifilitica e tabetica.
Geschwür der Vorderwand der Pars sphincterica (wahrscheinlich geheittes
Gumma) bei einer syphilitischen und tabetischen Frau.
Ulcera de la pared anterior del ano (probablemente goma cicatrizada)
en mujer sifilitica y tabética.
Ulcera da pareda anterior do canal anal (provavelmente goma cicatrisada)
n'uma mulher sifilitica e tabetica.

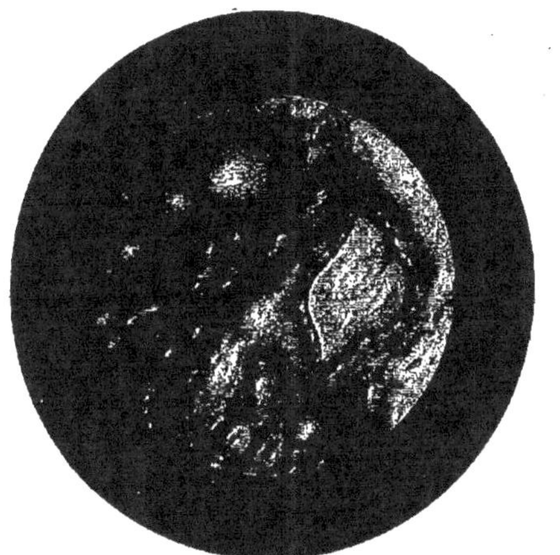

Fig. 1.

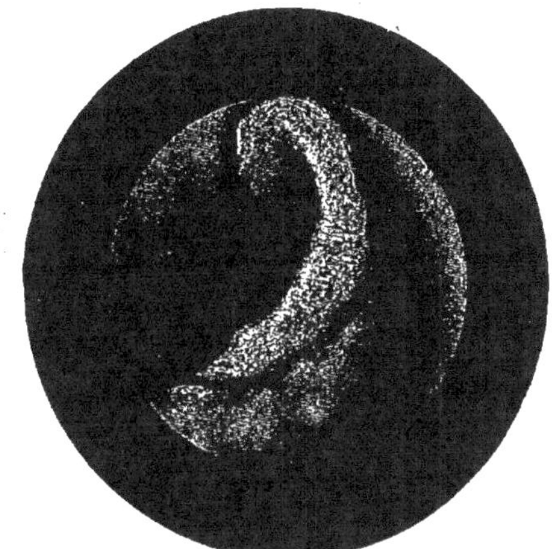

Fig. 2.

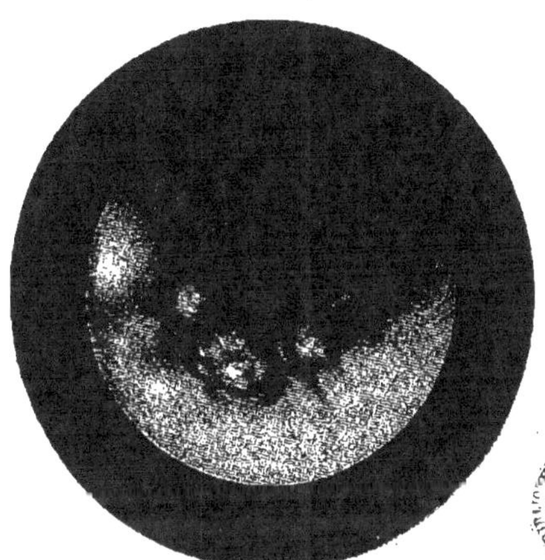

Fig. 3.

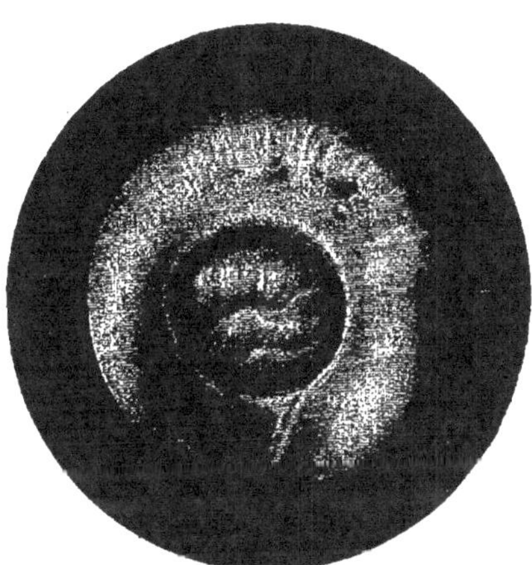

Fig. 4.

MASSON ET Cie, ÉDITEURS.

II. — CHANCRELLE

Les ulcérations produites par les chancres mous, généralement localisés à l'anus, peuvent envahir le canal anal et même le rectum. Elles sont taillées à pic et ont peu de tendance à la guérison spontanée. L'anuscope est utile pour découvrir la lésion, voir son étendue, et faciliter les applications thérapeutiques (fulguration, électro-coagulation). L'examen du canal anal est généralement douloureux, et il est bon de n'introduire l'instrument qu'après cocaïnisation. Les figures 1 et 2 de

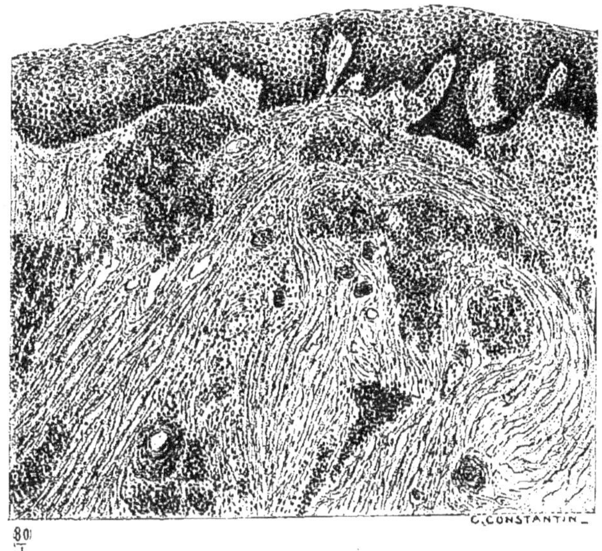

Fig. 52. — Biopsie d'une végétation de chancre mou (même sujet que fig. 1 et 2 de la pl. V). La masse de la végétation est constituée par un tissu conjonctif ferme contenant des cellules mononucléées confluentes en plaques.

la pl. V reproduisent l'aspect d'une ulcération chancrelleuse du canal anal observée avec M. André Cain chez un malade de mon service. Les figures 52 et 53 représentent la coupe histologique d'un fragment prélevé par biopsie.

III. — TUBERCULOSE

Pour voir des lésions tuberculeuses du rectum, il faut examiner de parti pris un grand nombre de tuberculeux (tuberculose pulmonaire et uro-génitale), car

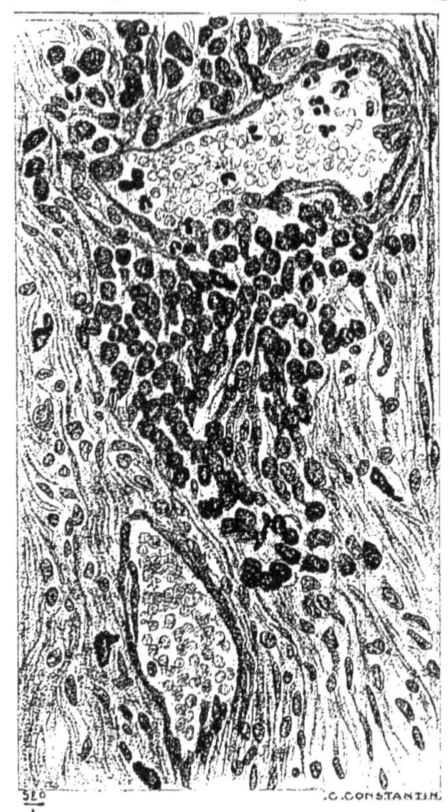

Fig. 53. — Biopsie d'une végétation de chancre mou :
un point de la coupe représentée figure 52, vu à un fort grossissement.

souvent, les troubles rectaux passent inaperçus, noyés dans l'ensemble des symptômes présentés par les malades.

Je ne possède, à vrai dire, que deux observations de tuberculose qui méritent d'être rapportées (fig. 54, 55, et pl. XII, fig. 1 et 2) :

Obs. I. — Mme S..., trente-huit ans, entre à l'hôpital Lariboisière avec des signes de tuberculose pulmonaire avancée, et présente à l'angle gauche de la mâchoire un abcès froid fistulisé. Depuis trois mois elle souffre de douleurs dans le ventre, d'une diarrhée

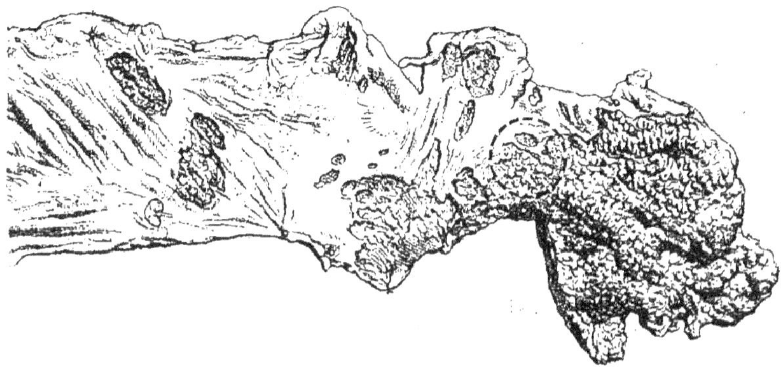

Fig. 54. — Tuberculose recto-sigmoïdienne. La figure 55 représente
la partie entourée d'un cercle vue à la loupe.

tenace (jusqu'à vingt selles par jour) avec glaires sanguinolentes, ténesme et épreintes. A l'examen du périnée, on trouve trois fistules péri-anales. Le toucher ne fournit aucun renseignement. Le rectoscope pénètre facilement jusqu'à 12 centimètres ; à cette distance, l'instrument est arrêté ; on sent une induration de la paroi et l'on voit une ulcération irrégulière du volume d'une pièce d'un franc, à bords violacés et décollés, dont le fond est recouvert de pus ; cette ulcération est de toutes parts entourée d'une série de productions polypeuses rouge foncé, sessiles ou pédiculées, dont plusieurs atteignent le volume d'un petit pois ; elles sont molles au toucher et, n'était la consistance, on pourrait se demander s'il ne s'agit pas d'un néoplasme. L'examen de l'S iliaque est difficile, mais cependant on perçoit à distance de grandes ulcérations dont le fond est également recouvert de pus. La muqueuse environnante est lisse.

La recherche d'amibes dans les selles, répétée plusieurs fois, a toujours été négative.

L'examen radiologique montre une image analogue à celle observée dans la dysenterie grave.

La malade meurt deux mois après

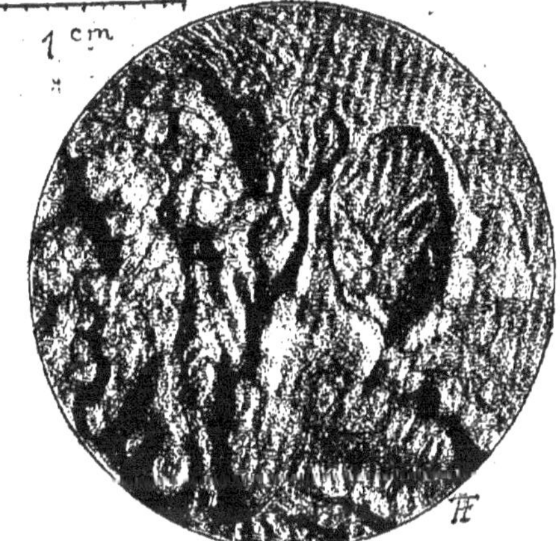

Fig. 55. — Ulcérations tuberculeuses du rectum. Rectite
bourgeonnante.

son entrée à l'hôpital. A l'autopsie on trouve une infiltration tuberculeuse étendue des deux poumons. Le rectum est transformé en un tuyau rigide ; lorsqu'on ouvre l'intestin, on remarque que toute la surface interne du rectum est recouverte de nombreux plis et de végétations de différents volumes, au milieu desquelles on distingue quantité de petites ulcérations de forme elliptique et à grand axe transversal ; à la partie supérieure du rectum, se trouve une grosse ulcération mesurant 4 centimètres et demi sur 3 centimètres (1).

Obs. II. — Mme R., 40 ans, est soignée dans mon service à l'hôpital Saint-Antoine pour tuberculose pulmonaire. Bien que les lésions soient accentuées, surtout au sommet gauche, et qu'il y ait des bacilles dans les crachats, l'état général de la malade est bon, la température vespérale ne dépasse pas 38°. Comme la malade est très constipée et se plaint d'une sensation de gêne rectale, on pratique une rectoscopie : à 6 centimètres au-dessus de l'anus, sur la face inférieure d'une valve, se trouve une vaste ulcération de forme semi-lunaire, de couleur jaunâtre ; la surface de l'ulcération ne saigne pas ; elle est dure et comme couverte de petites écailles qui « grincent » au contact du rectoscope et rappelle l'aspect de la tuberculose verruqueuse. Deux biopsies n'ont pas permis de découvrir des bacilles de Koch dans les lésions dont la nature tuberculeuse est cependant très probable.

La malade reste 3 mois à l'hôpital : les divers traitements locaux, le traitement anti-syphilitique ne modifient en rien l'aspect de la lésion.

Fistules. — La recherche de l'orifice interne d'une fistule aboutissant au rectum ou au segment adjacent du côlon terminal n'est pas toujours aisée, cet orifice étant souvent caché par des plis ou se trouvant dans une partie de l'intestin déviée par des adhérences et inaccessible à l'instrument. Sans en distinguer l'orifice d'une façon nette, on peut soupçonner l'existence d'une fistule quand on voit sourdre du pus toujours au même point. On peut aussi rechercher cet orifice, à l'aide du rectoscope, après avoir injecté un liquide coloré dans le trajet fistuleux. J'ai parfois réussi à faire pénétrer un stylet dans l'orifice interne de la fistule.

IV. — AFFECTIONS DIVERSES

Dans la *maladie d'Addison*, on peut observer au niveau de la muqueuse rectale les mêmes taches qu'au niveau de la bouche. Il ne faudrait pas confondre avec les taches addisoniennes celles signalées par Strauss, Pick, Heuschen und Bergstrand, Niklas dans la *mélanose du gros intestin*. Cette affection, exceptionnelle d'ailleurs, ne peut être reconnue que par l'endoscopie. Strauss reproduit l'aspect d'un cas de mélanose rectale vue au rectoscope. Il s'agissait d'un homme de 40 ans, ancien syphilitique, souffrant de constipation habituelle depuis 12 ans, qui ne se plaignait que de pesanteurs abdominales après les repas.

Comme autres affections à signaler l'actinomycose dont je ne connais pas de comptes rendus endoscopiques et l'herpès du rectum (Tuchendler, cité par Strauss).

J'ai observé avec mon interne, Jean Rachet, une affection curieuse que l'on pourrait appeler *psorentérie rectale :*

Mme C., 29 ans, souffre depuis quatre ans d'alternatives de constipation et de diarrhée. Il y a un mois et demi, à ces troubles sont venus s'ajouter de faux besoins et une sensation

---

(1) Le professeur Quénu m'a montré des coupes d'un cas de tuberculose de l'ampoule rectale, caractérisé par une tumeur plate qui fut prise pour un cancer par deux chirurgiens des plus distingués et enlevée comme tel.

de corps étranger. Les selles sont tantôt liquides, tantôt solides et rubanées. Il y a des glaires, mais jamais de sang. A la rectoscopie, on trouve, de 6 à 15 centimètres au-dessus de l'anus, une muqueuse recto-sigmoïdienne d'apparence saine, mais parsemée de petites saillies du volume d'une grosse tête d'épingle rappelant l'aspect de l'hydroa. Il semble qu'il s'agisse de glandes hypertrophiées ou de follicules clos soulevant la muqueuse.

STÉNOSES RECTO-COLIQUES

Les sténoses recto-coliques non cancéreuses ne s'accompagnent pas toujours de symptômes d'obstruction lente, comme on pourrait le supposer tout d'abord. Il en est qui se traduisent par des symptômes d'occlusion intestinale aiguë ou même par de la diarrhée chronique; d'autres, par contre, ne déterminent que des symptômes vagues n'attirant nullement l'attention sur l'intestin.

Lorsque les sténoses ne peuvent être atteintes par le toucher digital, c'est-à-dire lorsqu'elles siègent dans la partie supérieure du rectum ou dans l'S iliaque, l'emploi du sigmoïdoscope est naturellement d'une grande utilité pour les découvrir. Avant l'endoscopie, on ne disposait pour la recherche de ces rétrécissements que de l'exploration par les sondes, laquelle comporte de nombreuses causes d'erreur (Quénu et Hartmann) : engagement de la sonde dans un pli de la muqueuse, arrêt contre le promontoire ou contre des matières fécales dures. Avec M. Enriquez, j'ai vu un malade qui, pendant de longues années, avait été dilaté pour un rétrécissement haut situé, et chez lequel l'examen rectoscopique révéla un intestin absolument sain jusqu'à 30 centimètres; l'erreur était probablement due à un certain degré de prolapsus de la muqueuse.

Beaucoup de sténoses du rectum siègent à quelques centimètres au-dessus de l'anus et sont *accessibles au doigt* (fig. 56). Le rectoscope est donc superflu pour reconnaître leur existence, mais il ne l'est pas pour déterminer la nature du rétrécissement, son siège, ses dimensions exactes et surtout l'état de la muqueuse au-dessus du rétrécissement. Comme dans tous les organes rétrécis, la région sus-jacente au rétrécissement est ici le siège de phénomènes inflammatoires et présente souvent des ulcérations dont il faut connaître l'importance avant d'instituer un traitement. L'examen de cette région est toujours délicat; pour le pratiquer, on se servira d'un rectoscope de petit calibre. L'exploration endoscopique doit toujours être faite avec la plus grande prudence si l'on veut éviter des accidents comme il en arrive quelquefois avec de simples sondes conduites à l'aveugle.

En général, les sténoses non cancéreuses se distinguent aisément des *tumeurs malignes* : elles sont circulaires et ont une lumière centrale, alors que dans le cancer la lumière de l'intestin est poussée sur l'un des côtés parce que la

tumeur se développe plus sur une paroi que sur l'autre; les bords du cancer
sont durs, ils saignent et font un relief brusque sur une muqueuse saine ou
presque saine, tandis que dans les sténoses bénignes l'intestin se rétrécit pro-

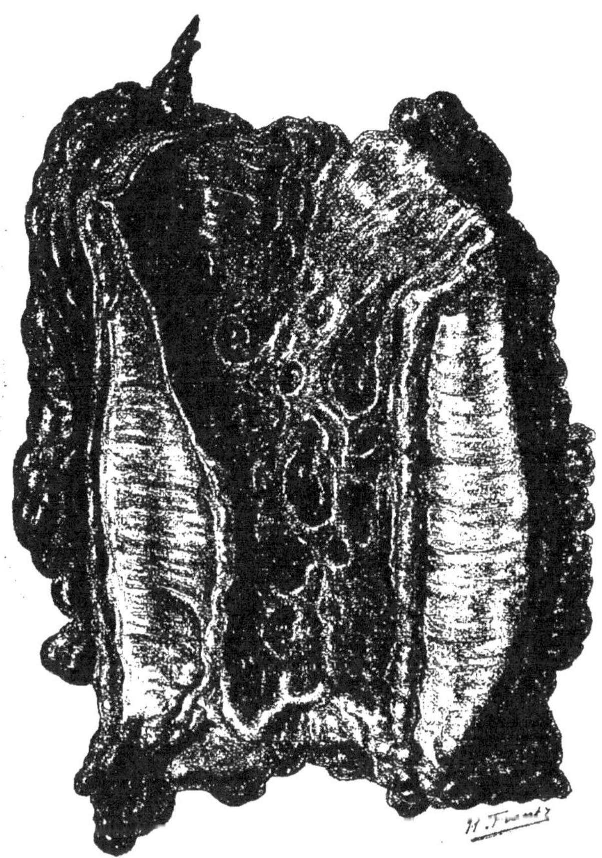

Fig. 56. — Rétrécissement inflammatoire du rectum (pièce opératoire). (Dessin dû à l'obligeance du
docteur Savignac.) On remarque les ulcérations de la muqueuse et l'hypertrophie des couches sous-
muqueuses.

gressivement et la muqueuse est enflammée sur une grande étendue au-dessus
et au-dessous du rétrécissement. La confusion est toutefois possible dans le
cancer en virole, non ulcéré, et bas situé. Dans ce cas, le toucher donne les
renseignements les plus utiles et le rôle du rectoscope se borne à faciliter la

biopsie, qui tranchera le diagnostic (fig. 57). N'oublions pas que l'on a vu un cancer se greffer sur un rétrécissement (Hartmann, Mandl).

Nous avons vu fréquemment les débutants conclure à l'existence d'un rétrécissement, là où il n'y avait qu'une *coudure* ou un *changement de direction* normal de l'intestin, voire même un spasme. C'est en général vers 12 à 14 centimètres de l'anus que l'on est exposé à commettre pareille erreur, en raison

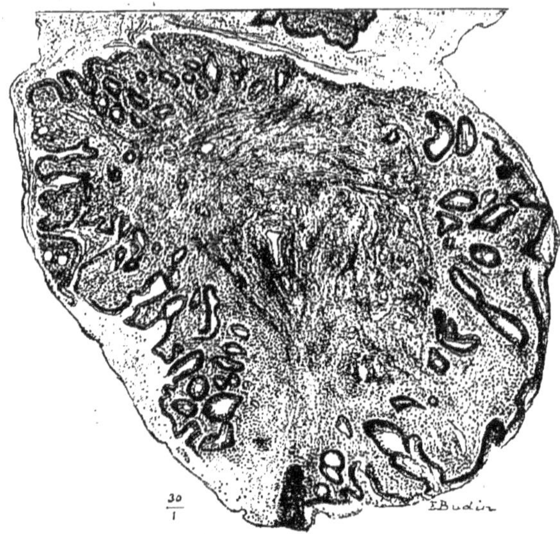

Fig. 57. — Biopsie d'une végétation d'une rectite sténosante. La partie centrale est constituée par des trousseaux fibreux. L'infiltration cellulaire est discrète à ce niveau et localisée autour des capillaires. Le revêtement est irrégulier. Les glandes sont tantôt atrophiées, tantôt en réaction adénomateuse.

de la difficulté que l'on éprouve à découvrir l'entrée de l'S iliaque et surtout à y engager le rectoscope. Le caractère essentiel des spasmes est d'être passager (voir pl. XV, fig. 1 et 2): quand on attend suffisamment, on voit le spasme céder spontanément, mais on peut aussi le faire disparaître, soit par une insufflation légère, soit en touchant la paroi intestinale avec un tampon d'ouate imbibé d'huile. La différence entre un spasme et une valvule normale est facile à établir : le bord de la valvule est mince, nettement tranché et non limité par un gros bourrelet comme celui de la sténose spasmodique.

On a surtout tendance à admettre l'existence d'un rétrécissement quand on voit du pus s'écouler du segment situé au-dessus de la région atteinte par le rectoscope; on estime que ce pus provient d'une ulcération située au-dessus du rétrécissement, alors qu'il peut fort bien résulter — comme dans la sigmoïdite non accompagnée de sténose — d'une simple inflammation de la muqueuse.

C'est en pareil cas que l'examen aux rayons X montre sa supériorité : il indique si les segments de l'intestin que ne peut explorer le rectoscope présentent ou non une diminution de calibre.

Il est, d'autre part, très important de répéter les examens rectoscopiques chez les malades perdant du pus par l'anus, car les rétrécissements se forment quelquefois rapidement et, en se contentant d'un seul examen, on peut laisser passer inaperçue une sténose en voie de formation. J'observe en ce moment une dame chez laquelle un spécialiste distingué fit le diagnostic de rectite purulente et prescrivit des lavages à plusieurs reprises sans la réexaminer. Quand la malade vint me voir au bout d'une année, son médecin qui l'accompagnait fut fort surpris de constater qu'elle avait un rétrécissement rectal ne laissant passer que la bougie de 15 millimètres.

En se plaçant au point de vue des caractères endoscopiques des rétrécissements, on peut décrire 5 types principaux : 1º le rétrécissement inflammatoire; 2º le rétrécissement congénital; 3º le rétrécissement cicatriciel; 4º le rétrécissement périrectal; 5º le rétrécissement spasmodique.

1º Le *rétrécissement inflammatoire*, encore appelé rétrécissement fibreux, annulaire, cylindrique, syphilitique, syphilome ano-rectal, constitue la presque totalité des rétrécissements du rectum. Le rétrécissement inflammatoire est remarquable par la constance de ses caractères : il est *unique, bas situé* et *tubulaire.*

L'examen rectoscopique confirme et complète les renseignements fournis par le toucher : on se rend parfaitement compte, à la sensation transmise par l'instrument, qu'on est en présence d'un rétrécissement bas situé et en entonnoir. Lorsqu'on l'éclaire, le rétrécissement se présente sous forme d'un tunnel, d'une caverne, d'une grotte.

J'ai vu, comme Fournier, des rétrécissements du *type valvulaire* (occupant une partie de la circonférence) et une fois un rétrécissement du *type linéaire*, si limité qu'il semblait produit par un lien circulaire enserrant l'intestin. *Au niveau* du rétrécissement, les parois du rectum sont rarement lisses, ou elles ne le sont que sur une petite étendue; le plus souvent elles sont grenues, à grains plus ou moins gros, irrégulières avec des parties rouge vif, et d'autres d'aspect blanchâtre, comme cicatriciel. On y voit des érosions mais rarement de véritables ulcérations. *Au-dessous* du rétrécissement, la muqueuse est granuleuse, enflammée, ulcérée. *Au-dessus* du rétrécissement, il y a généralement plusieurs ulcérations, ou même une véritable recto-colite érosive, envahissant la plus grande partie du sigmoïde comme je l'ai vu encore récemment chez une malade de mon service. Pour franchir l'extrémité supérieure du rétrécissement, il faut avoir recours à un rectoscope de petit calibre.

Il est classique de dire que le rétrécissement syphilitique ne se présente jamais sous la forme d'un diaphragme. Ceci est vrai si l'on se base sur la sensation éprouvée au toucher, mais cesse d'être exact à la rectoscopie, car, si les tissus malades ne sont pas très indurés, ils peuvent se laisser repousser et tendre par le rectoscope, de sorte que le rétrécissement présente alors l'aspect d'un

7

PLANCHE XIII

Rétrécissements du rectum.

Fig. 1.

Rétrécissement inflammatoire du rectum chez un syphilitique (à 5 cm.).
Inflammatory stricture of the rectum in a syphilitic patient (at 5 cm.).
Restringimento infiammatorio del retto in un sifilitico (a 5 cm.).
Entzündliche Stenose des Rectum bei einem syphilitischen Manne
(5 cm. über d. A.).
Estrechez inflamatoria do recto en un sifilitico (à 5 cm. del ano).
Estreitemento inflammatorio do recto n'um syphilitico (à 5 cm.).

Fig. 2.

Rétrécissement dit syphilitique à 7 cm.
Inflammatory stricture of the rectum in a syphilitic patient at 7 cm.
Restringimento detto sifilitico (a 7 cm.).
Sogenannte syphilitische Stenose des Rectum (7 cm. über d. A.).
Estrechez dicha sifilitica à 7 centimetros del ano.
Estreitamento chamado syphilitico, à 7 cm.

Fig. 3.

Rétrécissement inflammatoire disposé en diaphragme à 5 cm.
Inflammatory stricture of the rectum in the form of a diaphragme at
5 cm.
Restringimento infiammatorio disposto a diafragma à 5 cm.
Entzündliche Stenose des Rectum in Form eines Diaphragmas (5 cm
über d. A.).
Estrechez inflamatoria dispuesta en diafragma a 5 cm.
Estreitamento inflamatorio em forma de diaphragma à 5 cm.

Fig. 4.

Rétrécissement probablement congénital à 5 cm. au-dessus de l'anus.
Stricture of the rectum, probably congenital at 5 cm.
Restringimento probabilmente congenitale, à 5 cm. di sopra l'ano.
Stenose des Rectum wahrscheinlich angeboren (5 cm. über d. A.).
Estrechez probablemente congenita à 5 cm. del ano.
Estreitemento provavelmente congenito a 5 cm. acima do anus.

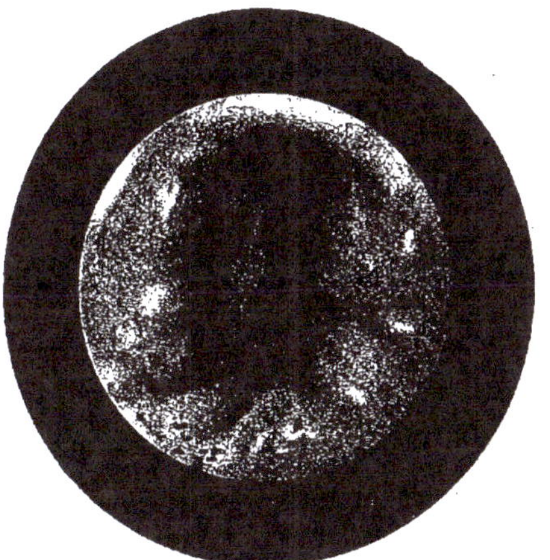

Fig. 1.

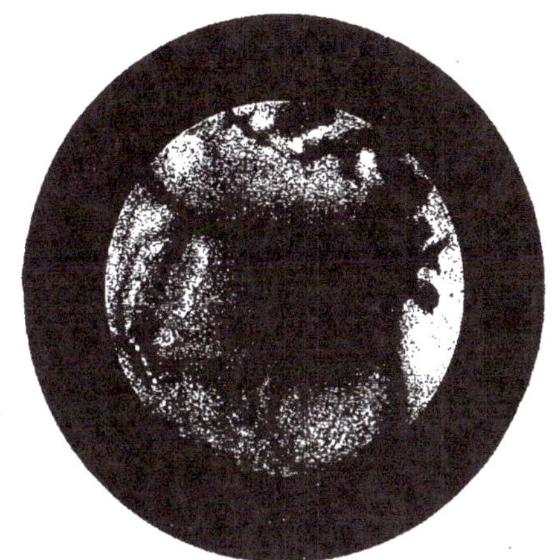

Fig. 2.

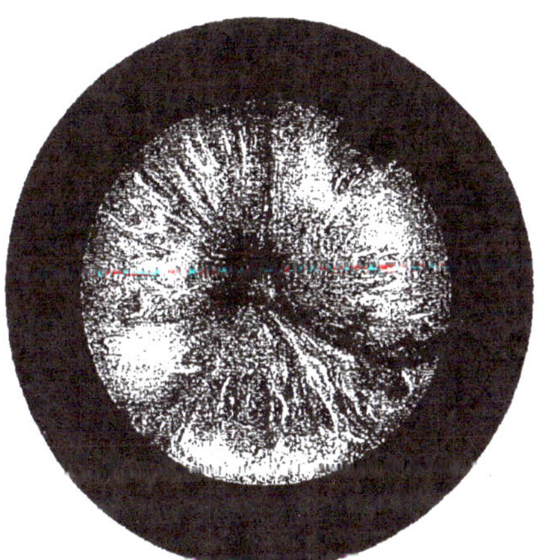

Fig. 3.

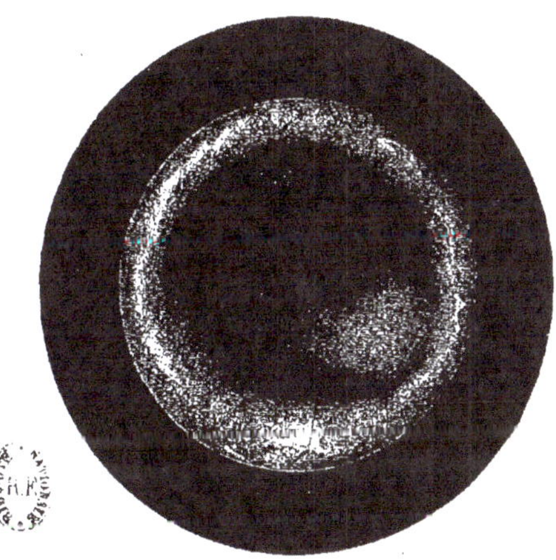

Fig. 4.

diaphragme perforé au centre par un orifice arrondi ou triangulaire (voir pl. XIII, fig. 3) : ce diaphragme est toujours irrégulier, dur, granuleux, et, en somme, ne ressemble en rien aux autres variétés de rétrécissements que nous allons décrire.

Lorsque le rétrécissement n'est pas encore constitué, l'ampoule rectale, dans la position genu-pectorale, ne se dilate pas comme à l'état normal, le rectum est dépourvu de plis souples, la paroi épaissie et rigide prend quelquefois une teinte légèrement blanchâtre, laiteuse, leucoplasique. Le rectoscope permet de diagnostiquer de bonne heure ces rétrécissements *larges* ou *en germe* (pl. XIV, fig. 3 et 4). Il est encore utile dans les cas où le rétrécissement inflammatoire ne correspond pas exactement au type classique : rétrécissements haut situés, très étendus ou doubles. Je possède plusieurs observations de ce genre. Dans l'une d'elles, le rétrécissement commence à 5 centimètres au-dessus de l'anus et se termine à 13 ou 14. Dans deux autres, il commence à 8 ou 10 centimètres au-dessus de l'anus et empiète sur l'S iliaque ; un autre rétrécissement, consécutif à une colite ulcéreuse, débute à 8 centimètres au-dessus de l'anus, envahit tout l'S iliaque et la plus grande partie du descendant. Enfin, dans deux de mes observations, le rétrécissement était double : chez un homme de 27 ans l'on trouva à l'opération, à 7 ou 8 centimètres au-dessus de l'anus, un premier rétrécissement du type classique (pl. XIV, fig. 2), puis à cinq travers de doigt au-dessus, dans l'S iliaque, un second rétrécissement. La seconde observation de rétrécissement double concernait une femme de 36 ans, présentant un premier rétrécissement de tout le canal anal et de la partie inférieure du rectum, et un second vers 14 à 15 centimètres au-dessus de l'anus. Ce fut la rectoscopie qui permit de découvrir le second rétrécissement.

L'endoscopie pas plus que les autres moyens d'investigation n'apporte généralement aucun éclaircissement sur *la cause même* du rétrécissement inflammatoire.

Sourdille a démontré, par l'examen histologique et l'inoculation, que certains rétrécissements du type inflammatoire étaient de nature *tuberculeuse* (fig. 58). Je possède moi-même trois observations où cette origine est la plus vraisemblable. Dans ces deux cas, le rétrécissement siégeait entre 9 et 10 centimètres au-dessus de l'anus (voir pl. XIV, fig. 1). La troisième concerne l'homme de 27 ans atteint d'un double rétrécissement dont je viens de parler (pl. XIV, fig. 2) : au cours de l'opération, pratiquée par le professeur Gosset, on trouva sur l'S iliaque des granulations blanches très discrètes qui donnaient l'impression de granulations bacillaires. Dans l'observation suivante, le diagnostic est hésitant entre la tuberculose et la colite ulcéreuse cryptogénétique.

Cette observation concerne une femme de trente-cinq ans, qui a subi une hystérectomie totale à l'âge de vingt-neuf ans, et qui, peu de temps après cette opération, commence à émettre du pus par l'anus au moment des selles, et surtout en dehors des selles. La recherche des bacilles et l'inoculation du pus, pratiquées par le docteur Dominici, ont été négatives. La rectoscopie montre à 8 ou 9 centimètres un rétrécissement en infundibulum, à parois cartonnées et lisses ou légèrement granuleuses, avec des zones blanchâtres, et qui laisse passer avec peine un instrument de 10 millimètres de diamètre. Le rétrécissement envahit une partie du sigmoïde comme le montre nettement la radiographie. Le pro-

PLANCHE XIV

Rétrécissements du rectum.

Fig. 1.

Rétrécissement probablement tuberculeux à 10 cm.
Stricture of the rectum, probably of tuberculous origin (10 cm.).
Restringimento probabilmente tuberculoso a 10 cm.
*Stenose des Rectum, wahrscheinlich tuberkulöser Natur (10 cm. über
    d. A.).*
Estrechez probablemente tuberculosa à 10 cm. del ano.
Estreitamento provavelmente tuberculoso à 10 cms.

Fig. 2.

*Rétrécissement rectal (à 6 cm.), chez un tuberculeux qui présentait un
    deuxième rétrécissement au niveau de l'S iliaque.*
*Stricture of the rectum (at 6 cm.) in a tuberculous individual presenting
    a stricture in the sigmoid (at 15 cm.).*
*Restringimento rettale (a 6 cm.) in un tuberculoso che presentava un
    restringimento dell' S iliaca (15 cm.).*
*Striktur des Rectum (6 cm.) bei einem tuberkulösen Manne. Eine zweite
    Striktur befand sich im Sigmoideum (15 cm.).*
*Estrechez del recto (a 6 cm.) en un tuberculoso que presentaba una se-
    gunda estrechez al nivel de la S iliaca (15 cm.).*
*Estreitamento rectal (a 6 cm.) n'um tuberculoso que apresentava um
    segundo estreitamento no S iliaco (15 cm.).*

Fig. 3-4.

« Rétrécissement large » du rectum : aspect de tunnel.
Tubular stenosis of the rectum with wide lumen.
Restringimento largo del retto : aspetto di tunnel.
Schlauchförmige Stenose des Rectum mit weiten Lumen.
Estrechez ancha del recto : aspecto de tunel.
Estreitamento largo do recto : aspecto de tunel.

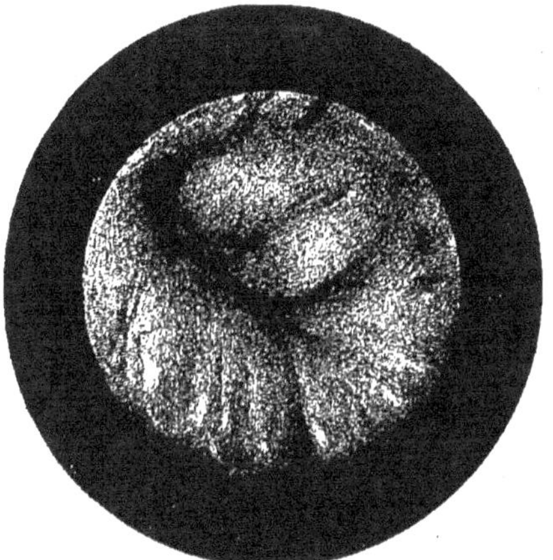

Fig. 1.

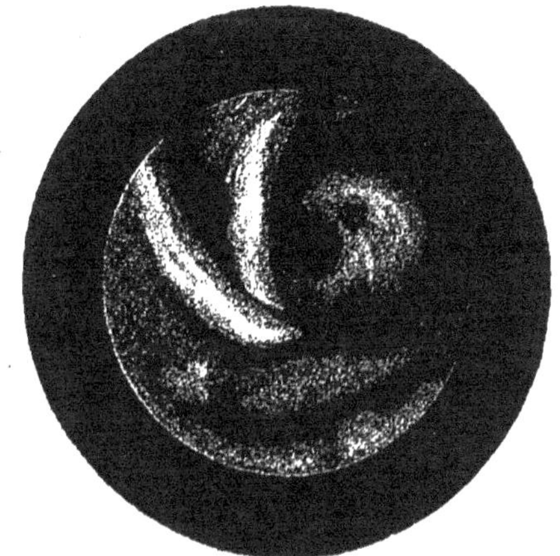

Fig. 2.

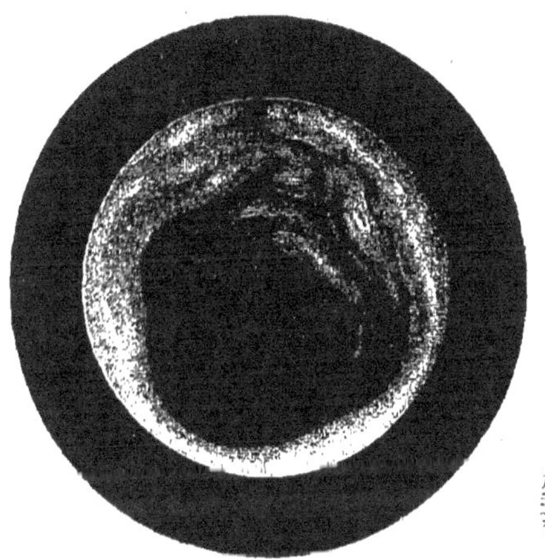

Fig. 3.

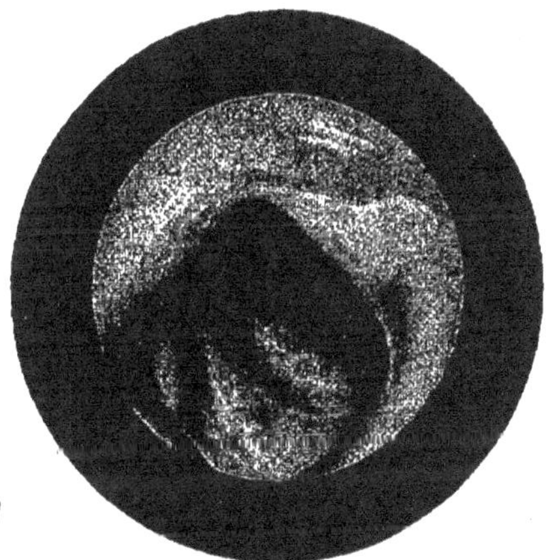

Fig. 4.

MASSON ET Cie, ÉDITEURS.

fesseur Quénu pratique un anus artificiel qui apporte une amélioration notable. Après l'opération, le rétrécissement est devenu franchissable au doigt.

La tuberculose, comme d'autres processus inflammatoires chroniques du rectum ou de l'S iliaque, peut transformer tout un segment d'intestin en un véritable tuyau rigide. Parfois, on parvient, avec un rectoscope de petit calibre,

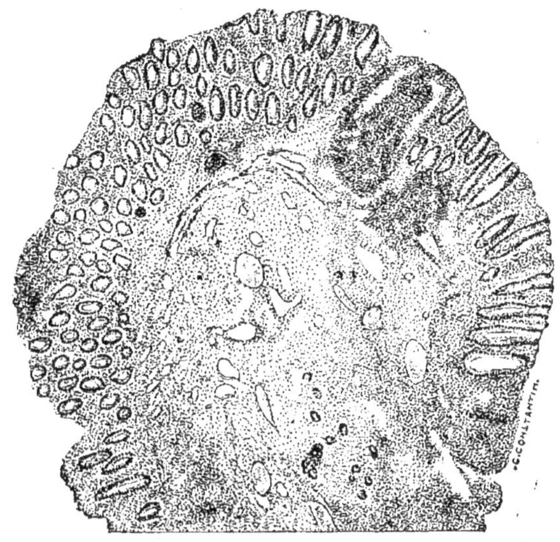

Fig. 58. — Bourrelet d'une ulcération sus-stricturale du rectum de nature tuberculeuse, enlevée par biopsie. On voit dans la sous-muqueuse des cellules épithélioïdes et de nombreuses cellules géantes (R. Bensaude et A. Cain).

à parcourir un canal de cette étroitesse, mais en général les rayons X donnent des renseignements plus précis.

J'ai vu aussi chez des *dysentériques* des rétrécissements bas situés du type inflammatoire. L'une de ces observations concerne un jeune homme de 20 ans que j'ai soigné à partir de l'âge de 16 ans pour une dysenterie amibienne des plus graves. Les premiers signes de rétrécissement se sont montrés trois ans après le début de la maladie. Actuellement (4 ans après le début), il présente un rétrécissement à 6 centimètres de l'anus mesurant environ 4 centimètres de hauteur et admettant la bougie d'Hegar de 15 millimètres (n° 15). La face interne de la muqueuse rectale est recouverte de végétations plus grandes mais moins dures que celles de la rectite hypertrophique classique. A ces observations personnelles, je puis en ajouter plusieurs autres, empruntées à la littérature médicale : un cas de Hartmann, deux cas de Singer, deux cas de Miloslavich, deux cas de

Gant, deux cas de Cripps. Dans toutes ces observations, le rétrécissement siégeait exclusivement au niveau du rectum. En général, le rétrécissement dysentérique siège à la jonction recto-sigmoïdienne ou au niveau du sigmoïde (cas de Strauss, de Ruge, Kummel, Birt et Fischer, Schulte, Anders, cité par Strauss). En somme le rétrécissement dysentérique est rare, mais c'est à tort que Mathews a nié son existence.

2º Les *rétrécissements congénitaux* (voir pl. XIII, fig. 4) n'occasionnent généralement des troubles fonctionnels qu'après l'enfance et l'adolescence, et même, dans quelques cas exceptionnels, vers quarante à cinquante ans. Ils sont situés à environ 3 centimètres au-dessus de l'orifice anal, au point où le trajet sphinctérien s'abouche dans l'ampoule rectale. On cite quelques observations dans lesquelles l'obstacle siégeait à 5, 6 et même 7 centimètres.

Le toucher comme le rectoscope montrent que ces rétrécissements sont constitués par un repli bi-muqueux, à bords tranchants, qui prend la forme d'un diaphragme, d'une membrane semblable à un hymen, d'une valvule sigmoïde, d'un croissant de lune, d'une faucille, etc. La difficulté souvent extrême du diagnostic tient surtout aux phénomènes inflammatoires qui, par suite de l'infiltration de la muqueuse, viennent voiler l'arête vive du repli valvulaire. Enfin, un dernier caractère, le plus méconnu des sténoses congénitales, c'est leur bénignité et leur guérison par une simple opération (section des replis avec un bistouri boutonné à travers le rectoscope); à cette bénignité, on peut opposer la gravité et l'insuffisance notoire du traitement des sténoses acquises.

Des rétrécissements congénitaux, on peut rapprocher les diminutions de calibre de l'intestin dues à un développement anormal des valvules de la région ampullaire. Ces valvules, surtout quand elles sont hypertrophiées par un processus inflammatoire chronique, peuvent provoquer la constipation et arrêter le rectoscope à environ 5 centimètres de l'anus. Aussi Gant et plusieurs auteurs américains ont-ils proposé la valvotomie, pratiquée à travers le rectoscope, comme moyen curateur de certaines coprostases.

3º Je n'insisterai pas sur l'aspect, d'ailleurs très variable, des *rétrécissements cicatriciels*, dont je n'ai vu que quelques exemples à la suite d'interventions chirurgicales, d'applications de radium, de blessures de guerre, et, dans un cas, à la suite d'une ulcération syphilitique chez un médecin atteint de syphilis maligne précoce, cas que j'ai observé avec le docteur Thiroloix.

4º Les *rétrécissements périrectaux* sont dus à l'inflammation des organes de voisinage (utérus, ovaire), aux suppurations du tissu cellulaire pelvien et aux péritonites de la même région. On peut rapprocher de ces rétrécissements les sténoses par sarcome péri-rectal (pl. XXIV, fig. 2), dont je possède deux observations (v. plus loin) et les cas rares — que j'ai été un des premiers à signaler avec M. Ockinzyc — de sténoses par métastases rectales d'un cancer abdominal surtout quand il revêt la forme d'une linite plastique. L'examen endoscopique révèle, dans tous ces cas, une diminution de calibre du rectum ou du sigmoïde, coïncidant avec l'intégrité de la muqueuse dont les plis sont quelquefois conservés; l'extrémité de l'instrument bute contre une résistance profonde qui l'empêche de progresser. Dans les cas d'adhérences causées par des lésions de voisinage, l'intestin a sa lumière déformée, sa muqueuse relativement peu altérée et ses parois, soulevées par des brides, résistent à l'instrument et ne s'effacent pas par l'insufflation. L'existence d'adhérences unissant l'intestin aux organes voisins impose la plus grande prudence, car, en pareil cas, un redressement forcé pourrait entraîner des conséquences fâcheuses.

On peut faire entrer dans le groupe des rétrécissements péri-rectaux l'observation d'un vieillard, que j'ai examiné avec le docteur Bonamy, chez lequel il existait, à quelques centimètres au-dessus de l'anus, un rétrécissement qui n'avait entraîné aucune modification de la muqueuse et qu'on pouvait comparer à un gros anneau élastique encerclant le rectum. Le rectoscope franchissait ce rétrécissement et donnait, à l'aller comme au retour, la sensation de ressaut.

5° *Rétrécissements spasmodiques.* — Il est fréquent de voir à l'endoscope des spasmes de courte durée, surtout au niveau de l'entrée du sigmoïde (pl. XV, fig. 1 et 2). Tuttle, Mummery ont vu, à l'endoscope, un véritable anneau élastique se contracter et se relâcher alternativement au niveau du rectum; Moser, Gœbel, Wilms attribuent le mégacôlon à un procto-spasme permanent et comparent de ce fait la maladie de Hirschsprung à la dilatation de l'œsophage avec cardiospasme. J'ai observé avec Hillemand un cas semblable, accompagné de crises d'occlusion intestinale et guéri par une dilatation de l'anus.

En résumé, la rectoscopie, utile pour apprécier l'étendue et la variété des rétrécissements, pour faciliter certaines applications thérapeutiques, pour contrôler le résultat d'un traitement institué (diathermie (1), par exemple), est indispensable pour le diagnostic des sténoses haut situées.

(1) R. Bensaude et J.-H. Marchand, Un traitement particulièrement efficace du rétrécissement inflammatoire du rectum. *Presse médicale*, 2 décembre 1925, p. 1588.

PLANCHE XV

Rétrécissement spasmodique. Adénomes.

Fig. 1.

Contraction spasmodique de l'S iliaque à 20 cm.
Spasmodic contraction of the sigmoid flexure at 20 cm.
Contrazzione spasmodica dell' S iliaca a 20 cm.
Spastische Contraction in der Flexur (20 cm. über d. A.).
Contraccion espasmodica de la S iliaca à 20 cm. del ano.
Contracção espasmodica do S iliaca a 20 cm.

Fig. 2.

Même région que la précédente après la cessation du spasme.
Same region as the previous one, after the spasm has ceased.
La stessa regione della precedente, dopo la cessazione dello spasmo.
Dieselbe Gegend nach dem Verschwinden des Spasmus.
Misma region que la precedente despues de haber cesado el espasmo.
A mesma região precedente, depois de cessado o espasmo.

Fig. 3.

Polype solitaire (15 cm. au-dessus de l'anus).
Single adenoma of the rectum (15 cm. above the anus).
Polipo solitario (15 cm. sopra del l'ano).
Solitär polypus (15 cm. über d. A.).
Polipo solitaro (à 15 cm. del ano).
Pólypo solitario (15 cm. acima do anus).

Fig. 4.

Idem à 10 cm.

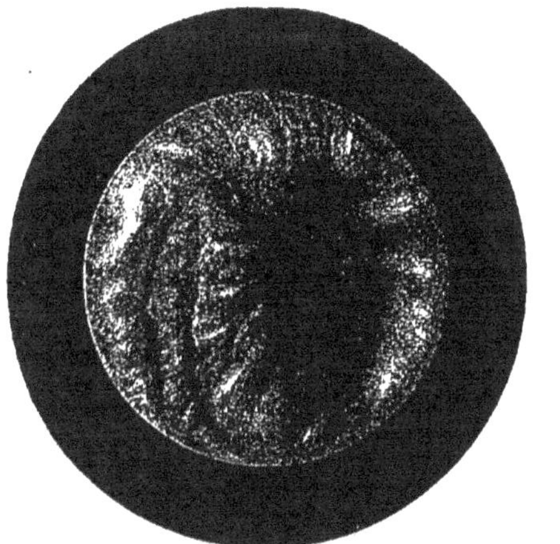

Fig. 1.

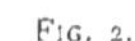

Fig. 2.

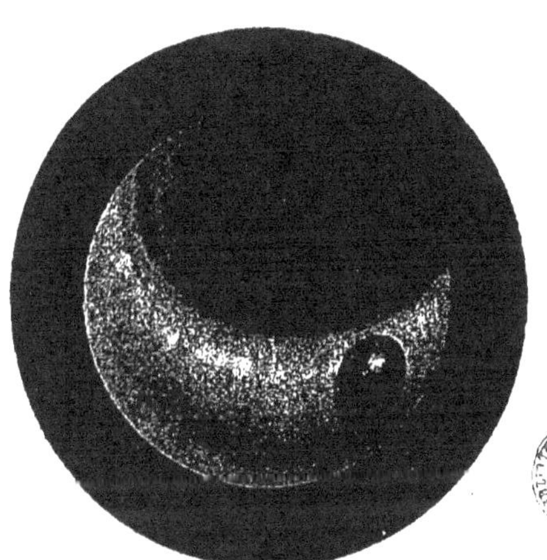

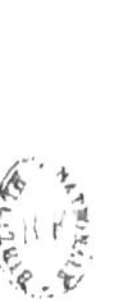

Fig. 3.

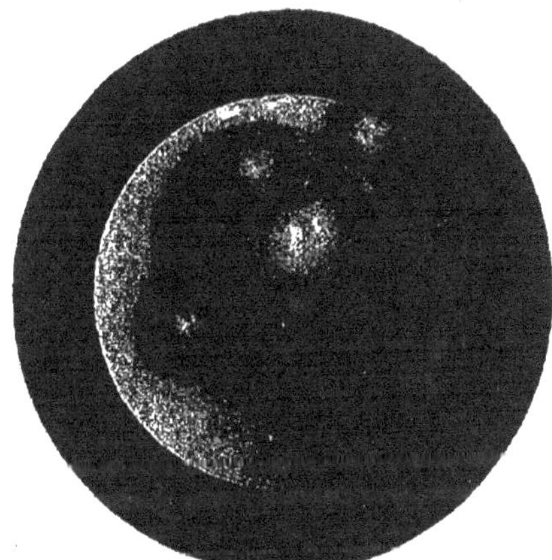

Fig. 4.

Masson et Cie, éditeurs.

ANOMALIES DE LONGUEUR ET DE LARGEUR

(Dolichocôlon, Mégacôlon et Mégarectum)

Dolichocôlon. — Habituellement, le côlon pelvien est court et se trouve accolé à la moitié gauche du bassin. On éprouve donc une certaine difficulté pour y faire pénétrer le rectoscope, le tube rectiligne s'adaptant mal aux courbures d'un segment intestinal qui est fixé contre un plan rigide. Au fur et à mesure que le côlon pelvien augmente de longueur, il devient plus mobile et ses flexuosités sont plus accessibles, si bien qu'une anse pelvi-iliaque anormalement longue se reconnaît à ce qu'elle prolonge la direction du rectum et à ce que le rectoscope peut y être enfoncé, pour ainsi dire à l'aveugle, jusqu'à la garde. Ces anses d'une longueur véritablement pathologique ne sont pas rares : Curschmann les relève 15 fois sur 233 autopsies d'adultes, et Konjetzny 7 fois sur 115 autopsies d'enfants. Le dolichocôlon nous intéresse cliniquement parce que, d'une part, il est exposé à se tordre et peut, de ce fait, provoquer des crises d'obstruction intestinale et que, d'autre part, lorsqu'une tumeur siège sur une anse longue, il est possible de l'atteindre au rectoscope, bien qu'à la palpation de l'abdomen elle paraisse située hors de la portée de l'instrument.

Mégacôlon. — Le mégacôlon, ou dilatation permanente du côlon, peut intéresser différents segments du gros intestin, mais se localise de préférence au côlon terminal (fig. 59). L'endoscopie permet de poser le diagnostic plus aisément que tout autre procédé d'examen, car la dilatation du segment terminal de l'intestin est d'autant plus frappante, qu'à l'état normal son calibre dépasse à peine celui du sigmoïdoscope de 20 millimètres (voir fig. 60) et que ses parois s'appliquent l'une contre l'autre au lieu de rester largement béantes comme dans l'ampoule rectale. Ces dilatations s'observent toujours sur des anses anormalement longues. La rectoscopie montre tantôt un rectum normal (partie ou totalité), tantôt une anse sigmoïde dilatée, tantôt enfin l'association d'un mégarectum et d'un mégacôlon.

J'ai eu l'occasion d'observer neuf cas de mégacôlon et trois fois j'ai posé le diagnostic de la maladie à l'aide du rectoscope. Voici, à titre d'exemple, le procès-verbal de l'examen rectoscopique de l'un de ces cas, où le mégacôlon était très accentué :

Jeune homme de dix-sept ans : mégacôlon avec constipation opiniâtre, distension gazeuse et crises d'occlusion intestinale.

A 8 centimètres, le rectoscope, dirigé horizontalement en avant et à droite, est arrêté par

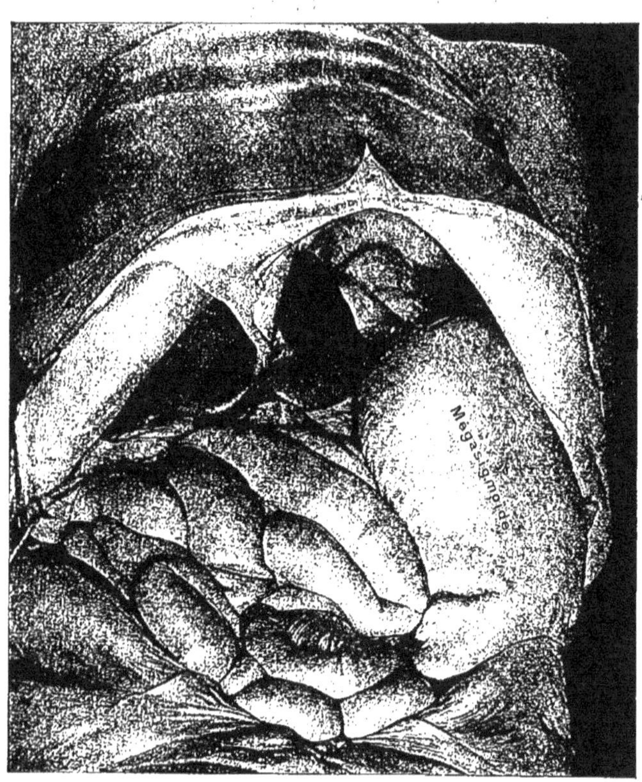

Fig. 59. — Mégasigmoïde (Bensaude et Hillemand.)

une très grande résistance. Il ne peut pas être enfoncé plus avant muni de son mandrin. L'éclairage du champ rectoscopique permet de découvrir la voie à suivre; ainsi guidé. on dirige l'instrument en avant et à gauche dans une sorte de coude formé par l'intestin. A 9 cm. 5, on sent un brusque ressaut, qui semble dû à une valvule située sur la moitié gauche du champ rectoscopique, mais peu visible parce que l'ampoule rectale n'est pas distendue. Aussitôt ce ressaut franchi, on pénètre dans une large cavité d'où se dégage une odeur fétide et dans laquelle l'extrémité interne du rectoscope se déplace librement comme un battant dans sa cloche. L'instrument étant enfoncé à 17 centimètres, on peut faire décrire à son extrémité interne un arc de cercle dont la corde mesurerait 14 centimètres. L'instrument pénètre facilement jusqu'à 32 centimètres, sans l'aide de l'éclairage. La cavité est béante comme celle d'une immense ampoule rectale...; en retirant l'instrument, on a de nouveau, à 9 cm. 5, la sensation de ressaut, et le rectum apparaît fermé et rempli de matières.

Mais à côté de ces dilatations classiques, d'aspect monstrueux et à symptômes graves, il s'en place d'autres où les lésions sont réduites au minimum et les symptômes effacés. L'examen rectoscopique et l'examen radiologique nous ont fait connaître ces dilatations légères, et nous ont en même temps montré

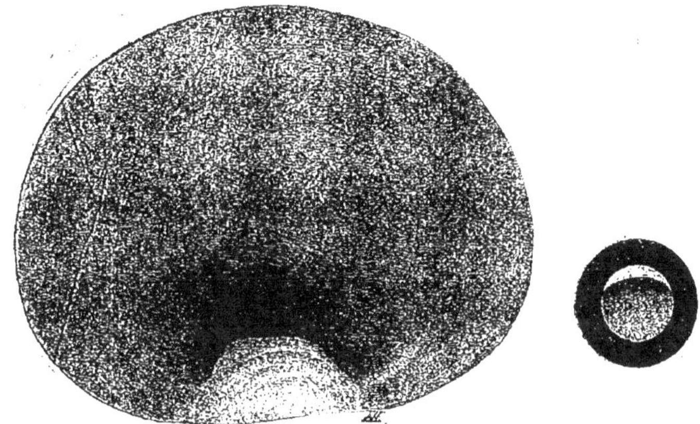

Fig. 60. — Mégacôlon. Anse sigmoïde dilatée comparée à une anse sigmoïde normale, à la même profondeur (17 centimètres).

que la fréquence des mégacôlons est plus grande qu'on ne le pense habituellement; leur histoire devient comparable à celle de la dilatation dite idiopathique de l'œsophage, affection qui est loin de nous paraître exceptionnelle depuis que nous employons systématiquement les rayons X et l'œsophagoscope. Voici un exemple d'une de ces dilatations :

Un malade, âgé de quarante ans, atteint de dilatation légère, m'a été adressé à l'hôpital par M. Mauclaire. Il se plaignait d'écoulement glaireux, de ballonnement limité à la région abdominale avec douleurs vagues, d'amaigrissement, symptômes qui firent porter le diagnostic de cancer du gros intestin. L'endoscopie prouva l'absence de cancer jusqu'à 33 centimètres au-dessus de l'anus, mais montra que le côlon terminal était dilaté aussi loin que pouvait s'étendre l'examen. Ce n'était pas la dilatation monstrueuse classique de la maladie d'Hirschsprung, mais une dilatation équivalant à environ trois fois le diamètre de l'endoscope de 20 millimètres.

Deux fois, sur neuf cas de mégacôlon observés, je n'ai trouvé aucun obstacle mécanique, six fois il y avait, à 9, 10, 13 ou 15 centimètres au-dessus de l'anus, une valvule, une couture offrant parfois une très grande résistance à la pénétration de l'instrument. Cette valvule se distinguait d'une façon absolue de celle qu'on trouve habituellement à l'entrée du côlon pelvien (valvule recto-

sigmoïdienne à 11, 12 ou 13 centimètres de l'anus). Je ne saurais dire quelle
était, dans chaque cas, la nature exacte de ces valvules (valvule vraie, coudure
ou dépression causée par une bride extérieure); ce qui est certain, c'est que
trois des malades, qui présentaient des valvules très nettes au rectoscope, ont
été opérés; or, une fois l'anse enlevée, on n'a trouvé chez eux ni valvule, ni
bride, ni adhérence extérieure ayant pu déprimer la paroi intestinale.

Une fois il existait un rétrécissement spasmodique très serré du canal
anal. Voici cette dernière observation :

Un enfant de neuf ans atteint d'un mégacôlon avec crises d'occlusion intestinale
m'est adressé par le professeur Gosset. Il existe un rétrécissement de tout le canal anal.
Après cocaïnisation, je parviens avec peine à faire pénétrer le rectoscope de 10 millimètres qui montre une vaste dilatation de l'intestin. Au cours d'une crise d'occlusion
intestinale le docteur Desplats, appelé d'urgence, pratique une dilatation de l'anus et du
rectum, sous anesthésie. Il trouve un spasme et une bride rectale accessible au toucher.
Grâce à l'intervention on peut évacuer 6 kilos 1/2 de matières mélangées à de gros féca-
lomes. Depuis un an l'enfant va bien, les selles sont régulières.

La rectoscopie m'a permis récemment de faire, dans un cas de mégacôlon,
une découverte inattendue : à 28 centimètres au-dessus de l'anus se trouvait
insérée sur la paroi du mégacôlon une tumeur villeuse en voie de dégénérescence
maligne. Ce cas est comparable à celui d'un méga-œsophage compliqué de cancer.

Le rectoscope est donc venu éclairer dans une certaine mesure la pathogénie
du mégacôlon, en montrant que, d'une part, il peut exister une valvule, vraie
ou fausse, un rétrécissement spasmodique, jouant le rôle d'obstacle mécanique,
et que, d'autre part, il peut y avoir mégacôlon sans valvule. D'ailleurs, même
si la présence d'une valvule était constante, la gêne mécanique qu'elle entraîne
ne pourrait expliquer que la rétro-dilatation, mais non l'allongement de l'S
iliaque, qui semble être le fait initial. La muqueuse peut être rouge, légèrement
vascularisée, présenter quelques plis, parfois être ulcérée. Il arrive fréquemment
qu'on ne puisse observer son état, parce qu'elle se trouve tapissée en quelque
sorte par des matières fécales semi-liquides, en purée, surtout dans sa moitié inférieure. Par leur abondance, ces dernières peuvent rendre la rectoscopie difficile.
De cette poche se dégage, par bouffées, une odeur fétide particulière, assez difficile à définir, sorte d'odeur fade, d'odeur de matières en décomposition ayant
séjourné dans un lieu renfermé. En retirant l'instrument, on voit parfois des hernies
muqueuses, pseudopolypes de Strauss.

En résumé, le mégacôlon est caractérisé, au point de vue rectoscopique.
par l'allongement et surtout par la dilatation du segment inférieur de l'intestin,
et souvent aussi par la présence d'une valvule ou d'une coudure située à environ
8 ou 10 centimètres au-dessus de l'anus.

Mégarectum. — La participation du rectum à la dilatation du côlon est
peut-être plus fréquente qu'on ne le croit; cela tient à ce qu'aux opérations
et aux autopsies de mégacôlon, la délimitation entre le rectum et l'S iliaque

ne se fait pas avec une précision aussi rigoureuse que par l'examen rectoscopique. Chez deux de nos malades, atteints de mégacôlon, la poche commençait à environ 9 à 10 centimètres au-dessus de l'anus, alors que la limite supérieure du rectum est placée par les auteurs à 13 centimètres. Sans faire de recherches bibliographiques approfondies, nous avons pu relever 14 cas de mégacôlon dans lesquels une partie du rectum était comprise dans la dilatation.

Le professeur Bard (de Genève) a été le premier à attirer l'attention sur la dilatation isolée du rectum. Les deux cas de mégarectum qu'il rapporte ont été accompagnés d'une fréquence anormale des selles (pollakicoprose). Pour ma part, j'ai observé un seul cas de ce genre, chez un tuberculeux ne présentant pas de pollakicoprose et ayant un transit intestinal très rapide, d'après la constatation faite par l'épreuve du carmin.

Parmi les *procédés employés pour apprécier la dilatation du rectum*, la rectoscopie, jointe au toucher rectal, me paraît être l'un des meilleurs. L'examen radiologique avec lavement opaque est moins sûr : lorsqu'il y a un obstacle au delà du rectum, l'ampoule peut se laisser distendre au point de simuler un mégarectum ; d'autre part, malgré l'existence d'un mégarectum, le lavement opaque peut passer rapidement dans les segments sus-jacents sans distendre la cavité rectale. La rectoscopie pratiquée dans la position genu-pectorale montre la cavité rectale largement ouverte et permet de la mesurer avec assez de précision. Voici comment je procède : le rectoscope étant introduit jusqu'à 10 centimètres de l'anus, on fait toucher successivement à l'extrémité de l'instrument la paroi droite, puis la paroi gauche du rectum ; on mesure le chemin parcouru par l'autre extrémité du rectoscope et un calcul facile donne le diamètre horizontal de l'ampoule rectale. On répète cette manœuvre dans le plan vertical, mais le résultat ainsi obtenu est moins exact à cause des courbures que présente le rectum ; on obtient de ce fait une section oblique au lieu d'une section droite de l'intestin. En procédant ainsi, nous avons obtenu chez un de nos malades une circonférence de 30 centimètres, alors que Quénu et Hartmann indiquent comme circonférence normale 8 à 16 centimètres.

LES TUMEURS BÉNIGNES

I. — ADÉNOMES ET POLYADÉNOMES

Adénome (polypes). — Les adénomes sont les tumeurs bénignes le plus fréquemment observées dans le rectum. Ils s'y présentent généralement sous forme de polypes.

Ces tumeurs, souvent latentes, peuvent occasionner des hémorragies assez abondantes pour anémier profondément le malade et sont une des causes les plus importantes des hémorragies intestinales chez l'enfant. L'hémorragie provient de la tumeur elle-même et non de la muqueuse voisine (Mocquot); de là, la nécessité de lier avec le plus grand soin le pédicule lorsqu'on fait l'ablation d'un de ces polypes. Les polypes produisent parfois aussi, et c'est là un fait moins connu, des diarrhées chroniques avec symptômes de catarrhe du gros intestin; ils peuvent en outre subir la transformation cancéreuse. Il y a donc un réel intérêt à faire le diagnostic de ces tumeurs, diagnostic d'autant plus difficile que nous n'en connaissons pas de symptômes pathognomoniques.

On s'aperçoit parfois de la présence des polypes à leur expulsion par l'anus, mais c'est là une éventualité exceptionnelle. Les envies fréquentes d'aller à la selle, le ténesme, les selles muqueuses teintées de sang sont des symptômes trop vagues et peuvent n'exister que dans les polypes de la partie inférieure du rectum. Enfin, les polypes sont souvent inaccessibles au toucher (1) et, même accessibles, ils peuvent être pris pour des tumeurs malignes ou passer inaperçus à cause de leur consistance molle. Toutes ces incertitudes s'évanouissent à l'examen rectoscopique, qui montre soit de petits polypes isolés, soit une véritable polypose intestinale. De volume variable, les polypes sont sessiles ou pédiculés (pl. XV, fig. 3 et 4) et ressemblent presque toujours à des groseilles rouges, ou même à de petites cerises ou de petites fraises. Leur surface, généralement intacte, est quelquefois ulcérée. Strauss insiste sur les dessins

---

(1) Chez l'enfant les polypes peuvent généralement être atteints par le doigt, cependant cette règle comporte des exceptions. C'est ainsi que je viens d'en enlever un qui siégeait à 15 cm. au-dessus de l'anus chez une fillette de 3 ans qui me fut adressée par le docteur Papillon.

que l'on trouve à la surface des polypes solitaires, rappelant, selon lui, les iné-
galités d'une peau de crocodile, et qui peuvent aider le diagnostic rectoscopique
dans les cas difficiles. La plupart des adénomes ont une consistance dure ; je possède
cependant plusieurs observations où ces tumeurs étaient molles (pl. XVII, fig. 3
et 4) et avaient un aspect lobulé qui les faisait ressembler à des tumeurs villeuses.

Voici l'une de ces observations :

Mme D., 63 ans, vient nous consulter à l'hôpital Saint-Antoine, le 26 mars 1920, pour
des troubles intestinaux remontant à cinq ans. Brusquement, en 1915, elle est prise de

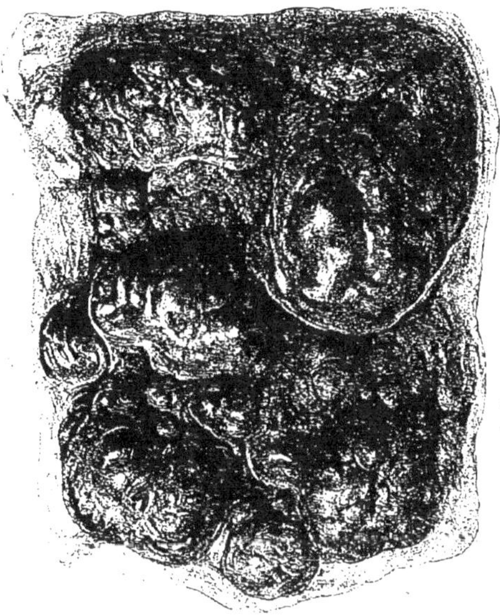

Fig. 61. — Adénome de consistance molle enlevé chirurgicalement. Si l'on compare cette figure à
la figure 3, planche VII (aspect endoscopique), on se rend compte combien il est parfois difficile
de juger au rectoscope de l'étendue d'une tumeur.

crises de diarrhée avec 10-12 selles par jour accompagnées de glaires et de sang. Ces crises
se produisent généralement trois jours par semaine et d'une façon persistante. Une seule
fois (en 1917) la malade expulse du sang pur. L'examen rectoscopique (26 mars 1920)
montre, à environ 12 centimètres, une petite tumeur, rouge, molle, mobile, très friable,
recouverte d'un liquide mousseux. Elle est insérée sur la paroi antérieure de l'intestin,
mais son point d'insertion est caché par une valvule de Houston.
   Je fais le diagnostic de tumeur villeuse, mais l'examen histologique montre qu'il s'agit
d'un adénome typique.
   J'essaie de détruire la tumeur par l'étincelage sous le contrôle du rectoscope. Ne
pouvant y réussir que d'une façon incomplète (c'était une de mes premières interventions
de ce genre), j'adresse la malade au professeur Lecène qui extirpe la tumeur chirurgicalement (fig. 61) après anesthésie locale et abaissement de la muqueuse. La malade est revue
quatre ans et demi après à la rectoscopie : la muqueuse est absolument normale, il est
impossible de retrouver la trace de la tumeur enlevée.

Une autre observation concerne une dame qui me fut confiée par le docteur Barbier; elle présentait immédiatement au-dessus du canal anal deux polypes (adénomes) situés l'un sur la paroi antérieure du rectum, l'autre sur un point correspondant de la paroi postérieure. Ces deux polypes, enlevés par un chirurgien très habile, ont récidivé au bout de 6 mois. Une nouvelle intervention faite

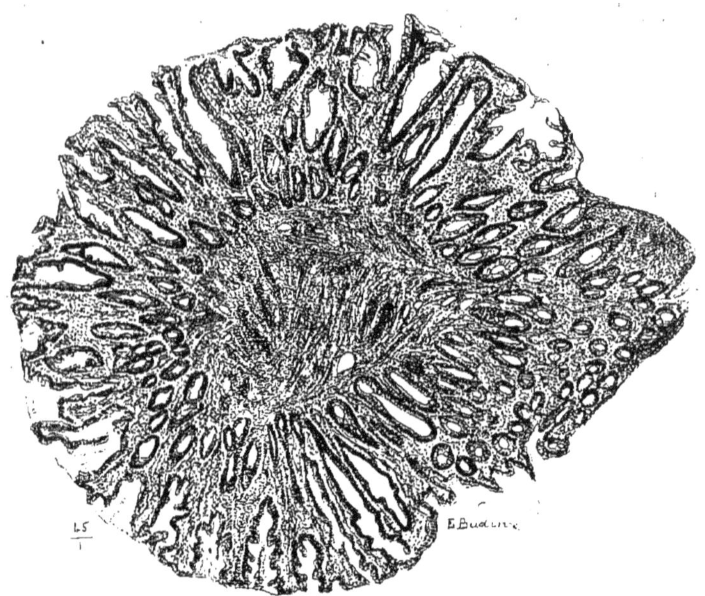

Fig. 62. — Coupe histologique d'un petit adénome solitaire, enlevé par biopsie. L'axe central est constitué par un tissu cellulo-fibreux autour duquel se disposent les glandes distendues par le mucus.

cette fois avec l'étincelage n'a pas été suivie de récidive (du moins depuis un an et demi).

Rien n'est plus difficile ni plus important que de reconnaître la transformation cancéreuse d'un polype et de distinguer parfois un polype bénin d'un polype malin. La dégénérescence serait plus à craindre dans les polypes à base d'insertion large que dans ceux ayant un pédicule long et mince (Libensky cité d'après Strauss). Dès qu'il y a le moindre doute, il faut pratiquer une biopsie ou l'extirpation totale du polype par voie rectale (fig. 62 et 63).

Albu dit avoir vu plus de cas de néoplasmes de cette sorte que de polypes bénins et cite huit observations personnelles. Pour ma part, j'ai vu avec le docteur Pauchet un malade chez lequel il ne fut possible de faire le diagnostic qu'après un examen histologique approfondi (voir pl. XXIV, fig. 3); la rectoscopie, une laparotomie exploratrice et même l'examen macroscopique de la tumeur après extirpation, nous laissèrent dans le doute. Je reviendrai d'ailleurs, au chapite du cancer, sur le diagnostic différentiel des polypes bénins et malins.

Il ne faut pas confondre avec les polypes les bourgeons charnus qui se forment sur des muqueuses enflammées, surtout au niveau des orifices fistu-

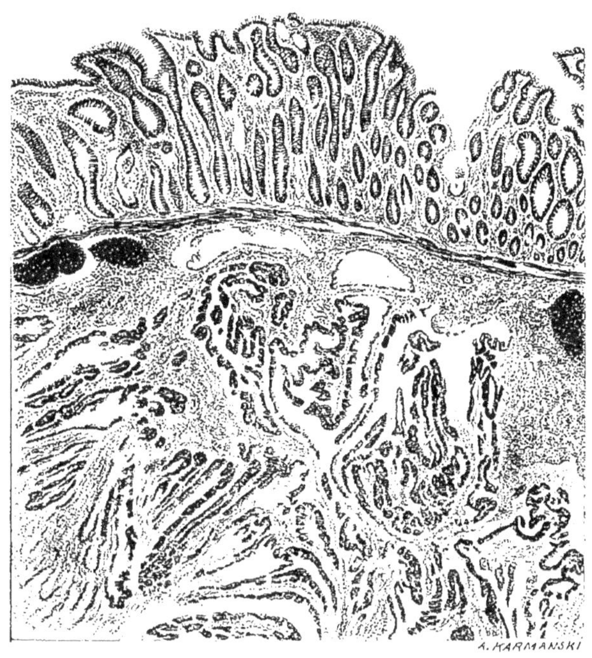

Fig. 63. — Cancer pédiculé ou adénome avec dégénérescence cancéreuse (voir p. 148, et pl. XXIV, fig. 3).

leux (fig. 64), les prolapsus ou invaginations de l'intestin. Celles-ci peuvent se produire dans n'importe quel segment du gros intestin, mais s'observent surtout au niveau de l'anse sigmoïde : cette dernière pénètre dans le rectum, elle le « télescope ». Ces sortes de hernies se reconnaissent à la présence d'une fente ou d'un orifice indiquant la lumière de l'intestin (voir pl. XI, fig. 2) ; si on ne réussit pas à mettre cette lumière en évidence, il faut demander au malade de respirer profondément et, au besoin, avoir recours à l'insufflation.

Les tumeurs mélaniques du rectum sont souvent polypiformes et pédiculées. Elles se distinguent des adénomes par leur coloration mélanique caractéristique. Cependant, quand, à la suite d'hémorragies, la surface des polypes

PLANCHE XVI

Polypose intestinale.

Fig. 1.

Polypose intestinale (jeune fille de 16 ans) (15 cm. au-dessus de l'anus).
Multiple adenomata of the colon and rectum (young girl aged 16) (at 15 cm. of the anus).
Poliposi intestinale (ragazza di anni 16) (15 cm. al di sopra dell'ano).
Multiple Polypose (sechs zehn Jahre altes Mädchen) (15 cm. über d. A.).
Poliposis intestinal (en una joven de 16 años) (à 15 cm. del ano).
Polypose intestinal (rapariga de 16 annos) (15 cm. acima do anus).

Fig. 2.

Polypose intestinale (homme de 27 ans) (13 cm. au-dessus de l'anus).
Multiple adenomata of the colon and rectum (man aged 27) (13 cm. above the anus).
Poliposi intestinale (uomo di anni 27) (13 cm. al di sopra dell'ano).
Multiple Polypose (27 Iahre alter Mann) (13 cm. über d. A.).
Poliposis intestinal (hombre de 27 años) (à 13 cm. del ano).
Polypose intestinal (homem de 27 annos) (13 cm. acima do anus).

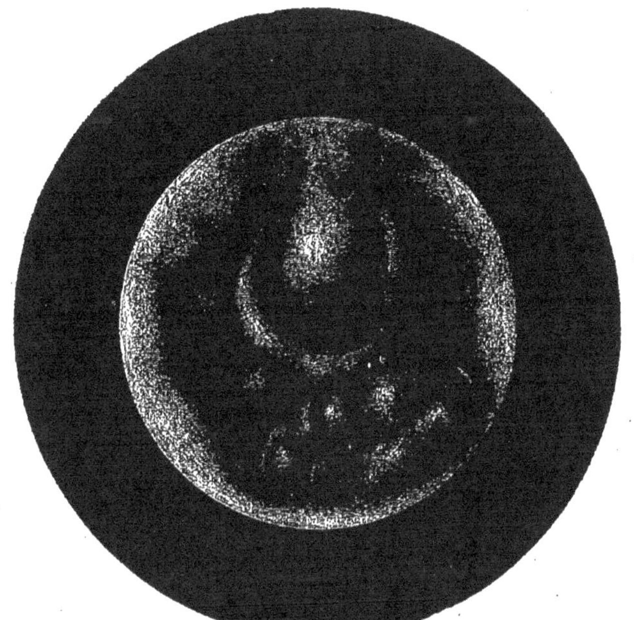

Fig. 1.

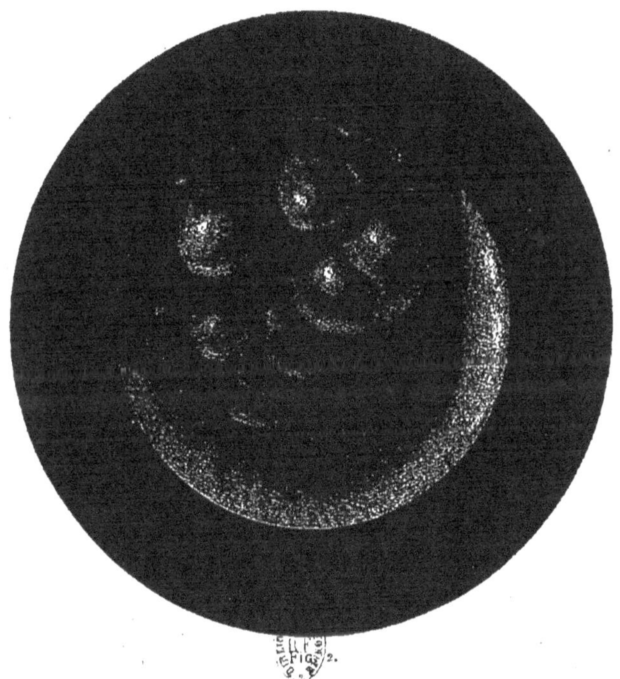

Fig. 2.

MASSON ET Cie, ÉDITEURS.

simples est infiltrée de sang, qui la colore en noir, le diagnostic reste impossible sans le secours de l'histologie.

Seul l'examen histologique peut donc parfois trancher la difficulté de diagnostic entre les polypes et les néoplasmes pédiculés; il indique s'il s'agit d'un polype malin primitif; parfois même, il peut montrer si l'on est en présence d'un polype bénin ayant subi la dégénérescence cancéreuse.

Polyadénomes (polypose intestinale). — « On a publié en France peu d'observations de polypose intestinale, ce qui, à tort, a conduit à conclure à la rareté de la maladie. » Cette réflexion que Horand faisait en 1897 est encore plus justifiée aujourd'hui où, grâce à l'endoscopie, on découvre des polypes qui seraient passés inaperçus autrefois.

L'affection peut rester longtemps latente, les polypes n'étant souvent découverts que par hasard. Généralement, elle se traduit par

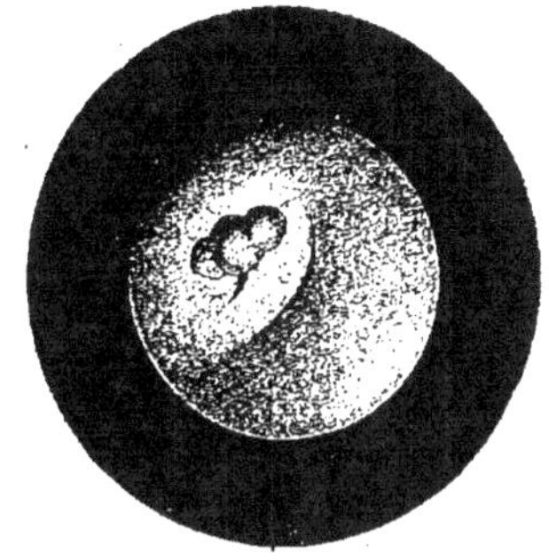

Fig. 64. — Bourgeon charnu situé au niveau de l'orifice d'une fistule prostatique.

trois symptômes principaux : diarrhée, hémorragies et phénomènes douloureux. Chez l'adulte, la maladie évolue d'abord comme une colite, en aboutissant souvent au cancer; quant à l'enfant, il présente des signes d'anémie profonde, parfois accompagnée d'œdème des téguments et de diminution des urines.

L'importance de la rectoscopie pour le diagnostic de la polypose tient à ce que cette affection a pour siège de prédilection les portions les plus inférieures du gros intestin. Quand la polypose est généralisée à la totalité de l'intestin, c'est presque toujours le rectum qui contient le plus de polypes, et lorsqu'on a pu suivre l'évolution de la maladie, on a vu qu'elle débutait ordinairement par le rectum pour suivre ultérieurement une marche ascendante (Quénu et Hartmann). Dans un cas de Devic et Bussy il y avait des milliers de polypes, surtout dans l'intestin grêle, et le rectum n'en contenait que deux.

A l'inspection, les polypes, sessiles ou pédiculés, se présentent sous des formes diverses et de volume très variable, allant de la grosseur d'un grain de chènevis à celle d'un marron; leur couleur varie du rouge foncé au rouge vif; leur surface est souvent recouverte d'un mucus adhérent; tantôt ils sont groupés en plus ou moins grand nombre, quelquefois sous forme de grappes laissant entre elles des espaces de muqueuse saine; tantôt ils germent sur toute la surface de la muqueuse, comme la semence jetée à la volée sur un champ. La muqueuse intermédiaire aux polypes est généralement enflammée ou même ulcérée (Lynch et Mc Farland, Mc Whorter). Malgré l'abondance et la grosseur des tumeurs, le rectoscope parvient à pénétrer assez aisément, mais il atteint rarement la limite supérieure de l'implantation des polypes. Pour connaître exactement cette limite, qui intéresse au premier chef le chirurgien, c'est plutôt à la radiographie qu'à l'endoscopie qu'il faut s'adresser, ainsi que je l'ai montré avec mon élève M. Constantin.

Une fois le diagnostic posé, le rectoscope peut encore être utile pour dépister la transformation cancéreuse des polypes; cette éventualité est fréquente : Versé l'a notée 22 fois sur 57 cas de polypose et Soper l'a relevée dans 43 p. 100 des cas; il considère que la dégénérescence cancéreuse est plus fréquente dans le rectum que dans le côlon. Le polype perd alors sa surface régulière, il devient plus dur et saigne au moindre attouchement. Tous ces caractères peuvent être insuffisants, seul l'examen histologique est capable de trancher la question, mais c'est également au rectoscope que nous nous adresserons pour prélever les fragments nécessaires à cet examen.

On est à peu près désarmé contre cette affection, qui ne peut être traitée que par la résection des segments malades. Avec M. Constantin, j'ai proposé la seule thérapeutique médicale donnant quelque résultat, à savoir les applications de radium et la radiothérapie : ce traitement fait disparaître les hémorragies, diminue les phénomènes catarrhaux et amène le flétrissement des tumeurs. Là encore on a besoin du rectoscope pour mettre en place les tubes de radium.

En résumé, dans la polypose intestinale, la rectoscopie a une triple utilité : elle permet de reconnaître la maladie, d'en surprendre les complications et d'appliquer le seul traitement médical qui, jusqu'à maintenant, ait donné des résultats.

Voici, à titre documentaire, l'examen rectoscopique d'un cas de polypose intestinale (fig. 24, et pl. XVI, fig. 1) observé chez une jeune fille de seize ans, présentant des hémorragies, des selles glaireuses et des douleurs abdominales.

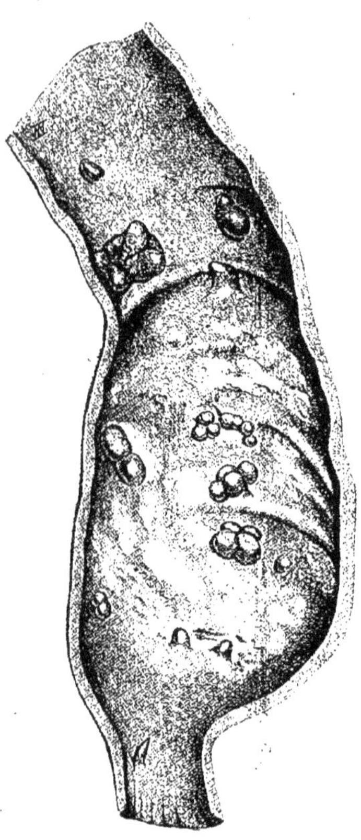

Fig. 65. — Polypose intestinale (d'après Schreiber).

Depuis le cinquième jusqu'au vingtième centimètre, toute la muqueuse est occupée par une flore de petites tumeurs polypées : la plupart pédiculées, quelques-unes sessiles; parfois isolées dans la lumière du canal, parfois groupées par deux ou trois ou même en grappes. Bien qu'elles remplissent presque toute la cavité rectale, elles ne s'opposent pas à la pénétration d'un rectoscope de 20 millimètres de diamètre. A partir du vingtième centimètre, les tumeurs semblent devenir plus rares. Elles sont rouge vif, lisses et brillantes, de consistance plutôt molle, et ne saignent pas au simple attouchement. Leur volume varie de la grosseur d'un petit pois à celle d'une cerise ou même d'une noix; leur surface est recouverte d'un mucus épais. La muqueuse qui sépare les polypes est congestionnée, mais non hémorragique.

L'examen radiographique montre, au niveau du rectum et de la plus grande partie de l'S iliaque, un aspect lacunaire très particulier, tel qu'on ne le voit dans aucune autre affection.

On fait quatre applications intrarectales de radium. Dès la première, les hémorragies et les glaires disparaissent complètement; seules, les douleurs se reproduisent de temps à autre. De nouveaux examens rectoscopiques montrent des polypes diminués de volume, pâles et comme flétris.

Un autre malade atteint de polypose intestinale, qui nous est adressé par le docteur du Bouchet, diffère cliniquement du cas précédent. Le malade ne souffre pendant huit ans que de diarrhées et de coliques. A la longue, une des tumeurs, située à la partie supérieure de l'S iliaque, subit la dégénérescence cancéreuse et occasionne une crise d'occlusion intestinale. Au point de vue rectoscopique (voir pl. XVI, fig. 2), cette observation se distingue de la première par l'absence

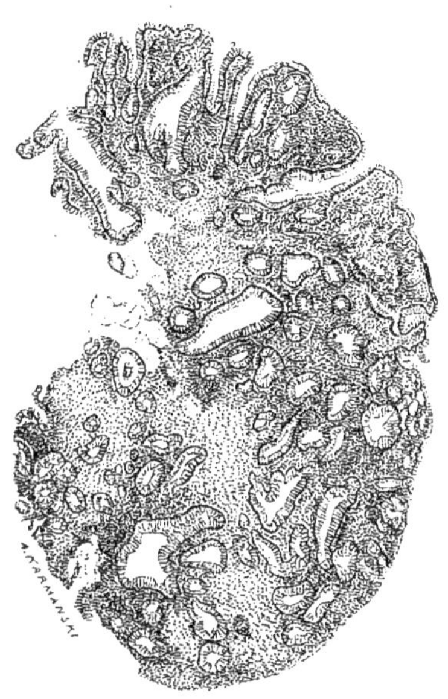

Fig. 66. — Polypose intestinale. Coupe histologique d'un polype enlevé par biopsie.

de tumeur dans la partie inférieure du rectum et de l'ampoule; les polypes ne sont accessibles qu'au rectoscope. J'ai fait reproduire (pl. XVII, fig. 1 et 2) les images endoscopiques d'un autre cas de polypose dont j'ai pu enlever un grand nombre de polypes par l'étincelage.

II. — TUMEURS VILLEUSES

Les tumeurs villeuses sont constituées par des papilles ou des franges, droites ou ramifiées, plus ou moins fusionnées à leur base, ce qui les rend comparables à des algues. Elles sécrètent une substance glaireuse analogue au blanc d'œuf et l'écoulement muqueux qui traduit cette sécrétion est un des principaux symptômes dont se plaignent les malades. Cette sécrétion gluante explique les

Polypose intestinale. Adénomes.

Fig. 1 et 2.

*Polypose intestinale (13 et 16 cm. au-dessus de l'anus) chez un homme
de 40 ans.*
*Multiple adenomata of the colon and rectum (13 and 16 cm. above the
anus) in a man aged 40.*
Poliposi intestinale (13-16 cm. al di sopra dell'ano) (uomo di 40 anni).
*Multiple polypose (13-16 cm. über d. A.) bei einem Vierzig Iahre alter
Mann.*
Poliposis intestinal à 13 e 16 cm. del ano (hombre de 40 años).
Polypose intestinal (13 e 16 cm. acima do anus) n'um homem de 40 annos).

Fig. 3 et 4.

*Adénomes du rectum de consistance molle, situés à 9 cm. (fig. 3) et à
12 cm. (fig. 4) au-dessus de l'anus.*
*Adenomata of the rectum of soft consistance, at 9 cm. (fig. 3) and 12 cm.
(fig. 4) above the anus.*
*Adenomi del retto di consistenza molle situati a 9 cm. (fig. 3) e a
12 cm. (fig. 4) al di sopra dell' ano.*
*Adenomatose Polypen von weicher Consistenz 9 cm. (fig. 3) und 12 cm.
(fig. 4) über d. A.*
*Adenoma del recto de consistencia blanda, situada à 9 cm. (fig. 3) y a
12 cm. (fig. 4).*
*Adenoma do recto de consistencia mole, situado a 9 cm. (fig. 3) e a
12 cm. (fig. 4).*

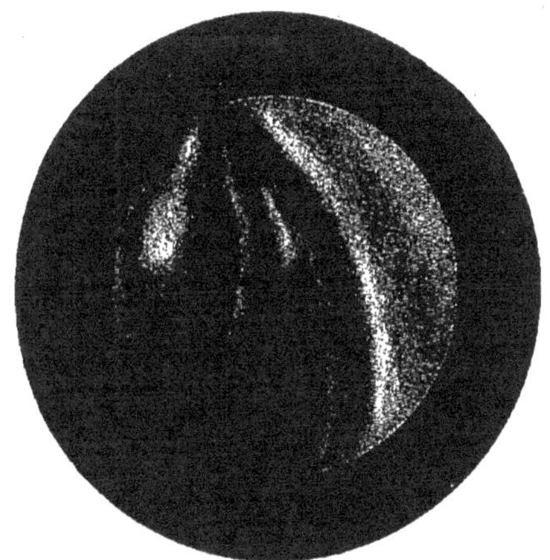

Fig. 1.

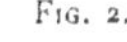

Fig. 2.

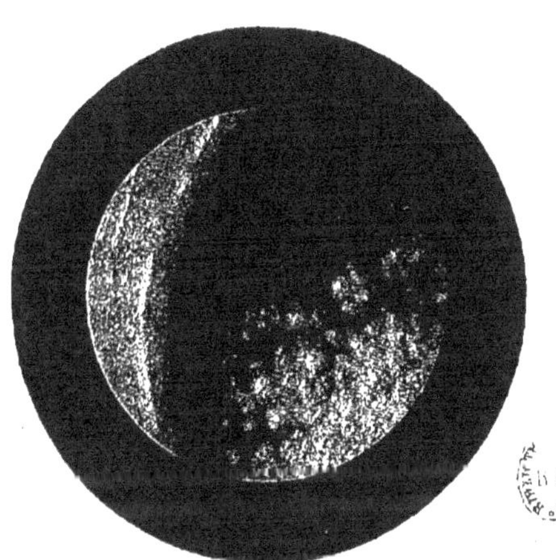

Fig. 3.

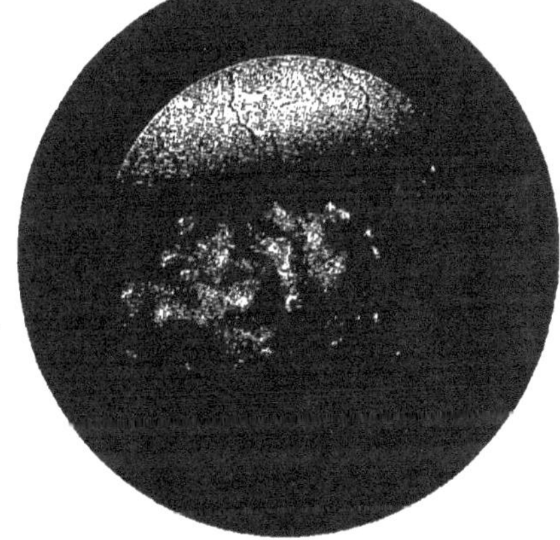

Fig. 4.

Masson et Cie, ÉDITEURS.

deux aspects sous lesquels se présente, au rectoscope, la tumeur villeuse; je ne les ai trouvés signalés dans aucun ouvrage. Lorsque les malades examinés n'ont pas pris de lavement au préalable ou n'ont pas eu d'évacuation glaireuse abondante, les franges demeurent collées les unes contre les autres et la tumeur se présente sous l'aspect d'un bloc gélatineux blanchâtre, dont la surface est

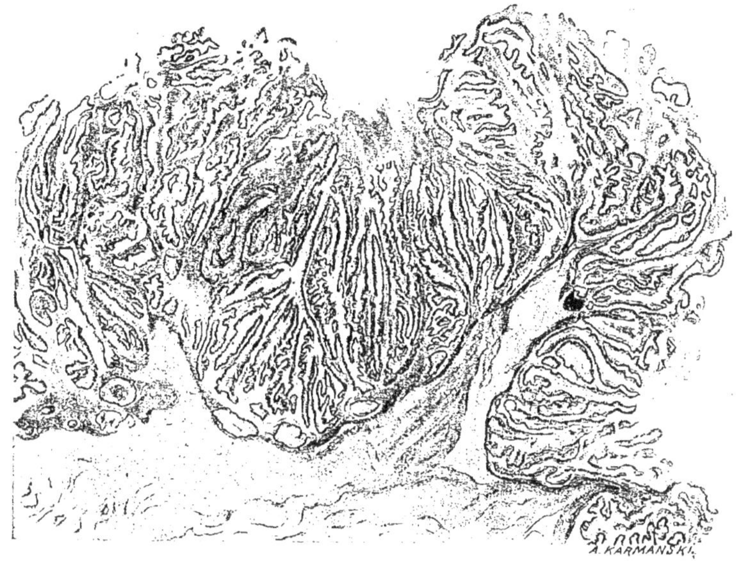

FIG. 67. — Coupe histologique d'une tumeur villeuse (biopsie).

presque lisse, à peine lobulée. Mais si les malades viennent d'aller à la selle et surtout si un lavage intestinal a débarrassé la tumeur de sa couche glaireuse, les franges sont séparées les unes des autres et la tumeur présente alors la forme d'une tumeur en grappe ou d'une plante arborescente à teinte rose et non plus blanchâtre (voir pl. VIII, fig. 1 et 2).

Les tumeurs villeuses sont très mobiles, de consistance molle, et se laissent facilement repousser par le rectoscope au-devant duquel elles glissent.

On en voit de toutes les dimensions : de toutes petites ne dépassant pas la grosseur d'une noix et de très volumineuses tapissant la plus grande partie de la surface interne du rectum. Presque toujours elles sont bas situées; j'en ai cependant vu à 12-13 centimètres et même en plein S iliaque : ainsi une tumeur villeuse dégénérée se trouvait insérée sur la paroi d'un mégacôlon à 25 centimètres au-dessus de l'anus. Un malade que j'ai soigné avec le docteur Jarvis a expulsé à deux reprises des tumeurs villeuses du volume d'un œuf de poule,

Tumeurs villeuses

Fig. 1.

Tumeur villeuse du rectum (homme de 40 ans).
Villous tumour of the rectum (man aged 40).
Tumore villoso del retto (uomo di anni 40).
Zotten Polypen des Rectum (40 Iahre alter Mann).
Tumor villoso del recto (hombre de 40 años).
Tumor villoso do recto (homem de 40 annos).

Fig. 2.

Tumeur villeuse tapissant la face interne du rectum (homme de 58 ans).
Villous tumour (man aged 58) covering the inside surface of the rectum.
Tumore villoso ricoprente la faccia interna del retto (uomo di anni 58).
Zottenpolypen auf der Innenfläche des Rectum (58 Iahre alter Mann).
Tumor velloso tapizando la superficie interna del recto (hombre de 58 años).
Tumor villoso cobrindo a face interna do recto (homem de 58 annos).

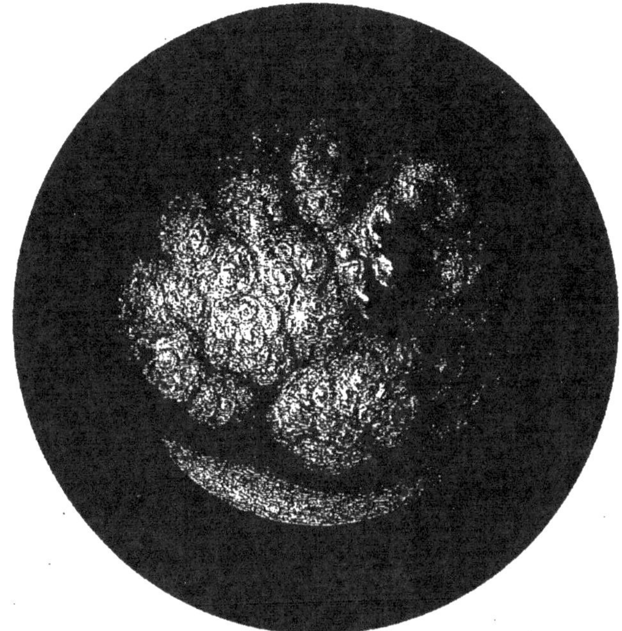

Fig. 1.

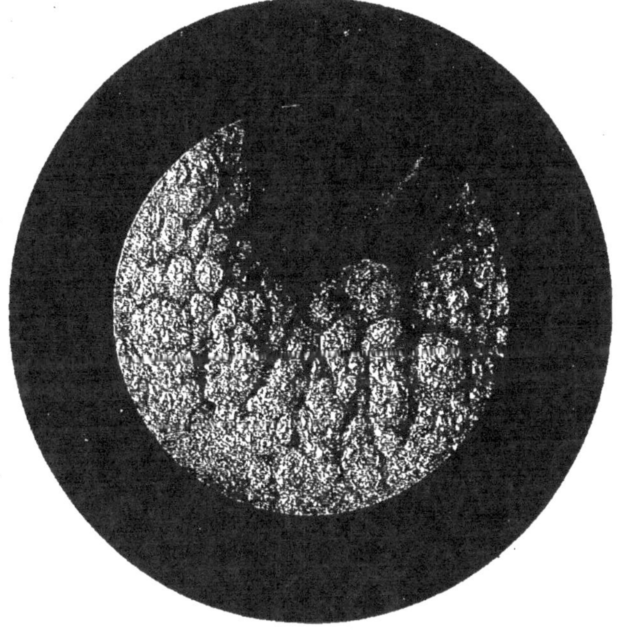

Fig. 2.

MASSON ET C", ÉDITEURS.

qui devaient provenir d'une région assez élevée puisqu'une rectoscopie, jusqu'à 20 centimètres, ne m'avait permis de découvrir aucune néoplasie.

Les malades atteints de tumeur villeuse en expulsent très souvent des fragments : l'un d'eux en a éliminé 98 dans l'espace de trois ans. Plusieurs des fragments expulsés atteignaient le volume d'une noix. Il s'agit d'un homme d'une soixantaine d'années, que j'ai soigné avec le docteur Radiguet et le professeur

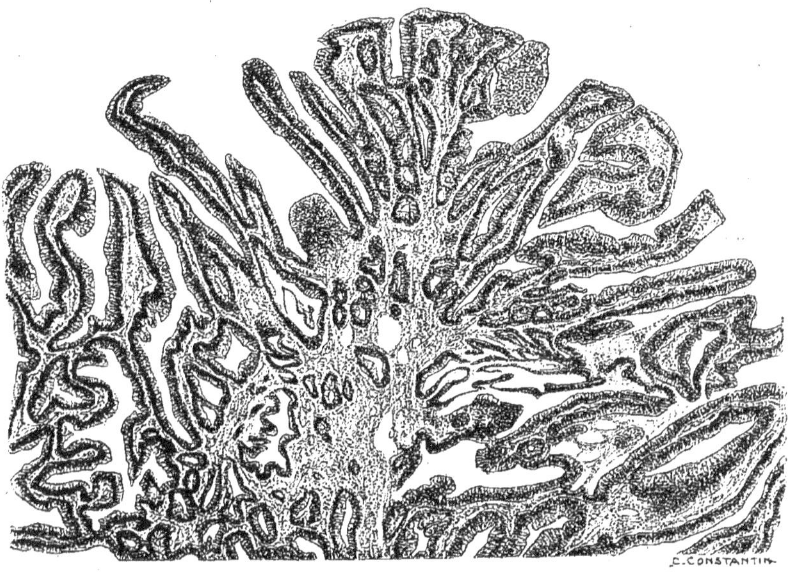

Fig. 68. — Tumeur villeuse du rectum (gross. : 40/1.) (Bensaude et Cain).
La coupe est dirigée selon l'axe d'une frange villeuse. Elle montre ses replis formés d'un stroma conjonctif revêtu d'un épithélium cylindrique. (Les cellules mucipares sont peu nombreuses dans ce point de la préparation.)

Gosset et qui présentait à 13 centimètres au-dessus de l'anus une tumeur villeuse ayant subi la dégénérescence cancéreuse. Le diagnostic étiologique en a été particulièrement difficile. Examinée par un grand nombre d'histologistes de Paris, les uns conclurent à une tumeur villeuse simple, les autres, à un cancer. C'est en définitive à ce dernier diagnostic qu'il a fallu se rallier.

La muqueuse sur laquelle reposent les tumeurs villeuses est souple; ceci tient à ce qu'elles sont superficielles et n'envahissent pas les tuniques profondes de la paroi intestinale.

Voici le résumé d'une de mes observations :

L..., quarante ans, cultivateur, s'aperçoit, dès l'enfance, qu'en allant à la selle il perd du sang et que de temps à autre un polype fait saillie par l'anus. Jusqu'à ces dernières années, ni constipation, ni diarrhée, mais depuis, constipation et souvent matières enrobées de glaires; exceptionnellement, il expulse des glaires seules ou même de petites tumeurs qu'il compare au frai de grenouille. Malgré un bon état général, il s'inquiète de ces phénomènes rectaux, surtout depuis qu'il a été mobilisé. Il consulte plusieurs médecins qui font successivement le diagnostic d'hémorroïdes, de prolapsus rectal et finalement de tumeur maligne du rectum, affection pour laquelle il est réformé au mois d'octobre 1916. Au toucher rectal (8 novembre 1916), dès qu'on a franchi le sphincter anal, la pulpe du doigt rencontre une masse visqueuse impossible à délimiter au toucher, et l'on comprend très bien la comparaison que fait le malade de son polype avec du frai de grenouille. A l'examen rectoscopique, on voit immédiatement au-dessus de l'anus une tumeur grosse comme une mandarine remplissant toute la lumière d'un rectoscope de 25 millimètres; sa surface est parcourue par des sillons qui lui donnent l'aspect d'une cervelle; sa teinte est rose translucide avec des points plus rouges; par endroits, il y a même de petites hémorragies; elle est recouverte de mucus adhérent; lorsqu'on l'a débarrassée de ce mucus, la tumeur perd cet aspect de plaque gélatineuse et l'on voit apparaître un nombre considérable de villosités d'une teinte rose plus foncée que celle qu'elle présentait avant le nettoyage. Le professeur Hartmann opère le malade et trouve une tumeur villeuse circulaire s'insérant, à environ 3 centimètres au-dessus du sphincter, sur une bande de muqueuse de 1 centimètre de hauteur; il a été impossible de trouver le moindre point de muqueuse saine. On fait une résection circulaire de la muqueuse. Nous revoyons le malade guéri huit ans après l'opération.

La dégénérescence cancéreuse est fréquente dans les tumeurs villeuses (fig. 69). En voici un exemple :

Mme M., 72 ans, m'est adressée par le docteur Hillemand le 20 février 1923. De bonne santé générale, mais rhumatisante, elle se plaint depuis le mois de juillet 1922 d'écou-

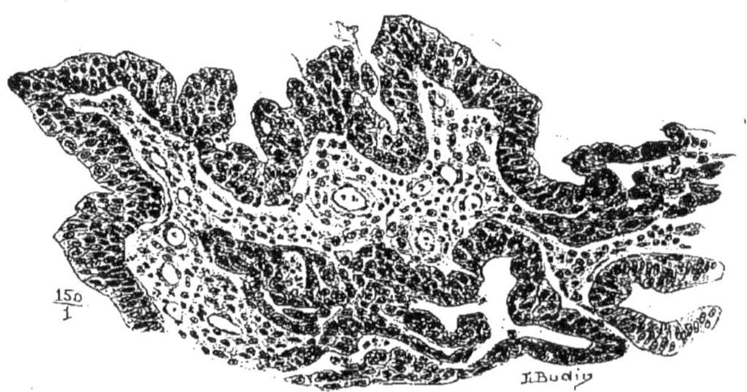

Fig. 69. — Tumeur villeuse du rectum en dégénérescence maligne (biopsie).
La préparation représente une villosité bordée par des amas de cellules irrégulières très actives qui forment des bourgeons à la surface. A la face profonde de ce revêtement se détachent des amas de cellules néoplasiques qui envahissent l'axe conjonctif de la villosité.

lements glaireux mêlés de sang et quelquefois même de pertes de sang rouge ou noir. En octobre 1922, elle a eu une perte blanche glaireuse tellement abondante qu'elle a pensé qu'une poche s'était ouverte dans le rectum. A l'examen rectoscopique, on trouve une tumeur villeuse d'aspect typique, remontant jusqu'à 10 centimètres au-dessus de l'anus et commençant environ à 6 centimètres. Elle occupe surtout la paroi droite. Ablation par abaissement rectal par le professeur Hartmann. Examen histologique : tumeur villeuse avec quelques points de dégénérescence néoplasique. La malade se porte bien pendant 6 mois. Au mois d'octobre 1923, elle recommence à avoir des écoulements abondants, et je constate de nouveau une tumeur villeuse de même aspect que la première, étalée et remontant jusqu'à 9 centimètres au-dessus de l'anus. Un nouvel examen histologique confirme le diagnostic de dégénérescence cancéreuse.

III. — AUTRES TUMEURS BÉNIGNES

On a observé dans le rectum et le côlon des lipomes, des fibromes, des myxomes, des lymphadénomes, des myomes, etc. Mais nous ne possédons guère de documents endoscopiques sur ces tumeurs. Je me bornerai à étudier les tumeurs produites par la *bilharziose*, les *kystes dermoïdes*, les *lymphadénomes* et les *angiomes*.

Bilharziose. — La bilharziose rectale se présente à l'endoscope sous des aspects très divers : rectite d'apparence banale, formations polypoïdes, véritables

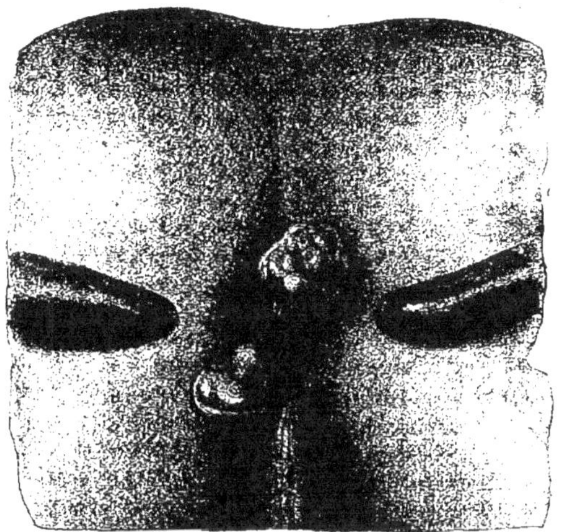

Fig. 70. — Bilharziose (forme polypeuse). Les masses polypeuses, insérées à la partie supérieure du canal anal, ont été extériorisées (BENSAUDE).

polypes, ulcérations, tumeur volumineuse (Madden). Cette affection peut donc simuler toutes les lésions du recto-sigmoïde, depuis la simple inflammation et les hémorroïdes jusqu'au cancer ou le sarcome. Il faut toujours y penser lorsqu'on examine des sujets venant des pays où la bilharziose est fréquente (Égypte, Tunisie, Antilles).

La présence d'œufs du parasite (Schistosomum hematobium) dans les selles ou dans les fragments de muqueuse enlevés par biopsie permettent d'affirmer le diagnostic.

Je possède 3 observations de bilharziose rectale.

Obs. I. — V., étudiant en médecine, 26 ans, originaire de la Martinique, souffre depuis longtemps de pertes de sang par l'anus accompagnées de constipation avec des alternatives de débâcles diarrhéiques. Il vient me consulter parce que les hémorragies sont devenues plus abondantes dans les derniers mois. A l'examen, on ne trouve pas d'hémorroïdes, mais il existe sur la face postérieure du rectum, à environ 5 centimètres, insérés immédiatement au-dessus de la limite du canal anal, deux polypes que l'on parvient à extérioriser après une forte cocaïnisation (v. fig. 70 et 71). Ablation des polypes. Guérison depuis deux ans.

Obs. II. — G., 41 ans, originaire de la Martinique, a un frère atteint de bilharziose. Malade depuis 1910, époque à laquelle sont apparus des troubles vésicaux accompagnés

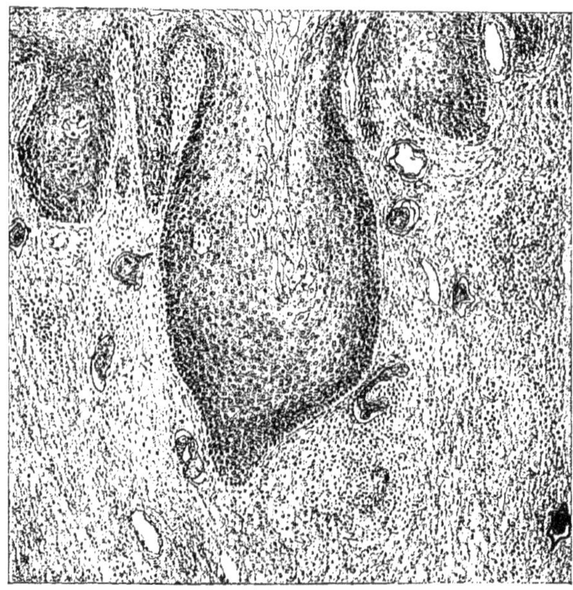

Fig. 71. — Bilharziose végétante du canal anal. Coupe histologique de la pièce représentée figure 70. On voit plusieurs parasites enkystés (Bensaude et Cain).

de diarrhées rebelles, sang dans les selles et empâtement dans la fosse iliaque gauche. Les troubles persistent et à plusieurs reprises le malade a des hématuries abondantes contenant des œufs de bilharzia.

En juin 1922, crise d'obstruction intestinale. L'examen rectoscopique montre un rétrécissement de la partie supérieure du rectum qui arrête l'instrument : 12 à 13 centimètres. Jusque-là la muqueuse est normale. A 12-13 centimètres se voient plusieurs saillies arrondies, du volume de gros pois, molles, rouge foncé, contrastant avec la couleur de la muqueuse environnante : on ne pourrait mieux les comparer qu'à des fragments de velours couleur bordeaux faisant saillie sur un fond rose pâle (pl. XX, fig. 1).

Le traitement médical de la bilharziose reste sans résultat. Devant de nouvelles menaces d'obstruction intestinale, on fait une laparotomie : on trouve une sigmoïdite avec des adhérences intimes aux plans profonds et à des anses d'intestin grêle. On établit un anus contre nature.

Les biopsies répétées et des fragments d'intestin enlevés au cours de l'opération montrent un tissu inflammatoire, mais il n'est pas possible de révéler la présence du parasite dans les coupes.

Obs. III. — Cette observation concerne une fillette de 13 ans, venant de la Guadeloupe, qui nous fut adressée par le docteur Aviragnet. La muqueuse, très anémiée, était parsemée de petites saillies et de petites ulcérations (pl. XIX, fig. 4). Les selles contenaient de très nombreux œufs de bilharzia à éperon latéral caractéristique, mais aussi des amibes dysentériques, des lamblias, des ankylostomes, des anguillules (fig. 72). Il était donc difficile de faire la part des lésions attribuables à la bilharzia. Voici cette observation résumée :

Louise F., 13 ans, nous est adressée, pour un examen rectoscopique, le 28 octobre 1924. Cette fillette souffre de troubles digestifs avec diarrhée depuis l'enfance.

En mai 1923, elle présente des troubles dysentériformes : 12 selles sanglantes par jour. On trouve des œufs de bilharzia (schistosomum Mansoni) dans les selles. La ma-

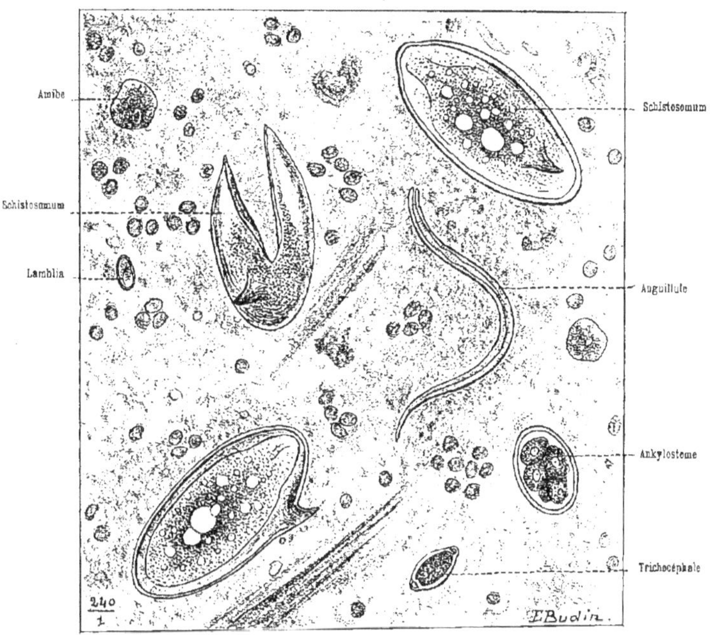

Fig. 72 — Examen microscopique du contenu intestinal chez une malade atteinte de bilharziose. A côté des œufs de bilharzia à éperon latéral, on trouve de nombreux autres parasites.

ladie s'aggravant malgré les divers traitements institués (surtout des injections d'émétine sous-cutanées et intra-veineuses), l'enfant est amenée en France et entre dans le service du docteur Aviragnet à l'hôpital des Enfants-Malades. La diarrhée et les selles sanglantes continuent avec de courts intervalles pendant lesquels la petite malade se sent mieux. Elle est dans un état d'anémie extrême avec bouffissure de la peau et des téguments.

La rectoscopie pratiquée jusqu'à 13 centimètres montre une muqueuse pâle, par places granuleuse et parsemée de minimes érosions teintes en rouge vif par du sang. Lorsqu'on les regarde à un fort grossissement, on s'aperçoit que quelques-unes d'entre elles reposent sur une saillie très nette en grosse tête d'épingle, paraissant sous-muqueuse. C'est surtout à l'union du rectum et du sigmoïde que se trouve le maximum des lésions.

Le régime, les divers traitements (émétine, pâte de Ravaut, stovarsol, amibiasine, etc.) n'ont pu amener chez cette fillette que des améliorations passagères.

Kystes dermoïdes. — Les kystes dermoïdes du rectum sont très rares. J'en ai observé un cas chez une femme de 39 ans qui me fut adressée par le docteur

PLANCHE XIX

Kyste dermoïde. Bilharziose.

Fig. 1.

Kyste dermoïde du rectum (13 cm.). A sa surface naissent des cheveux.
Dermoid cyst of the rectum (13 cm.). From the surface, hair is growing.
Cisti dermoide del retto (13 cm.). Alla sua superficie spuntano dei capelli.
Dermoid Cyste des Rectum (13 cm. über d. A.). An der Oberfläche wachsen
*   Haare.*
Kiste dermoidedo del recto (13 cm.). En su superficie nacen pelos.
Kisto dermoide do recto (13 cm.). Da sua superficie nascem cabelos.

Fig. 2.

Mèche de cheveux (salie par des matières fécales) prenant naissance
*   dans un kyste dermoïde du rectum (12 cm.) (même sujet que fig. 1).*
Tress of hair which originated in a dermoid cyst and which is soiled by
*   faecal masses (12 cm.) (same patient as in fig. 1).*
Ciocca di capelli (sporça di materie fecali) prendente nascita in una cisti
*   dermoide del retto (12 cm.) (stesso soggetto della fig. 1).*
Haarbündel (von Faeces beschmutzt) die von einer Dermoidcyste stammen
*   (12 cm. über d. A.).*
Mechón de pelo (ensuciado por heces) tomando nacimento. en un kiste
*   dermoide del recto (12 cm.) (mismo sujeto que la fig. 1).*
Novelo de cabelos (com materias fecaes) nascendo n'um kisto dermoide
*   do recto (mesmo tipo da fig. 1).*

Fig. 3.

Aspect de la muqueuse rectale chez une fillette dont les selles contenaient
*   de nombreux parasites : œufs de bilharzia, amibes dysentériques,*
*   lamblia, ankylostome, trichocéphale, anguilulles (Voir fig. 72).*
Proctoscopic appearence of the rectum (13 cm.) in a young girl whose
*   stools contained numerous parasites (see fig. 72) : eggs of bilharzia,*
*   entamibahistolytica, lamblia, ankylostoma, trichocephalus, anguillules.*
Aspetto della mucosa rettale in una bambina le cui feci contenevano
*   numerosi parassiti : uova di bilarzia, amebe dissenteriche, lamblia,*
*   anchilostoma, tricocefalo, anguillula (vedere fig. 72).*
Proctoscopisches Bild des Rectum eines jungen Mädchens dessen Darm
*   zahlreiche Parasiten beherbergte (fig. 72) Bilharzier, dysenterische*
*   Amöben, Ankylostoma, Trichocephalus, etc.*
Aspecto de la mucosa del recto en una nuña cuyas heces contenian nume-
*   rosos parsáitos : huevos de bilharzia, amibas disentericas, lamblia,*
*   anquilostoma, trichocéfalo, anguillula (véase fig. 72).*
Aspecto da mucosa rectal n'uma rapariga cujos feses continham nume-
*   rosos parasitas, ovos de bilharzia, amibos disentericos, lamblia, anki-*
*   lostoma, trichocéfalo, anguillulos (ver fig. 72).*

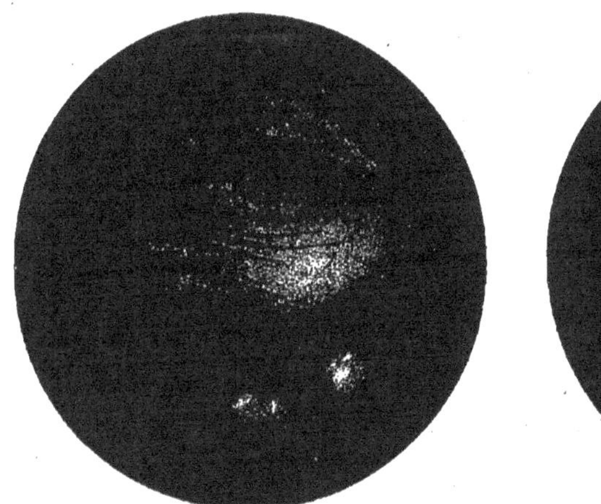

Fig. 1.

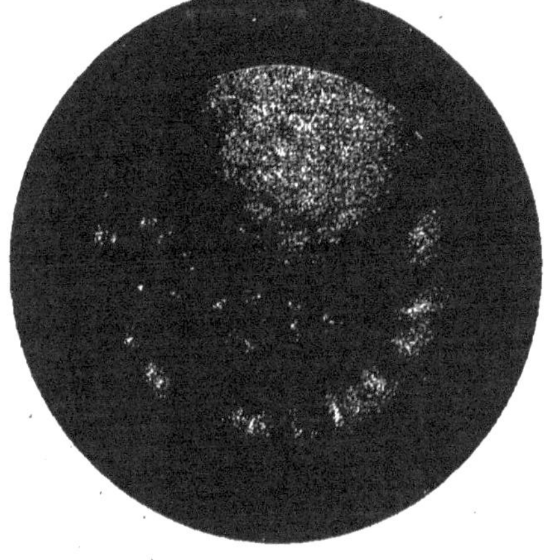

Fig. 2.

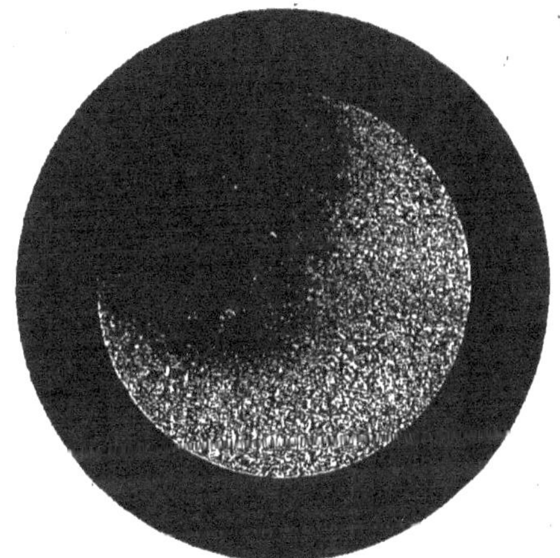

Fig. 3.

Masson et Cie, ÉDITEURS.

Gomot, de Moulins et dont j'ai publié l'histoire à la Société Médicale des Hôpitaux avec mon interne M. Jean Rachet.

Cette femme, d'une bonne santé habituelle, a commencé à se sentir fatiguée et à avoir de la fièvre en 1918; cet état se prolonge pendant 3 mois, puis, un jour, elle est prise d'un malaise subit et, le lendemain, elle rend par l'anus un gros « boyau » comme de la chair.

Au mois d'octobre 1923 (5 ans après), elle éprouve, en allant à la selle, la sensation de ne pas pouvoir se débarrasser complètement et voit apparaître à l'anus une mèche de cheveux. En tirant sur cette mèche, elle ressent une douleur dans le côté gauche du ventre. Elle coupe la mèche de cheveux qui, 6 semaines plus tard, réapparaît. Elle fait venir le docteur Gomot qui vérifie lui-même le fait.

Le 7 mai 1924, je pratique une rectoscopie en position genupectorale et je constate, dans le rectum, l'existence d'une mèche de cheveux engluée de matières fécales. Je ne

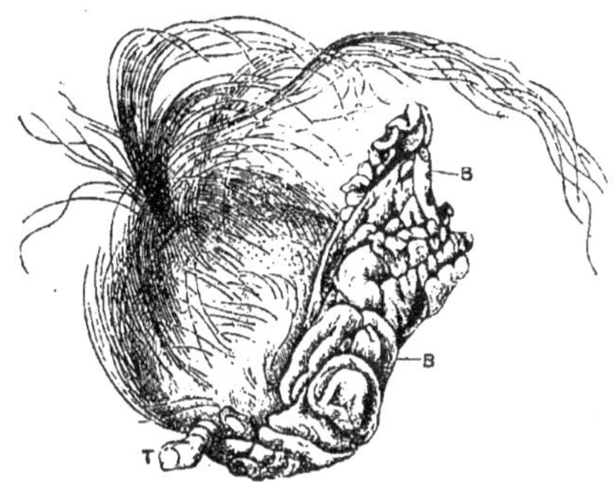

FIG. 73. — Kyste dermoïde du rectum (Bland-Lutton, d'après PENNINGTON).

parviens pas à découvrir le point d'implantation de ces cheveux. Je tire sur la mèche et la malade ressent de nouveau une douleur au niveau de l'anse sigmoïde.

Le lendemain, nouvel examen dans le décubitus dorsal. Je découvre à 13 centimètres de l'anus, sur la paroi antérieure du rectum, une tumeur du volume d'une cerise, à surface légèrement irrégulière, comme gaufrée, tranchant par sa couleur rose pâle sur la muqueuse normale environnante.

Le 2 juillet 1924, un nouvel examen me permet de constater le même aspect, mais le kyste semble plus détaché de la paroi et paraît plus pédiculé; de nombreux cheveux sont implantés sur la surface du kyste (voir pl. XIX, fig. 1 et 2; la rétoscopie a été faite dans le décubitus dorsal).

Une radiographie montre sur le bord du sacrum, à la partie inférieure et gauche, une ombre anormale qui pourrait bien être une dent. Cette malade vient me voir environ tous les 6 mois pour que je coupe la mèche qui devient gênante.

J. F. Saphir a publié l'observation d'un kyste dermoïde ouvert dans le rectum. A l'examen rectoscopique on trouve à environ 7 centimètres de l'anus une vaste ulcération de la paroi antérieure du rectum.

Lymphadénome. — Le lymphadénome constitue un autre type de tumeurs rares du rectum. La plupart des observations concernent des enfants. J'ai cependant eu l'occasion de voir deux cas de ce genre chez des hommes âgés. Voici le premier cas étudié avec MM. Le Noir et A. Cain (pl. XX, fig. 2) :

M. P., 64 ans, a été soigné en 1908 et 1909 par M. Le Noir pour un ulcère de l'estomac (mélena abondant). En 1917 est apparue une lymphadénie cervicale axillaire et inguinale (sans modification hématologique), qui a considérablement rétrocédé sous l'action de la radiothérapie.

Bilharziose. Lymphadénome.

Fig. 1.

Bilharziose rectale (13 cm.).
Bilharziosis of the rectum (13 cm.).
Bilarziosi rettale (13 cm.).
Bilharziaerkrankung des Rectum (13 cm.).
Bilharziosis del recto (13 cm.).
Bilharziose rectal (13 cm.).

Fig. 2.

Lymphadénome rectal chez un homme présentant une lymphadénie géné-
ralisée (cervicale, axillaire et inguinale).
Lymphadenoma of the rectum in a man with general lymphadenitis
(neck, axilla and groins).
Linfoadenoma rettale in un uomo presentante una linfoadenite generaliz-
zata (cervicale, ascellare e inguinale).
Lymphadenum des Rectum bei gleichzeitiger Allgemeiner Lymphadenitis
(Hals, Schulterhöhle, Leiste).
Limfadénoma del recto en un hombre presentando una linfadenitis gene-
ralizada (cervical, axilar e inguinal).
Lymfadenoma rectal n'um homem apresentando uma lymfadenite gene-
ralisada (cervical, axilar e inguinal).

Fig. 3.

Condylome anal de nature lymphadénomateuse.
Anal condyloma of lymphadenoid character.
Condiloma anale di natura linfoadenomatosa.
Anal Condylom lymphadenoiden Ursprunges.
Condiloma anal de naturaleza limfadénomatosa.
Condiloma anal de naturesa lymfadenomatosa.

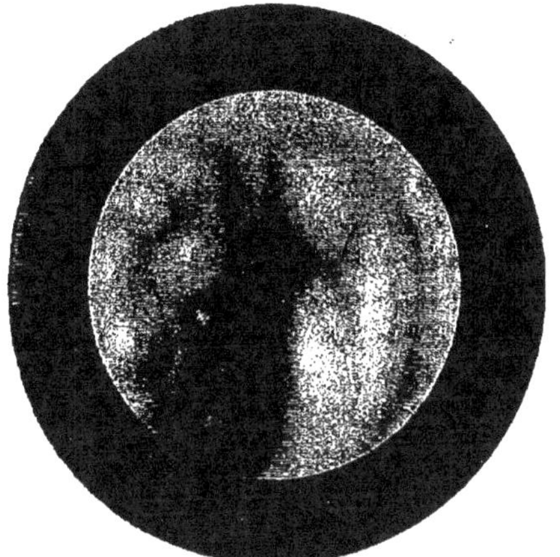

Fig. 1.

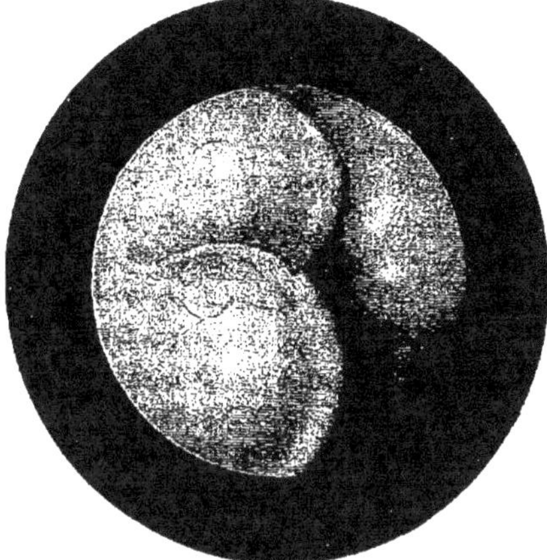

Fig. 2.

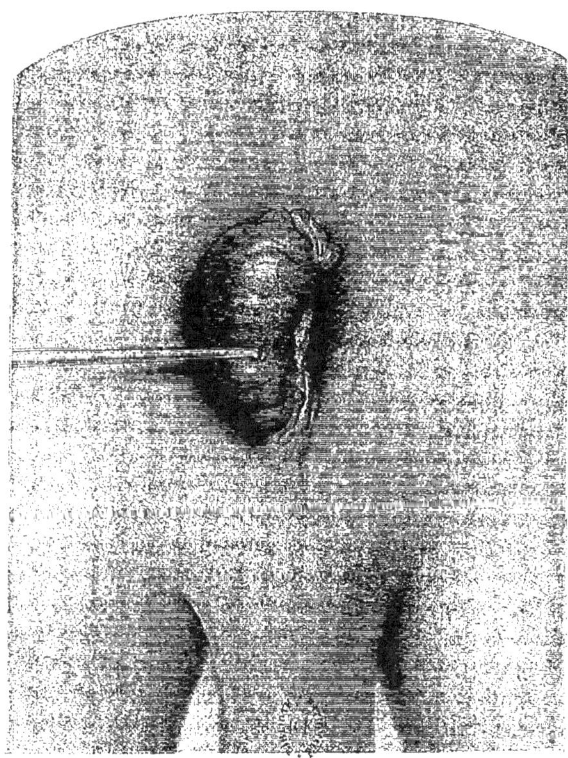

Fig. 3.

MASSON ET Cie, ÉDITEURS.

En août 1923, survient une constipation progressive, rebelle à toute médication. Les selles sont fragmentées, ne contiennent pas de sang. Il n'y a ni ténesme, ni épreintes. L'examen après lavement opaque montre un remplissage incomplet du côlon pelvien.

A l'examen rectoscopique, on découvre, 10 centimètres au-dessus de l'anus, une masse mamelonnée, développée sur la paroi antérieure gauche du rectum et envahissant toute la lumière. Sa consistance est molle; sa coloration rosée, plus pâle que celle de la muqueuse environnante, rappelle celle d'un ganglion. La surface n'est pas ulcérée, mais saigne facilement.

La biopsie montre qu'il s'agit d'un lymphadénome typique; nappe lymphocytaire au milieu d'un tissu réticulé.

Le traitement radiothérapique n'empêche pas le développement de la tumeur. Il est suivi d'une réaction douloureuse intense.

L'obstruction intestinale devient absolue, l'état général est très précaire; on établit un anus iliaque gauche, qui est suivi d'une amélioration marquée, mais sans modification de la tumeur.

Le professeur Lecène m'a également adressé un homme atteint d'un lymphadénome du rectum. Cette observation présentait trois particularités : 1º Il n'y avait pas d'autres localisations de la lymphadénie ; 2º les masses occupant le rectum étaient moins mamelonnées que dans l'observation précédente et donnaient lieu à une grosse infiltration de la paroi ressemblant à un œdème dur; 3º il y avait à la marge de l'anus un condylome de nature lymphadénomateuse (pl. XX, fig. 3).

Angiomes. — L'histoire des angiomes montre qu'une lésion minime du rectum et de l'S iliaque peut mettre la vie des malades en danger par l'abondance des hémorragies. Tantôt répétées et graves, tantôt occultes, ces hémorragies peuvent provquer tous les signes d'une anémie pernicieuse. Dans ce cas, elles se distinguent des hémorragies hémorroïdaires en ce que, dans celles-ci, le sang vient après la garde-robe : il est comme versé sur les matières, tandis que, dans les hémorragies à point de départ rectal ou recto-sigmoïdien, le sang s'accumule dans le rectum et est expulsé le premier au moment de la garde-robe (Hartmann); quelquefois, en allant à la selle, les malades n'expulsent que du sang mais pas de matières.

Les tumeurs angiomateuses du rectum constituent une affection rare. Les observations publiées concernent des angiomes caverneux circonscrits (Leboucq, Hartmann, Tuffier) ou diffus (Barker, Kausch, Stacyl, Bensaude et Antoine, Hennig et Schutt). Dans l'observation de M. Hartmann, il s'agissait d'un petit angiome *circonscrit* saignant au moindre contact et situé dans l'ampoule rectale au-dessus du pli valvulaire le plus inférieur. Le malade a été guéri après une cautérisation au galvanocautère. L'observation de M. Tuffier concerne un homme de 31 ans qui succomba par hémorragie à un angiome circonscrit, facilement accessible, siégeant à la partie inférieure de l'anse sigmoïde (à 22 centimètres de l'anus).

L'angiome diffus est une tumeur à tendance envahissante qui peut occuper le rectum seul (Barker, Bensaude et Antoine, obs. II), soit le rectum et le sigmoïde (Kausch, Stacy, Bensaude et Antoine, obs. I). L'affection se traduit par des hémorragies répétées et abondantes qui, dans 4 cas, dont un personnel, ont occasionné la mort du malade.

A l'examen rectoscopique, on notait chez nos deux malades : 1º l'absence de cavité

PLANCHE XXI

Angiome caverneux diffus.

Fig. 1 à 3.

Angiome caverneux diffus recto-sigmoïdien.
Cavernous angioma of the rectum and the pelvic colon.
Angioma diffuso retto-sigmoideo.
Cavernöses Angiom des Rectum und Sigmoideum.
Angioma difuso recto-sigmoideo.
Angioma difuso recto-sigmoideo.

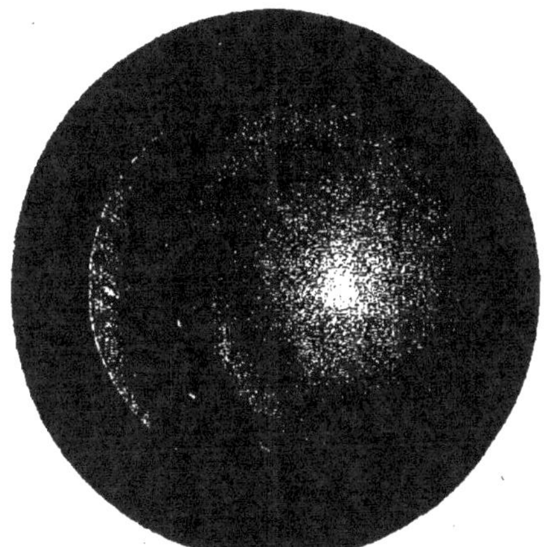

Fig. 1.

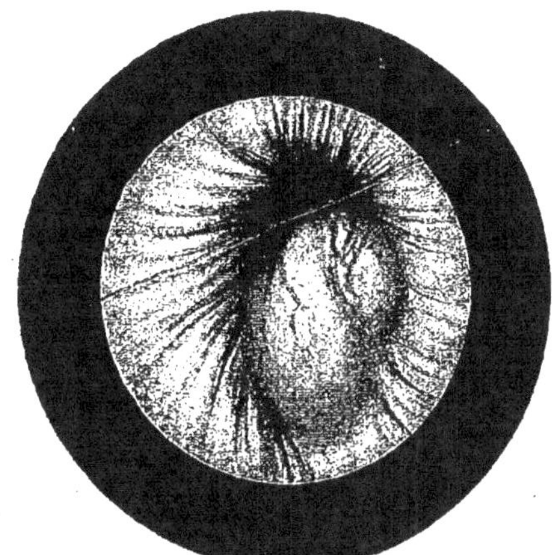

Fig. 2.

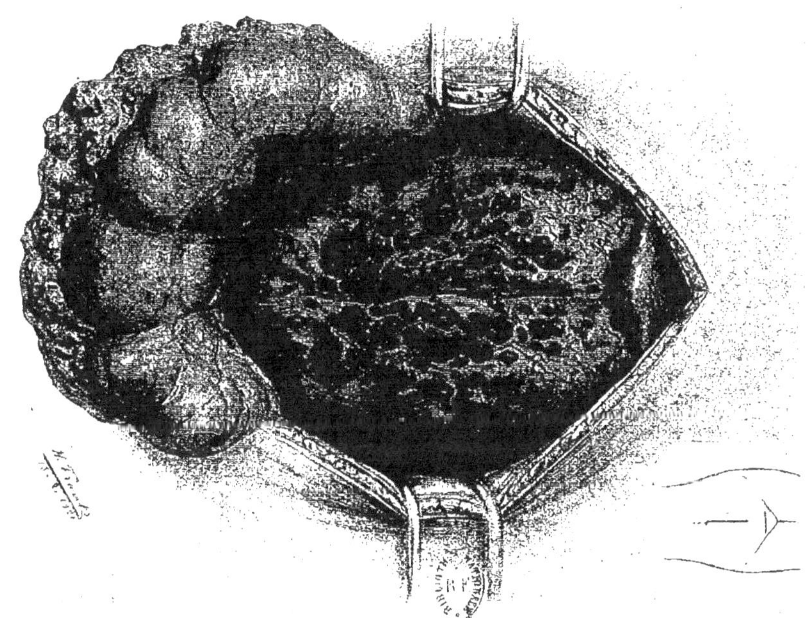

Fig. 3.

rectale, la lumière de l'ampoule étant réduite à l'état virtuel (fig. 75) ; pour faire pénétrer le rectoscope on est obligé de chercher sa voie en déplissant peu à peu les parois accolées du rectum ; 2º l'aspect œdémateux de la muqueuse qui est très pâle, livide, lisse ; 3º l'absence de lésions ulcéreuses (qui cependant ont été vues à l'autopsie dans le cas de Barker).

Dans presque toutes les observations, on signale une tumeur angiomateuse péri-anale, dont l'aspect est si caractéristique (pl. XXI, fig. 2) qu'il a suffi à lui

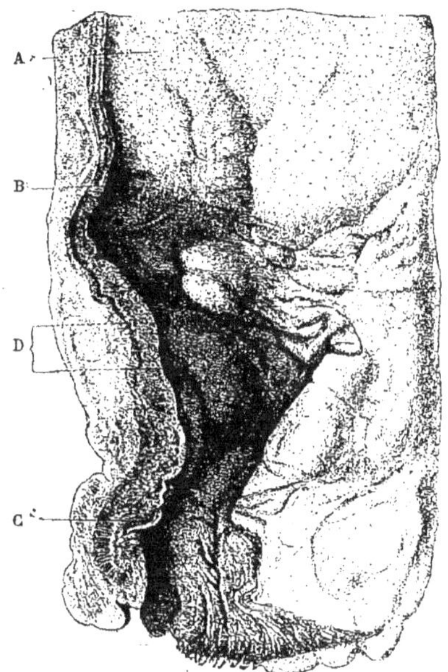

Fig. 74. — Coupe verticale d'une tumeur angiomateuse diffuse du rectum (d'après Barker). La préparation mesure 22 cm.; elle comprend le rectum et l'anus, ainsi que la fin du sigmoïde.
A : face interne normale de l'intestin.
B à C : étendue du tissu caverneux que l'on voit en coupe.
D : deux moitiés d'ulcérations, qui ont donné lieu aux hémorragies fatales.
Cette figure montre la paroi du rectum boursouflée par l'angiome. Elle fait comprendre aisément les aspects rectoscopiques, que nous avons étudiés sur le vivant et reproduits dans la figure 75 et pl. XXI fig. 1.

seul pour poser le diagnostic chez notre second malade. Ces dilatations veineuses ne ressemblent en rien à des hémorroïdes. Plusieurs malades atteints d'angiomes diffus ont cependant été opérés pour des hémorroïdes. Voici une de nos observations d'angiome diffus, brièvement résumée (pl. XXI, fig. 1, 2, 3) :

Mlle M., 21 ans, d'aspect infantile, ne paraît guère avoir plus de 14 ans. Les hémorragies, qui débutent 1 mois et demi après la naissance, s'aggravent à partir de 8-10 ans.

A 21 ans (moment où nous l'examinons), elle se trouve dans un état d'anémie grave due
aux hémorragies presque continuelles; de plus, elle se plaint de crises douloureuses et
de ténesme rectal qui nécessitent l'usage de la morphine. A l'examen, on trouve, dans
la fosse iliaque et l'hypochondre gauche, empiétant sur les régions avoisinantes, une tumeur
qui avait été prise auparavant pour un kyste de l'ovaire. A l'opération (de Martel), on

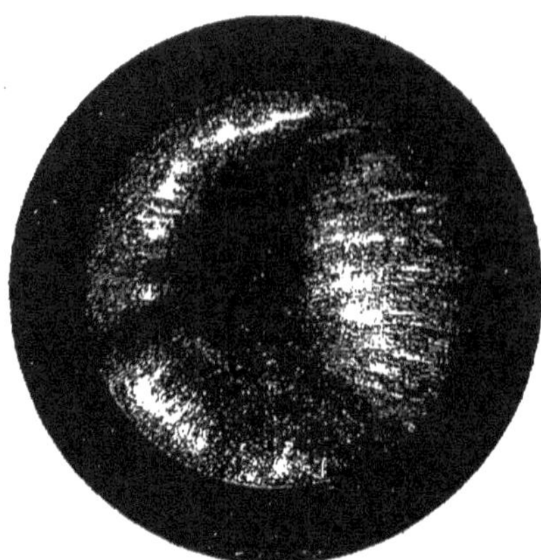

Fig. 75. — Angiome caverneux du rectum. Aspect rectoscopique (Bensaude et Antoine). — La lumière du rectum est réduite à une fente étoilée, due à la saillie des parois envahies par le tissu caverneux.

constate que cette tumeur, ressemblant à une énorme grappe de raisins noirs, est formée
par les deux branches de l'anse sigmoïde anormalement développées et couvertes de
veines de tous les calibres (pl. XXI, fig. 3). On établit un anus artificiel sur le côlon transverse et on prescrit la radiothérapie. La malade engraisse de 15 kilos et va très bien depuis
3 ans.

CANCER

L'endoscopie prend toute sa valeur dans la recherche des cancers procto-sigmoïdiens. Grâce à elle, il est possible d'établir un diagnostic précoce et de faire intervenir le chirurgien en temps utile. Des statistiques récentes montrent, en effet, que les opérations pratiquées à temps permettent de sauver un malade sur cinq.

En ce qui concerne mon expérience personnelle, je peux dire sans grande exagération qu'il ne se passe guère de quinzaine où, tant dans mon service hospitalier que dans ma clientèle privée, le toucher ou le rectoscope ne me révèle l'existence d'un cancer jusque-là ignoré, ou ne me permette de rectifier un diagnostic de cancer porté là où il n'y avait qu'une affection bénigne.

Cette seconde sorte d'erreur, pour s'être montrée moins fréquemment que la première, ne m'en a pas moins fourni des exemples saisissants, notamment ceux de dysentériques qu'on soignait pour des cancers (1), ou des militaires réformés comme cancéreux alors qu'ils n'étaient porteurs que d'une tumeur bénigne du rectum; bien des fois, j'ai vu des malades exsangues, considérés comme atteints de cancer, alors que des hémorroïdes seules étaient la cause de leur état. On m'a demandé aussi de rechercher des cancers chez des tuberculeux, des tabétiques (2). Mais l'erreur inverse, qui consiste à méconnaître un cancer, est infiniment plus fréquente, et il n'est pas de médecin s'occupant spécialement des voies digestives qui ne soit impressionné par le nombre des cancers recto-sigmoïdiens totalement ignorés ou méconnus.

Cliniquement, les affections qui ont été confondues le plus souvent avec le cancer sont les hémorroïdes et l'entéro-colite muco-membraneuse. En dehors des malades que j'ai observés à l'hôpital et qui n'ont pu être suivis, je

(1) J'ai vu survenir deux fois un cancer après la dysenterie. M. Pagniez m'a prié d'examiner à l'hôpital un Algérien présentant des symptômes de dysenterie dont les selles renfermaient des amibes dysentériques typiques. A l'examen rectoscopique, nous eûmes la surprise de ne pas rencontrer de lésions dysentériques, mais un cancer sphacélé situé à 8 cent. au-dessus de l'anus. Cette observation d'un « porteur d'amibes » montre toute l'importance de la rectoscopie chez les dysentériques.

(2) Dans une de ces observations, j'ai été frappé par la grande anesthésie de la région anale au moment de l'introduction de l'appareil et par l'état de la muqueuse qui était sèche, rouge violacée et toute plissée. Cet aspect, déjà rencontré chez un des malades précédents, me mit sur la voie du diagnostic.

peux réunir en l'espace de cinq années, dans ma clientèle privée, 16 cas d'entéro-colite pris pour des cancers. Les malades que j'ai eus à examiner avaient été soumis à des régimes sévères (cure de féculents du docteur Combe, traitement du docteur Tissier), les uns avaient été envoyés dans des sanatoria suisses, d'autres dans des stations thermales telles que Châtel-Guyon, Plombières ou Vichy. Les erreurs avaient été commises par des médecins des plus distingués et dans un seul cas par un chirurgien. Il semble que, par leur orientation pro-fessionnelle, les chirurgiens, plus que les médecins, aient l'attention en éveil sur la difficulté du diagnostic du cancer recto-colique. Loin de moi la pensée de faire grief à des confrères d'une erreur que j'ai moi-même commise et qui m'a précisément amené à m'occuper de rectoscopie.

Les erreurs de diagnostic concernant le cancer sont si fréquentes, qu'il n'est pas superflu d'en rappeler les causes principales avant de parler de l'endoscopie proprement dite. Ces causes peuvent être groupées en trois catégories, suivant qu'elles dépendent de l'âge et de l'aspect du malade, ou des symptômes de la maladie, ou enfin d'un examen médical incomplet.

Le médecin ne doit pas s'arrêter à l'*âge* du patient, puisque les exemples de cancer chez des personnes jeunes sont fréquents : Quénu et Hartmann ont observé des cancers du rectum chez des malades de vingt et un, vingt-huit, trente ans; Gant chez des malades âgés de moins de dix-huit ans. J'ai moi-même observé un cancer du rectum chez une jeune fille de dix-neuf ans.

L'*état général* n'est pas forcément touché et pendant longtemps la santé reste si florissante qu'on n'ose songer à l'existence d'un néoplasme. Le sujet conserve un bon appétit, ne perd pas de poids et quelquefois même engraisse lorsqu'on le suralimente.

Dans un second groupe de faits, les erreurs de diagnostic résultent des symptômes prédominants que présente le malade. Rien n'est cliniquement plus obscur que la période de début du cancer recto-colique (Quénu et Hartmann). Tant que le cancer est limité à une portion de la circonférence intestinale, les symptômes peuvent en être absolument latents et induire en erreur même les esprits les plus prévenus.

Le plus souvent, cependant, il existe des manifestations cliniques, mais ces *signes n'attirent pas l'attention sur la portion terminale du gros intestin.* On a, en effet, une trop grande tendance à croire que les malades atteints de cancer doivent forcément présenter des symptômes procto-sigmoïdiens. Ils viennent consulter pour des troubles variés de la défécation : les uns souffrent de constipation, d'autres se plaignent de diarrhée, et on a d'autant moins l'idée d'examiner le rectum et l'S iliaque qu'en même temps ces sujets localisent leurs troubles dans la partie supérieure de l'abdomen : ils se plaignent d'être ballonnés, d'avoir des gaz parcourant constamment les anses intestinales, de ressentir des douleurs péri-ombilicales; d'autres souffrent de troubles urinaires et sont traités comme prostatiques; d'autres, enfin, ont des douleurs dans les membres inférieurs, dans les aines, tel un malade que nous avons vu avec le docteur Veillon et qui avait été soigné comme rhumatisant. On attribue d'autant plus facilement au nervosisme les phénomènes observés, que les troubles de la partie terminale de l'intestin rendent toujours les malades irritables, hypocondriaques et quelquefois leur retirent le sommeil.

Mais, même quand il y a des *symptômes qui attirent l'attention sur le rectum,* il s'en faut qu'on observe à la fois tous les symptômes classiques du cancer : ténesme, hémorragies, écoulements glaireux, douleurs; un seul de ces symptômes existe parfois et souvent d'une façon intermittente. Ainsi, le ténesme peut être à peine ébauché. L'un de nos malades avait tous les jours des selles régulières, mais il gardait toujours l'impression de ne pas s'être suffisamment « vidé », suivant sa propre expression. Un autre avait seulement une ou deux fausses envies dans les vingt-quatre heures, qui ne s'accompagnaient d'aucune expulsion de glaires, mais ces fausses envies ne survenaient jamais qu'après une selle normale. Enfin, un troisième malade avait de temps à autre, le matin, une envie d'aller à la selle qui n'aboutissait qu'à l'expulsion d'un peu de liquide noirâtre; quelques instants après, selle glaireuse, puis une troisième envie, enfin suivie d'une selle normale.

Les matières expulsées par ces fréquentes envies ne présentent pas toujours les caractères classiques d'éjaculation de muco-pus, tantôt seul, tantôt mélangé de sang. A côté de ces fausses diarrhées, ne cédant ni au régime ni aux médicaments, on peut voir des malades rendant de véritables matières diarrhéiques ; ce fut le cas chez une de nos malades, présentant un néoplasme sphacélé occupant le côté latéral gauche du rectum, à 10 centimètres au-dessus de l'anus.

La troisième cause d'erreur provient quelquefois de l'examen incomplet fait par le médecin. Tantôt celui-ci s'est abstenu de tout examen local ; tantôt, en examinant la région anale et trouvant des hémorroïdes ou des fissures, il a attribué tous les symptômes observés à ces lésions, comme si elles ne pouvaient pas coexister avec un cancer de l'intestin ; tantôt enfin, il s'est contenté du toucher rectal en négligeant la sigmoïdoscopie, bien que *dans 35 p. 100 des cas* (Gant) *le cancer occupe l'anse sigmoïde ou la partie supérieure du rectum, c'est-à-dire une région inaccessible au toucher.*
Si précieux que soit le toucher pour tous les cancers accessibles au doigt (jusqu'à 8 ou 10 centimètres au-dessus de l'anus), il n'est pas à l'abri de causes d'erreur, par exemple dans certaines procto-sigmoïdites graves, dans des ulcérations dysentériques, tuberculeuses, etc. Friedrich cite deux cas de cancer du rectum remarquables par leur consistance molle et qu'au toucher on eût pris pour de simples polypes. D'autre part, toute tumeur de consistance dure n'est pas forcément un cancer, et on a cité des cas d'inflammation chronique qui donnent lieu à une induration de la muqueuse pouvant prêter à confusion.

Toutes ces considérations montrent la valeur de l'endoscopie, grâce à laquelle il n'est pas de cancers qui soient reconnus aussi facilement et avec autant de sûreté que le cancer procto-sigmoïdien. On ne saurait cependant méconnaître qu'à côté des cas où ce mode d'examen rend le diagnostic évident, il en est d'autres dont la recherche endoscopique est malaisée et le diagnostic moins certain.

I. — CAS OÙ L'EXAMEN ENDOSCOPIQUE IMPOSE LE DIAGNOSTIC

Quand l'instrument arrive aisément au contact de la tumeur, la couleur, la consistance et la forme de celle-ci font immédiatement poser le diagnostic. Le cancer habituel, typique, c'est le cancer *végétant* ou *ulcéro-végétant* (voir fig. 76 et 77, pl. XXII, fig. 1, 2, 3, 4 et pl. XXIII, fig. 1 et 2) qui rappelle l'aspect en chou-fleur du cancer du col de l'utérus. Il se reconnaît aux caractères suivants :
1º Il forme une masse rouge, bien délimitée, tranchant sur la muqueuse avoisinante, qui a conservé sa coloration rose normale ; son bord est saillant et arrondi rappelant le rebord du pavillon de l'oreille (pl. XXII, fig. 1 et 2) ;
2º Il saigne spontanément et chaque fois qu'on le touche. Mais, tandis qu'une ulcération banale ou une petite plaie traumatique peut être détergée par un simple tamponnement, ici le suintement persiste et les tampons successivement introduits sont retirés imprégnés de sang ;
3º Il est de consistance dure, ce dont on se rend compte en le touchant à l'aide d'une sonde ou du rectoscope lui-même. La sensation que donne le grattage de la muqueuse à l'aide d'un instrument métallique est bien spéciale et diffère de celle que l'on a dans les procto-sigmoïdites tuberculeuses ou dysen-

PLANCHE XXII

Cancer.

Fig. 1-2.

*Cancer du rectum, 10 cm. (fig. 1) et 12 cm. (fig. 2). Les figures montren
le bord caractéristique, arrondi et dur de la tumeur.*
*Cancer of the rectum with typical hard and rounded outline at 10 cm.
(fig. 1) and 12 cm. (fig. 2).*
*Cancro del retto, 10 cm. (fig. 1) e 12 cm. (fig. 2). Le figure mostrano
il bordo caratteristico arrotondito e duro del tumore.*
*Carcinom des Rectums, 10 cm. (fig. 1) und 12 cm. (fig. 2) über d. A. Die
Figuren zeigen die characteristische harte und runde Randwulst.*
*Cancer del recto, 10 cm. (fig. 1) y 12 cm. (fig. 2); los dibujos muestran
el borde caracteristico, redondo y duro del tumor.*
*Cancro do recto, 10 cm. (fig. 1) e 12 cm. (fig. 2) ; as figuras mostram o
bordo caracteristico, arredondado e duro do tumor.*

Fig. 3.

Cancer ulcéro-végétant du rectum (7 à 8 cm. au-dessus de l'anus).
Ulcerated cancer of the rectum (at 7 or 8 cm.).
Cancro ulcero-vegetante del retto (7 à 8 cm. sopra dell'ano).
Ulzeriertes Carcinom des Reetums (7-8 cm. über d. A.).
Cancer ulcero-vegetante del recto (7 à 8 cm. del ano).
Cancro ulcero-vegetante do recto (7 a 8 cm. acimo do anus).

Fig. 4.

Cancer avec végétations polypiformes (12 cm. au-dessus de l'anus).
Cancer with polypoids growths (12 cm. above the anus).
Cancro con vegetationi polipiformi (12 cm. sop radell'ano).
Carcinom mit polypenartigen Bildungen (12 cm. über d. A.).
Cancer con vegetaciones polipiformes (à 12 cm. del ano).
Cancro con vegetações polypiformes (12 cm. acima do anus).

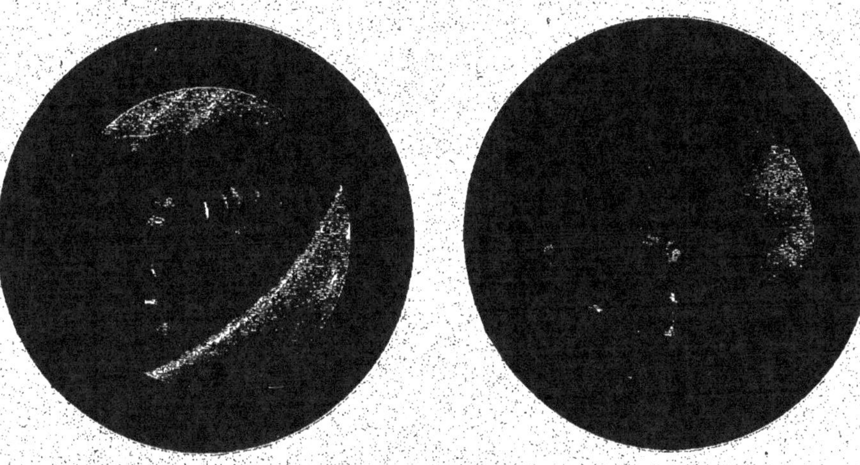

FIG. 1.   FIG. 2.

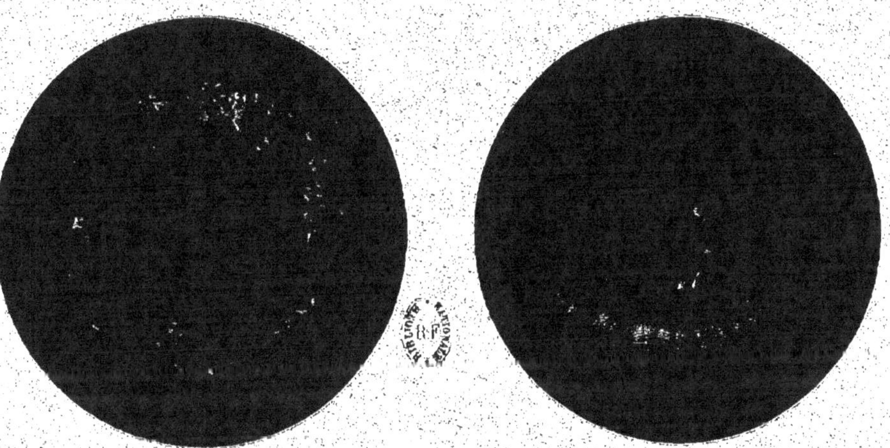

FIG. 3.   FIG. 4.

MASSON ET Cie, ÉDITEURS.

tériques ; le bruit produit rappelle le crissement de la neige sous les pas. Dans les procto-sigmoïdites, on a l'impression que la muqueuse glisse sur un plan induré, cartilagineux : sensation que ne donne pas le cancer ;

4° Il arrête l'instrument dans sa progression, et la résistance qu'il oppose est telle qu'il est impossible d'aller au delà de la tumeur, à moins qu'il ne s'agisse d'un cancer de petit volume ou d'un cancer même volumineux situé sur un segment intestinal dilaté ou logé dans la concavité du sacrum. Les

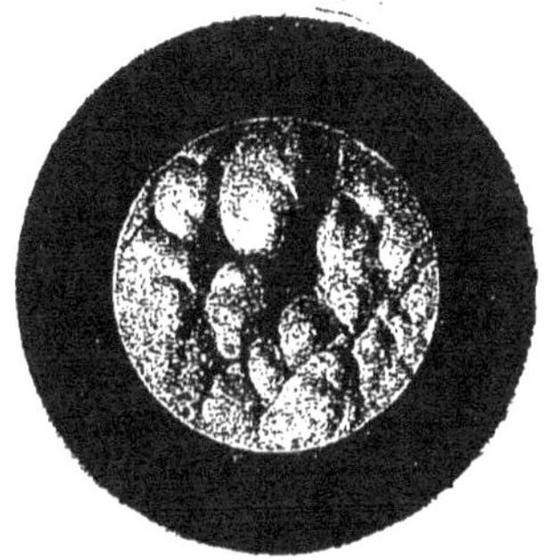

Fig. 76. — Cancer ulcéro-végétant de l'entrée de l'S iliaque.

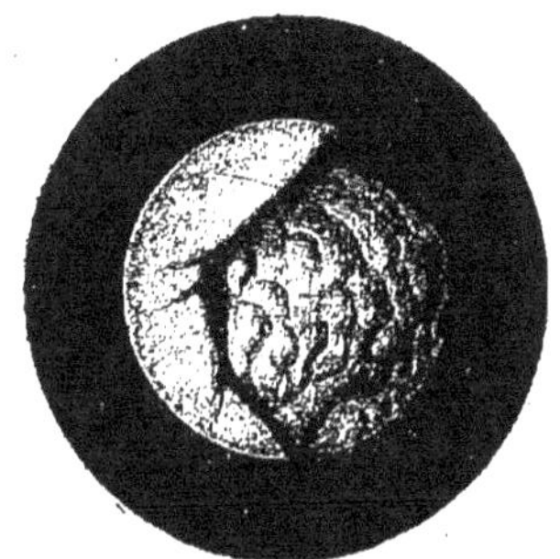

Fig. 77. — Cancer végétant de la région ampullaire.

infiltrations des couches profondes, dans les recto-colites, s'opposent également à la pénétration du rectoscope, mais d'une façon moins absolue que dans le cancer.

Le cancer du rectum et celui de l'S iliaque offrent entre eux de légers caractères distinctifs. Dans le cancer de l'S iliaque, les végétations, en général de petit volume, sont recouvertes de pus et de mucosités sanguinolentes, souvent de masses saillantes polypiformes qui obstruent la lumière de l'intestin. Le cancer du rectum a généralement une consistance plus solide et des végétations plus grosses (pl. XXIII, fig. 1 et 2).

II — CAS OÙ L'EXAMEN ENDOSCOPIQUE N'IMPOSE PAS LE DIAGNOSTIC

Les difficultés que l'on est exposé à rencontrer sont de trois ordres : tantôt elles résident dans le fait que la tumeur se trouve masquée par des matières fécales ou purulentes, ou par des replis de la muqueuse ; tantôt elles proviennent de la coexistence du cancer avec une autre affection du rectum ; tantôt enfin, elles tiennent à l'aspect inhabituel de la tumeur (ulcération cancéreuse, cancer infiltré, tumeur bénigne dégénérée).

PLANCHE XXIII

Cancer.

Fig. 1.

*Cancer du rectum avec grosses végétations dures (à 12 cm. au-dessus de
l'anus).*
*Cancer of the rectum with large and hard vegetations (11 to 12 cm. above
the anus).*
Cancro del retto con grosse vegetazioni dure (11 à 12 cm. sopra dell'ano).
*Carcinom des Rectums mit harten ¡grossknolligen Prominenzen (11-12 cm.
über d. A.).*
Cancer del recto con gruesas vegetaciones duras (11 a 12 cm. del ano).
*Cancro do recto con grandes vegetações duras (11 a 12 cm. acima do
anus).*

Fig. 2.

Cancer ulcéro-végétant de l'anse sigmoïde (16 cm. au-dessus de l'anus).
Ulcerated cancer of the sigmoid flexure (at 16 cm.).
Cancro ulcero-vegetante dell'ansa sigmoïde (16 cm. di sopra l'ano).
Ulzeriertes Carcinom der Flexur (16 cm. über d. A.).
Cancer ulcero-vegetante del ansa sigmoide (à 16 cm. del ano).
Cancro ulcero-vegetante da ansa sigmoïde (16 cm. acima do anus).

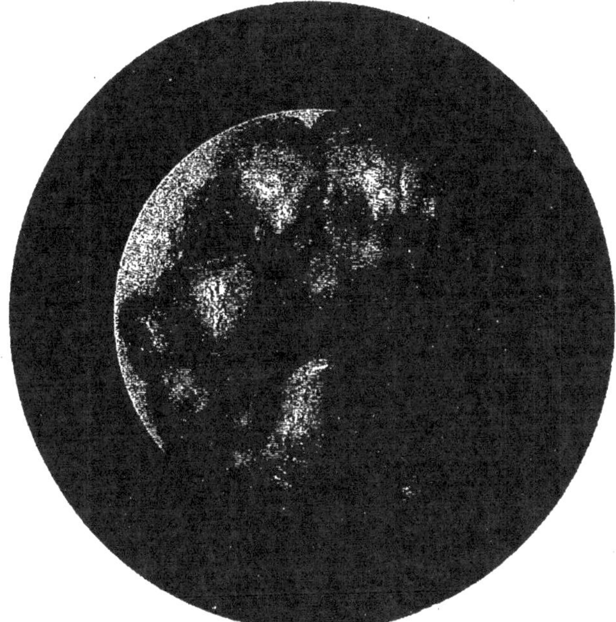

Fig. 1.

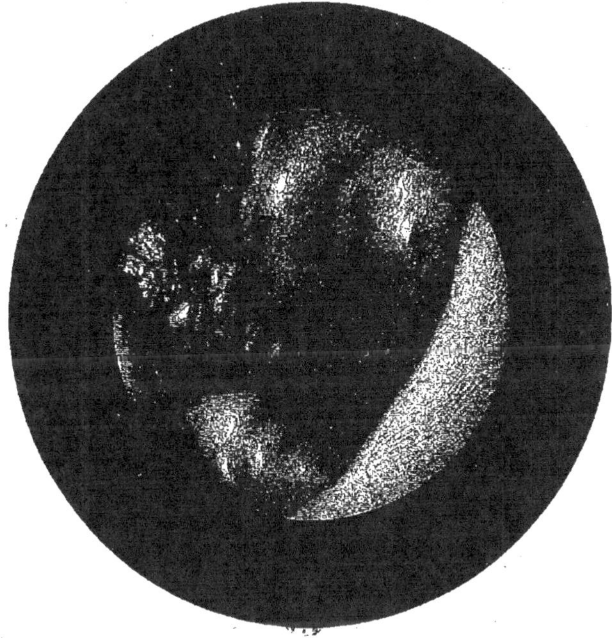

Fig. 2.

Les cancers sphacélés sont quelquefois couverts d'une couche épaisse de matières diarrhéiques qu'on a la plus grande difficulté à déterger. Il m'est arrivé deux fois de diagnostiquer un néoplasme de ce genre, qui avait échappé à un

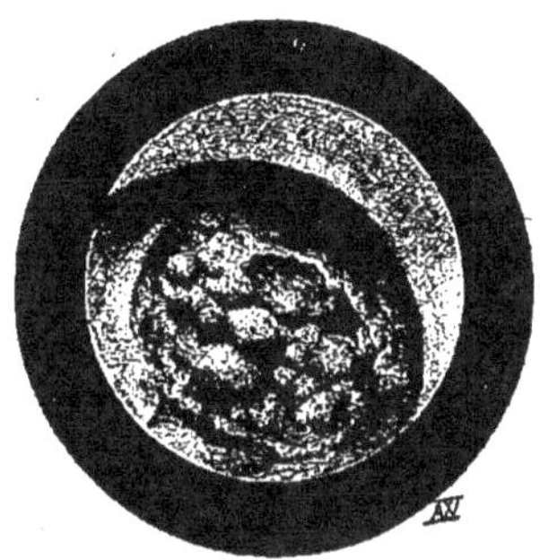 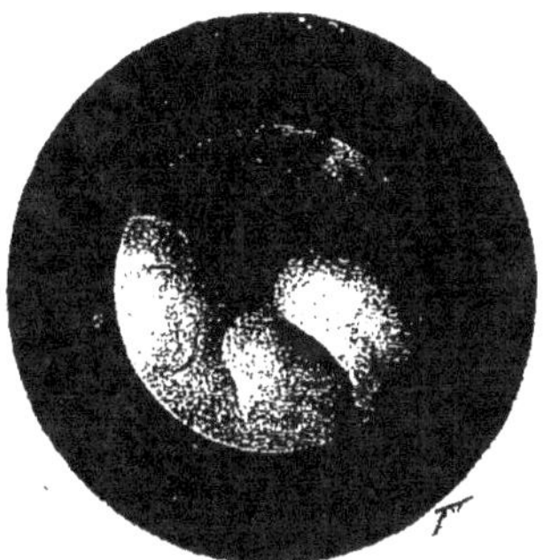

Fig. 78. — Cancer du rectum forme ulcérée. Fig. 79. — Cancer du rectum, forme infiltrée.

autre observateur parce que le nettoyage de l'intestin, difficile en l'occurrence, n'avait pas été poursuivi avec assez d'insistance. Il faut donc, au cours d'une rectoscopie, se garder de négliger l'examen des endroits où les matières adhèrent

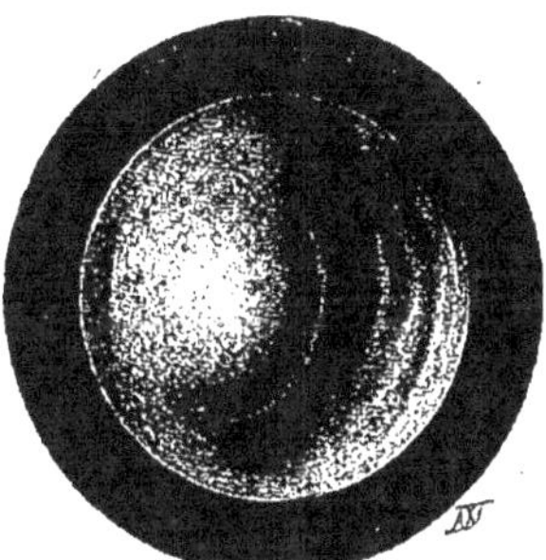

Fig. 80. — Cancer du rectum, forme métastatique.

si intimement. Chez un malade examiné avec les docteur Launay et Radiguet, la tumeur était masquée par du pus. On avait pensé à l'appendicite pelvienne et ce diagnostic sembla confirmé par le premier examen rectoscopique, au cours duquel le pus s'écoula en abondance par le rectoscope; mais un second examen pratiqué dans la même séance, après avoir laissé au pus le temps de s'écouler, permit de constater qu'il s'agissait en réalité d'un abcès formé autour d'un cancer du rectum.

D'autres fois, c'est une valve ou des replis de la muqueuse qui dissimulent
le néoplasme, ainsi qu'il est fréquent chez les vieillards et chez les obèses à tissus
flasques; c'est alors que l'insufflation intervient utilement pour déceler le cancer

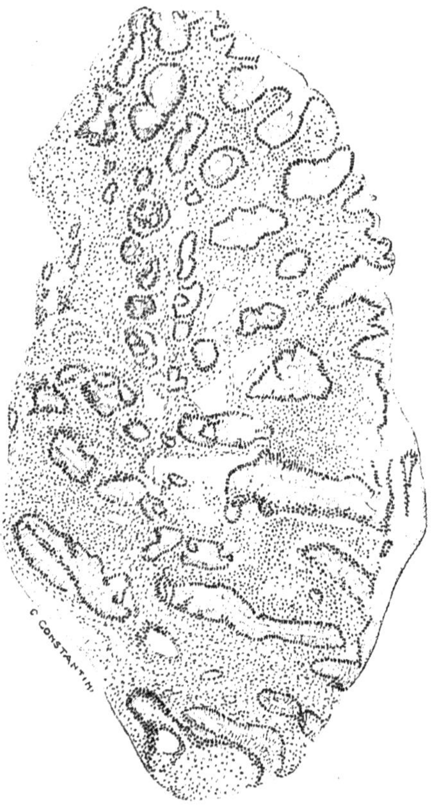

Fig. 81. — Épithélioma cylindrique du rectum (gross. : 50/1). (Bensaude et Cain.)
A s'en tenir à cette préparation, le diagnostic serait : adénome du rectum. Les culs-de-sac glandu-
laires sont réguliers, limités, à peine ramifiés ; cependant, les cellules mucipares font défaut. En
réalité, il s'agit d'un épithélioma, comme le prouve la préparation suivante, qui correspond à un
autre prélèvement fait sur la même tumeur.

que l'on soupçonne. Les cancers de la paroi postérieure de l'ampoule, logés
dans la concavité du sacrum, peuvent également passer inaperçus, parce que
cette région peut être difficile à explorer avec un instrument à vision directe.
Quelquefois, il suffit aussi d'examiner le patient dans une autre position ou

de pratiquer une rectoscopie à un autre moment, la situation de l'intestin pouvant varier d'un examen à l'autre.

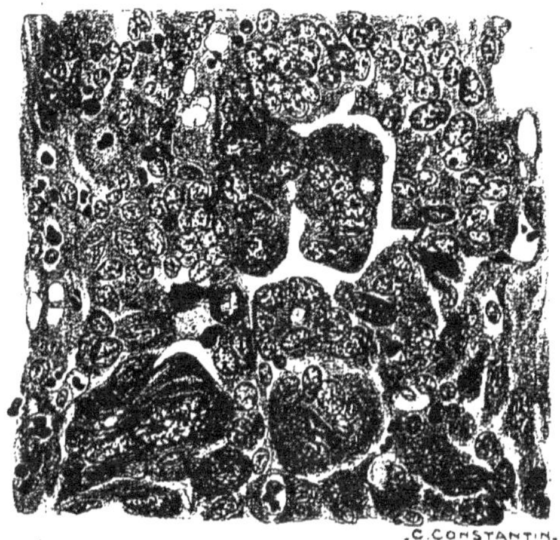

Fig. 82. — Épithélioma cylindrique du rectum (gross. : 400/1). (Bensaude et Cain.)
Prolifération atypique; groupement irrégulier de cellules à noyaux hyperchromatiques, volumineux, géants même; cellules multinucléées.

Dans une deuxième catégorie de faits, la difficulté du diagnostic tient à ce

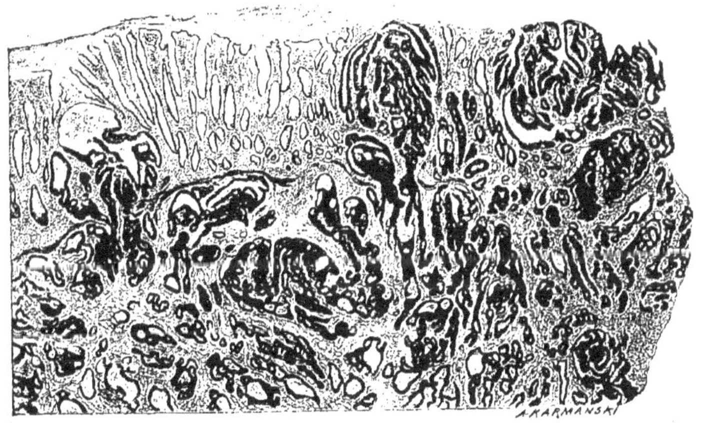

Fig. 83. — Épithélioma cylindrique atypique.

que le cancer coïncide avec une autre affection du rectum. Lorsque, par exemple

le rectoscope découvre des hémorroïdes, une fistule, un polype bénin, etc., on
est tenté d'attribuer à ces lésions tous les symptômes observés. Le cas le plus
embarrassant que j'aie vu dans cet ordre d'idées concernait un militaire présentant à la fois des lésions dysentériques et un cancer.

La petitesse de la tumeur ou son aspect inhabituel constitue la troisième
cause d'erreur.

Il m'est arrivé deux fois de découvrir à un second examen un cancer qui

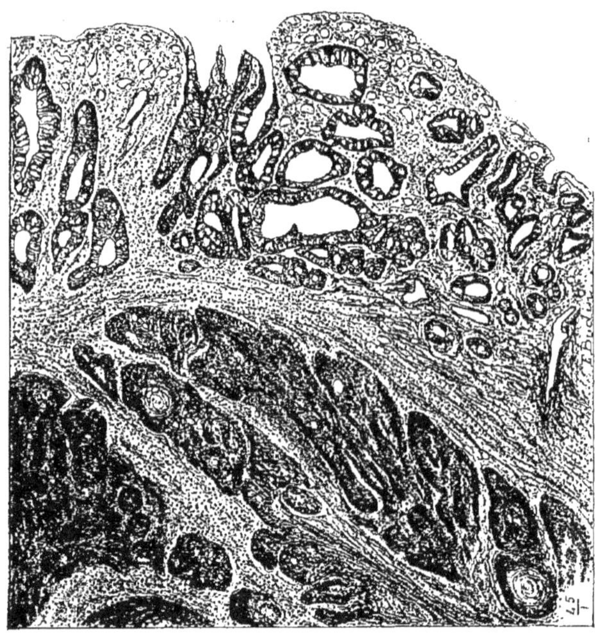

Fig. 84. — Épithélioma pavimenteux du rectum. Sous la muqueuse, dans un tissu cellulaire
très sclérosé, lobules néoplasiques dont quelques-uns contiennent des globes cornés (a).

m'avait échappé à la première inspection : l'un atteignait à peine la grosseur
d'une noisette, l'autre les dimensions d'une pièce de deux francs. Quand on
rencontre des tumeurs si minimes, il faut bien s'assurer qu'il ne s'agit pas là de
greffes d'une tumeur plus volumineuse située au-dessus. Le cancer peut encore
prêter à confusion quand, au lieu de présenter la forme ulcéro-végétante habituelle, il revêt l'aspect d'un ulcère pur, d'une plaque dure infiltrée dans la paroi
ou d'une tumeur pédiculée.

1º *Cancer ulcéré pur.* — Dans ces cas, le rectoscope ne découvre dans la paroi
qu'une ulcération à fond régulier, à bord nettement découpé ; presque toujours

ce bord est dur, légèrement saillant. Cette dureté spéciale du bord, la tendance aux hémorragies, le fait que l'ulcération est unique, sont autant de raisons qui distinguent le cancer ulcéré des ulcérations tuberculeuses, dysentériques, etc.

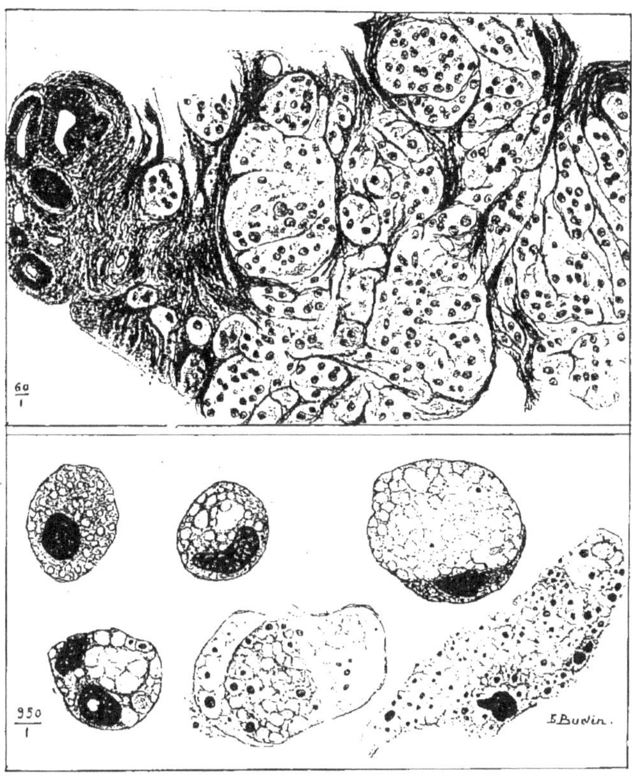

Fig. 85. — Épithélioma colloïde du rectum. Dans la partie inférieure du dessin sont représentées des cellules cancéreuses à des stades différents de la dégénérescence colloïde.

Je n'ai rencontré qu'une seule fois un cancer ulcéré pur, que j'ai fait reproduire dans la figure ci-dessus (fig. 78).

2º *Cancer infiltré.* — Il peut être primitif ou secondaire. Le cancer infiltré *primitif* ne forme pas de tumeur saillante et ne rappelle en rien la forme et l'aspect du précédent. Il est caractérisé par une sorte de plaque dure, enchâssée dans la paroi, par un simple épaississement de la muqueuse, sans ulcérations ni végétations et ne donnant généralement pas lieu à des hémorragies; sa couleur est rouge violacé. Les plis de la muqueuse sont tantôt effacés, tantôt exagérés.

Dans ce dernier cas, les gros plis ressemblent tout à fait à ceux d'une muqueuse
œdématiée (fig. 79). Ce qui distingue la dégénérescence cancéreuse de l'œdème
simple, c'est la dureté spéciale des tissus, tellement accusée que l'on sent l'extrémité du tube buter contre eux ; souvent, quand on fait basculer le rectoscope,
on a une sensation de soubresaut tout à fait catactéristique du cancer. Ces
infiltrations cancéreuses ne sont le plus souvent que le prolongement d'une

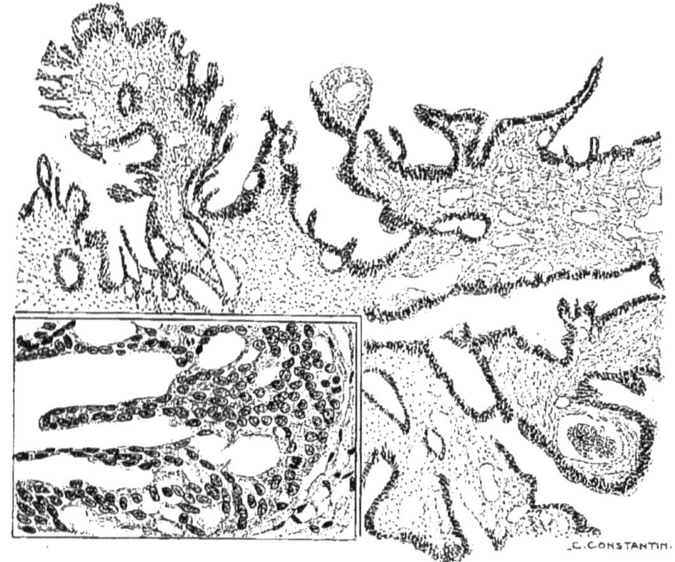

FIG. 86. — Épithélioma végétant « dendritique » du rectum (gross. : 65/1). (BENSAUDE et CAIN.)
La tumeur envoie en tous sens des prolongements dont le revêlement épithélial est régulier et émet
à son tour des bourgeons constitués par des amas de cellules en voie de prolifération. Les
glandes ne participent pas à la formation de la tumeur.

tumeur ulcéro-végétante située au-dessus et que le rectoscope ne peut atteindre.
On soupçonnera quand même le cancer derrière ces tissus qui ont perdu leur
souplesse, si l'on voit sourdre un liquide séro-purulent ou hémorragique, ou si
le tampon qu'on aura pu faire passer au delà du bourrelet est retiré imprégné
de sang. Parfois, un rectoscope de plus petit calibre permettra d'atteindre la
partie ulcérée ou végétante.

Le cancer infiltré expose fréquemment à des erreurs de diagnostic : les débutants, arrêtés par un coude de l'intestin ou des plis de la muqueuse qu'ils ne
peuvent franchir, croient à une infiltration cancéreuse là où il n'existe aucune
lésion ; plus fréquente est l'erreur inverse, qui consiste à prendre pour des rétrécissements bénins ces cancers infiltrés. On ne doit donc porter le diagnostic

de rétrécissement simple qu'avec beaucoup de circonspection, surtout au niveau de l'S iliaque où les infiltrations cancéreuses sont le plus fréquentes.

Cancer infiltré secondaire. — La plupart de mes observations concernent des cancers secondaires à des tumeurs primitives de l'utérus : généralement le cancer secondaire siège de 8 à 14 cent. au-dessus de l'anus. Chez une malade, opérée

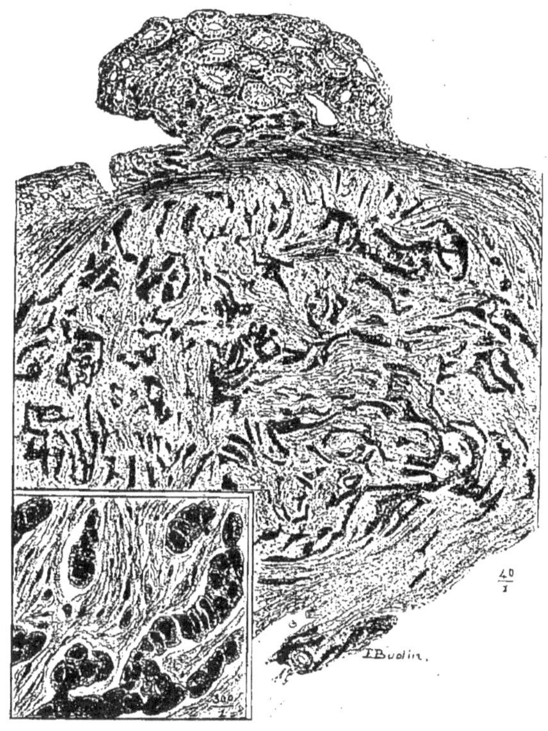

Fig. 87. — Épithélioma squirrheux du rectum. Le cartouche représente l'infiltration néoplasique vue à un fort grossissement.

d'une tumeur kystique de l'ovaire, un an auparavant, par le professeur Hartmann, j'ai trouvé, à 13 ou 14 centimètres au-dessus de l'anus, un cancer annulaire infiltré qui m'avait fait croire à un rétrécissement fibreux simple : il n'y avait aucune saillie néoplasique dans la cavité intestinale, mais j'ai pu faire le diagnostic par la sensation spéciale que donnait le grattage de la tumeur et par la couleur des tissus malades qui contrastait avec celle de la muqueuse avoisinante. Les anamnestiques sont en pareil cas d'une grande utilité.

Le *cancer métastatique du rectum* (voir fig. 80), que j'ai été l'un des premiers à étudier, revêt également la forme infiltrée ; il est le plus souvent secondaire à un cancer de l'estomac ; il siège à 5, 6, 8 centimètres au-dessus de l'anus et est accessible au toucher ; quelquefois, cependant, il se trouve à la limite du rectum et du côlon terminal et ne peut alors être atteint que par le rectoscope. Il

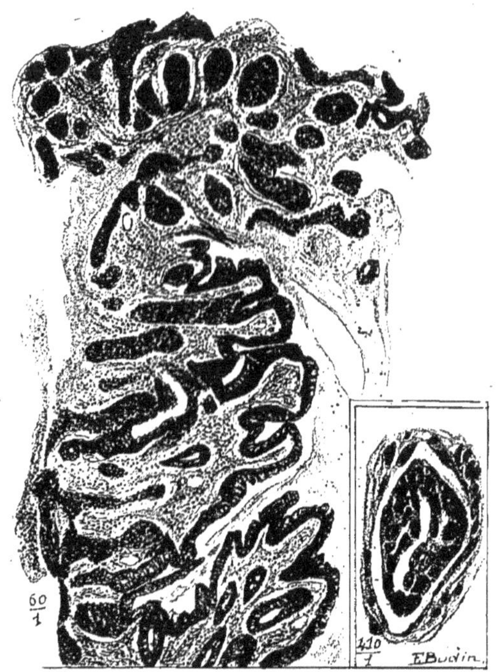

Fig. 88. — Métastase rectale d'un épithélioma baso-cellulaire du col utérin ayant produit une fistule recto-vaginale.

se présente, comme j'ai eu l'occasion de l'observer, sous la forme d'un rétrécissement (v. rétrécissement périrectal) ou d'une saillie occupant la paroi antérieure, recouverte par une muqueuse intacte, glissant sur les parties profondes ; il n'y a ni œdème, ni ulcérations, ni végétations cancéreuses. Malgré ces caractères qui le distinguent du cancer primitif, la confusion a été faite et l'on a extirpé des cancers secondaires croyant enlever des cancers primitifs. Au point de vue séméiologique, la métastase rectale a la même valeur que certaines métastases ganglionnaires : sa constatation confirme l'existence d'un cancer de l'estomac soupçonné seulement. Elle a même une portée plus précise encore, puisqu'elle indique avec beaucoup de probabilité la présence de tumeurs multiples étagées le long du tractus intestinal et qu'elle révèle le plus souvent une linite plastique cancéreuse étendue à tout l'organe ou limitée à la région pylorique (Bensaude).

3º *Cancer pédiculé.* — Il existe des néoplasmes volumineux infiltrant la

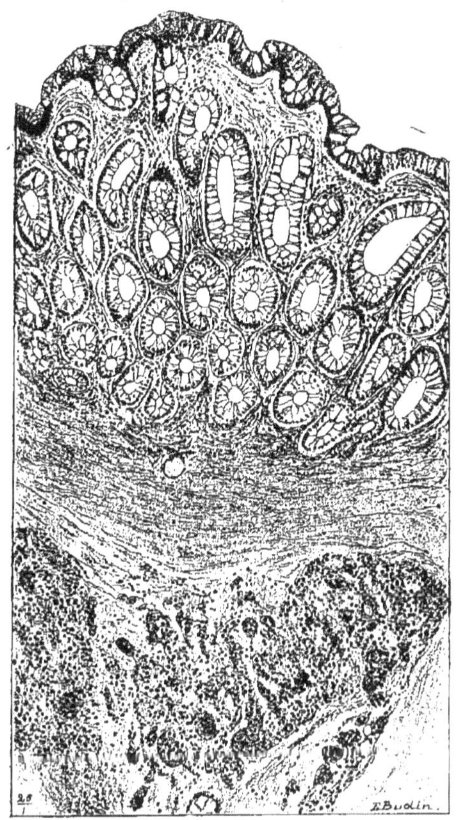

Fig. 89. — Métastase d'un épithélioma végétant de l'ovaire ; la muqueuse rectale sus-jacente est normale.

paroi intestinale, mais dont le rectoscope ne peut découvrir qu'une végétation polypiforme, le reste étant caché par une valvule ou une coudure de l'intestin. En répétant les examens dans des positions différentes, en s'aidant de l'insufflation et de l'exploration avec la sonde métallique, on parvient habituellement à se rendre compte que la végétation visible ne constitue qu'une portion d'une tumeur plus étendue. On évitera ainsi de confondre ces végétations polypiformes (voir pl. XXII, fig. 4) avec des polypes bénins.

La difficulté est beaucoup plus grande quand il s'agit de polypes malins primitifs, s'insérant sur la paroi de l'intestin par un mince pédicule, ou de polypes bénins ayant subi la dégénérescence cancéreuse. Toutes les néoplasies bénignes du rectum, telles qu'un adénome, un papillome, une tumeur villeuse, peuvent subir la dégénérescence cancéreuse. Quand une partie de la tumeur est ulcérée,

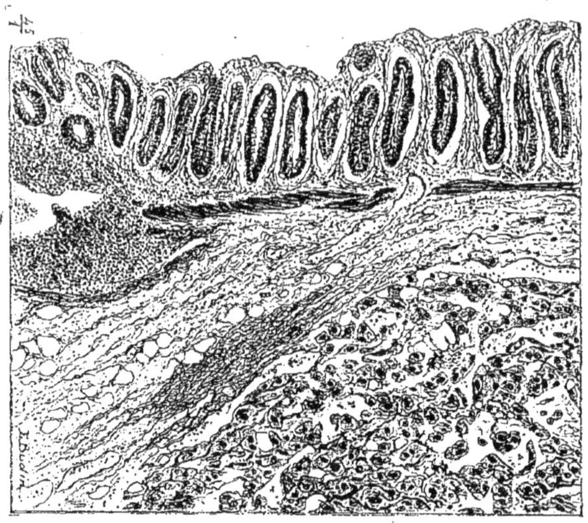

Fig. 90. — Cancer primitif du placenta (placentome, chorio-épithéliome) ayant envahi le rectum. La tumeur respecte la muqueuse et la muscularis mucosæ.

végétante et saigne facilement, le diagnostic endoscopique est aisé, mais, tant qu'elle conserve son aspect bénin, le diagnostic n'est possible qu'après biopsie et examen histologique du fragment prélevé. Souvent même, il est nécessaire de répéter plusieurs fois ces examens pour atteindre la partie dégénérée, qui peut rester limitée à la profondeur sans atteindre la surface.

Le docteur Pauchet m'a adressé, au mois d'août 1917, un homme de cinquante ans, vigoureux, qui, un an auparavant, avait été brusquement pris d'une abondante perte de sang rouge, sans que rien en pût expliquer l'origine. Un de nos maîtres en pathologie digestive songe d'abord à un ulcus du duodénum, mais, comme le malade n'accuse pas le moindre trouble gastro-intestinal et qu'on trouve au toucher rectal des hémorroïdes, on s'arrête à ce diagnostic. Onze mois après, nouvelle hémorragie, mais moins abondante, et toujours sans symptôme concomitant. La rectoscopie me fait découvrir, à 10 centimètres de l'anus, un polype pédiculé du volume d'une noix, à surface régulière, non ulcéré, ne saignant pas à l'attouchement, mais assez dur au toucher; tout autour du pédicule, la muqueuse est souple, non infiltrée. Le docteur Pauchet pratique une laparotomie explo-

ratrice et, à la palpation, trouvant partout souple la paroi intestinale, referme le
ventre et se décide à intervenir par voie rectale. A l'aide d'une anse froide, on étrangle
le pédicule et on enlève ainsi le polype en entier. Ni à l'examen rectoscopique, ni même
la tumeur en main, il n'est possible de se prononcer sur sa nature. Les coupes histologiques, soumises à M. Brault, montrent des boyaux cancéreux typiques, sans qu'on
puisse trouver nulle part la trace d'une transformation de tumeur bénigne en tumeur
maligne (voir pl. XXIV, fig. 3). Le malade présente à côté de l'implantation du polype
malin enlevé un polype bénin du volume d'une petite cerise dont ni le volume ni l'aspect
n'ont changé depuis 6 ans.

La *tumeur mélanique* revêt habituellement la forme d'un polype. La rectoscopie, pratiquée une fois seulement par Martini et Siebenhaar, apporte des ren-

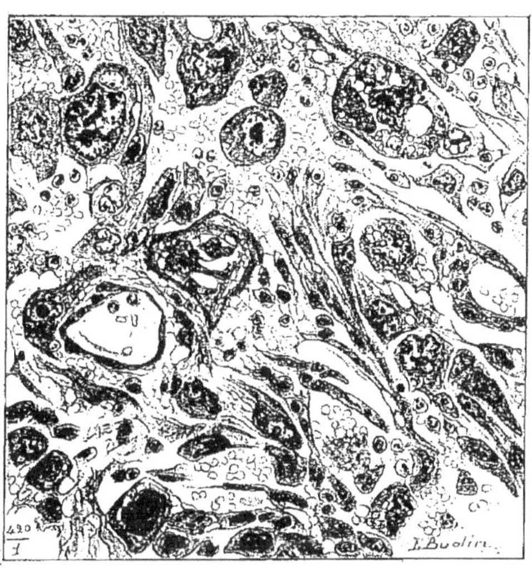

Fig. 91. — Cancer primitif du placenta ayant envahi le rectum. Point de la tumeur représentée
figure 90 vu à un fort grossissement. A noter l'absence de stroma.

seignements de la plus haute valeur diagnostique, en montrant la coloration
caractéristique de ces tumeurs, tantôt bleuâtre, tantôt brun foncé ou franchement noire. Il est possible de rencontrer à la marge de l'anus des nodules noi-
râtres, qui n'ont rien de commun avec les hémorroïdes symptomatiques du
cancer (Chalier et Bonnet). Ulcérée, la tumeur mélanique se distingue du cancer
parce qu'elle laisse suinter une bouillie mélanique qui tache en noir le linge, et
dans laquelle le microscope révèle la présence de pigments mélaniques.

Dans tous les cas où le diagnostic reste en suspens la biopsie s'impose.
On peut rencontrer quatre variétés histologiques de cancer primitif : 1º l'épithélioma cylindrique typique ; 2º l'épithélioma cylindrique atypique ; 3º l'épithélioma colloïde ; 4º l'épithélioma pavimenteux dont le point de départ est

anal. Parmi les cancers secondaires, les plus fréquents sont ceux qui prennent naissance dans les organes génitaux de la femme. Nous reproduisons ci-dessus des coupes histologiques de fragments de ces différents types de cancer (fig. 81 à 91).

Sarcome. — J'ai examiné au rectoscope deux sarcomes primitifs et un sarcome secondaire. Dans les trois cas, la muqueuse rectale était intacte et non ulcérée.

Les sarcomes primitifs paraissaient avoir pris naissance dans le tissu péri-rectal;

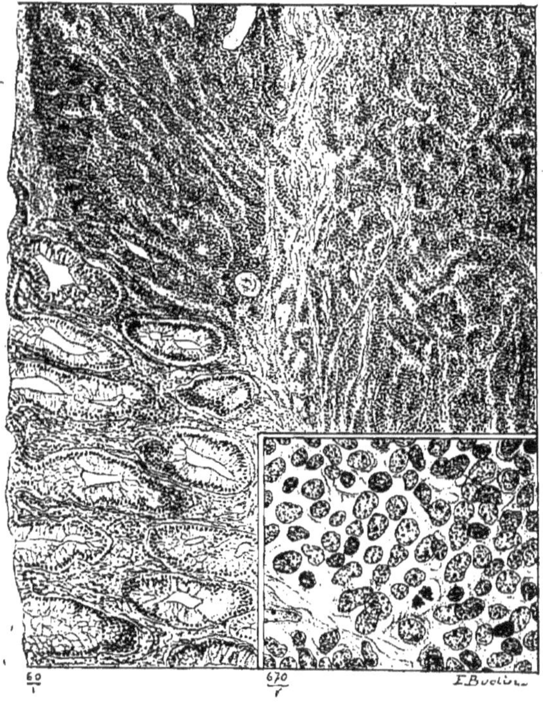

Fig. 92. —Sarcome du rectum a grosses cellules rondes. L'infiltration neoplasique atteint la lumière rectale dans la portion supérieure droite du dessin. Dans le cartouche un groupe de cellules sarcomateuses vues à un fort grossissement.

ils étaient formés par de grosses masses lobulées ayant refoulé la lumière du rectum sans amener un véritable rétrécissement de l'organe. Dans les deux cas, j'ai pu introduire le rectoscope ordinaire de 20 millimètres. Dans l'un de ces cas, observé avec le docteur Brams (de Chicago), le diagnostic fut posé par l'examen histologique d'une tumeur péri-anale ayant l'aspect d'un condylome ordinaire.

Le sarcome secondaire du rectum que j'ai observé avait donné lieu à un rétrécissement péri-rectal de forme triangulaire (pl. XXIV, fig. 2 et 4), qui fut rapidement guéri par la radiothérapie. Voici, en résumé, la relation de ce cas qui a été traité par le Dr Solomon :

Mme L., 49 ans, présente depuis l'âge de 30 ans une fistule recto-vaginale consécutive à un accouchement et qui ne laisse passer des matières que par intermittences.

En juillet 1923, apparaissent une à deux heures après les repas des douleurs épigastriques prolongées, sans vomissement. Il existe une pesanteur anale permanente, avec faux besoins et selles étirées et filiformes, mais sans glaires ni sang. La malade pâlit, perd l'appétit et maigrit.

Le palper de l'abdomen révèle la présence d'une tumeur épigastrique, profonde et mobile; l'examen radioscopique montre qu'elle siège sur la portion initiale du côlon transverse.

Au toucher rectal comme au toucher vaginal on trouve la cloison recto-vaginale épaissie et indurée; mais la muqueuse glisse à sa surface. Le rectum est rétréci et a perdu sa souplesse.

A la rectoscopie (septembre 1923), on découvre à 7 centimètres au-dessus de l'anus un rétrécissement de forme triangulaire que recouvre une muqueuse légèrement rouge, brillante, mais non ulcérée. La lumière du rétrécissement dirigée en haut et en arrière se laisse traverser par le rectoscope de 15 millimètres.

Enfin, l'on découvre, au voisinage de l'ombilic et dans le creux axillaire gauche, de petites nodosités sous-cutanées, très dures et indolores. L'une d'elles est biopsiée. Elle présente la structure d'un sarcome à petites cellules rondes, sans trame réticulée.

Sous l'action de la radiothérapie profonde, la tumeur côlique et les métastases cutanées disparaissent (celles-ci réapparaissent d'ailleurs en d'autres points). Après une phase de diarrhée, le rétrécissement rectal devient plus souple, l'infiltration diminue surtout au niveau de la paroi postérieure.

L'état général s'améliore considérablement.

Un examen rectoscopique fait en mai 1924 (c'est-à-dire 8 mois après le début du traitement radiothérapique) montre un rectum à peine rétréci avec des parois souples.

La malade est revue en février 1925 (c'est-à-dire dix-sept mois après le début du traitement) : l'intestin a repris son calibre normal, les parois sont absolument souples, les valvules de Houston se sont reformées. La seule différence que l'on constate avec un rectum normal, c'est la situation un peu excentrique de la lumière. On ne trouve pas la moindre trace de la tumeur du gros intestin ni des métastases cutanées. La malade a engraissé de plus de 10 kilogrammes.

Au mois de mai 1925 la tumeur récidive dans l'abdomen et autour du rectum. La malade meurt cachectique en octobre 1925.

PLANCHE XXIV

Sarcome.

Fig. 1.

Sarcome sous-muqueux faisant saillie dans la lumière du rectum (7 cm.).
Sub-mocous sarcoma protuding in the lumen of the rectum (7 cm.).
Sarcoma sottomucoso facente sporgenza nella cavità del retto (7 cm.)
Submuköses Sarkom in das Lumen des Rectum hineinragend (7 cm.).
Sarcoma sub-mucoso, sobresaliente en la luz del recto (7 cm.).
Sarcome sub mucoso fasendo saliencia na abertura do recto (7 cm.).

Fig. 2.

Rétrécissement périrectal par sarcome (à 7 cm.) ayant complètement
disparu par le traitement radiothérapique (voir fig. 4).
Perirectal stricture produced by a sarcoma (at 7 cm.) which completely
disappeared after radiotherapeutic treatment (see fig. 4).
Restringimento perirettale per sarcoma (a 7 cm.) completamente com-
parso per il trattamento radioterapico (vedere fig. 4).
Perirectale Stenose durch eine Sarkom-Metastase erzeugt (7 cm.) Nach
Tiefenbestrahlung vollständig verschwunden (fig. 4).
Estrechez peri-rectal por sarcoma (a 7 cm.) habiendo complteamente
desaparecido por el tratamiento radioterapico (veáse fig. 4).
Estreitamento prerectal por sarcoma (a 7 cm.) tendo completamente
desaparecido pelo tratamento de radioterapia.

Fig. 3.

Cancer pédiculé à surface non ulcérée (voir coupe histologique, fig. 63,
p. 113).
Pedonculated cancer non ulcerated (see microscopic cut, fig. 63, p. 113).
Cancro pediculare a superficed non ulcerata (rivolgersi preparazione
histologica, fig. 63, p. 113).
Gestieltes nicht ulzeriertes Carcinom (siehe seite 113, fig. 63 das Bild
der mikroscopischen Proïparates).
Cancer pediculado con superficia non ulcerada (ver corte histologico
fig. 63, p. 113).
Cancer pediculado de superficie não ulcerada (vide corte histologico na
fig. 63, p. 113).

Fig. 4.

Même région que celle représentée fig. 2. Le rétrécissement a disparu
après radiothérapie.
Same region as represented fig. 2. The stricture has completely disap-
peared after treatment by deep radiotherapy.
Medesima regione di quella rappresentata nella fig. 2. Il restringimento
è scomparso con la radioterapia.
Dieselbe Region wie fig. 2. Die Stenose ist vollstandig verschwunder nach
Tiefbestrahlung.
Misma region que la representada dibujo 2. Estrechez desaparecida
despues radioterapia.
Mesma região que aquella representada pela fig. 2. O estreitamento desa-
pareceu depois da radioterapia.

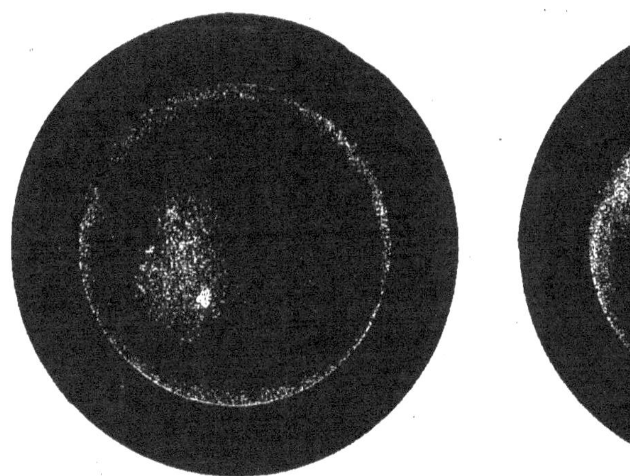

FIG. 1.

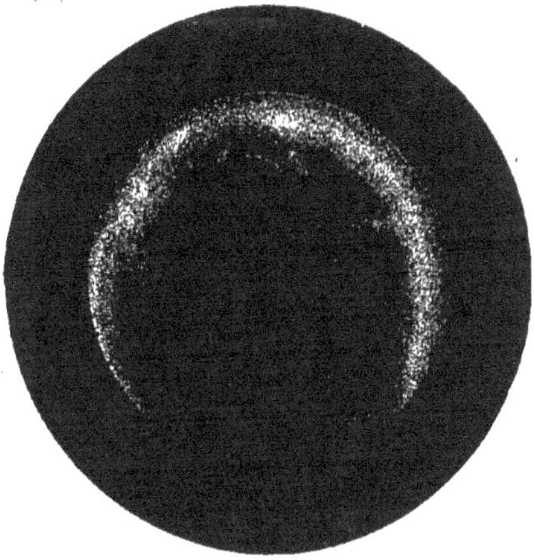

FIG. 2.

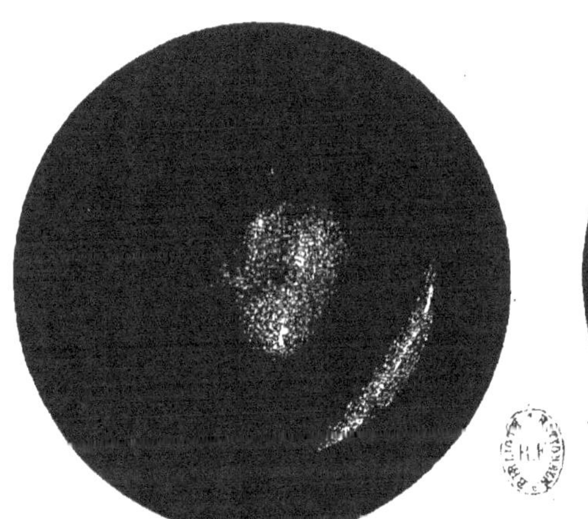

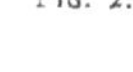

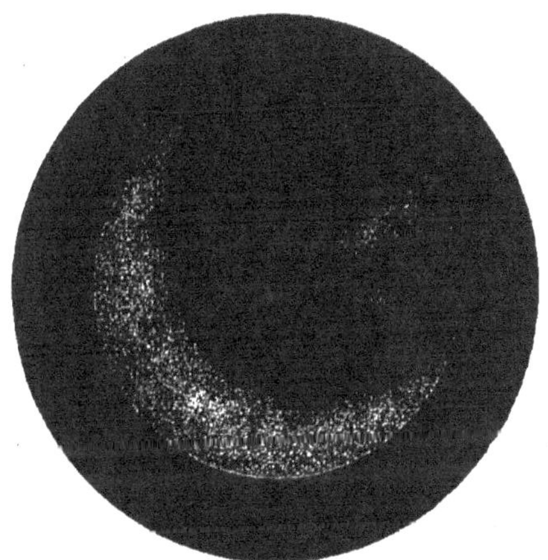

FIG. 3.

FIG. 4.

MASSON ET Cie, ÉDITEURS.

BIOPSIE

On aurait tort de croire qu'il suffit de pouvoir pratiquer une endoscopie pour être à même de reconnaître toutes les affections qui se présentent à l'examen; comme pour tous les autres procédés d'exploration, il est indispensable d'apprendre à interpréter ce que l'on voit. Quand les difficultés sont telles que le doute subsiste, le rectoscope est encore utile en permettant de faire une biopsie des lésions. A tous ceux que cette question intéresse, je conseille la lecture du travail que j'ai publié sur la biopsie avec mon chef de laboratoire M. André Cain, me bornant d'extraire de ce travail les chapitres concernant les indications, les contre-indications et la technique de la biopsie.

INDICATIONS ET CONTRE-INDICATIONS

En principe, la biopsie devrait être réservée aux cas difficiles et semblant atypiques. En fait, elle doit être de parti pris pratiquée chaque fois qu'un diagnostic peut prêter au moindre doute. L'examen microscopique peut, en effet, être en contradiction avec les données cliniques semblant le mieux établies; et seule la biopsie peut, dans bien des cas, révéler une affection hybride, une dégénérescence néoplasique secondaire par exemple.

Les contre-indications aux biopsies rectales sont rares. On doit cependant connaître les quelques cas où elles sont interdites, sous peine de s'exposer à des accidents parfois graves.

En règle générale, le prélèvement s'adresse à une *tumeur* ou à une *néoformation* faisant saillie dans la lumière rectale. Seule une vascularisation très marquée de la pièce peut interdire la biopsie : elle exposerait aux hémorragies secondaires graves, et souvent difficiles à juguler dans ces tissus jeunes et hyperhémiés. Il va de soi que l'existence d'hémorroïdes doit de façon absolue faire rejeter tout prélèvement à leur niveau.

Dans un deuxième ordre de faits, la biopsie s'adresse à la paroi même du rectum.

Les contre-indications dans ces cas sont basées d'une part sur une *notion anatomique :* la minceur de la paroi rectale, qui expose facilement aux perforations, et la présence d'une abondante nappe vasculaire sous-muqueuse qui peut être le point de départ d'hémorragies sérieuses; d'autre part, sur *certains états pathologiques de ces parois*, qui semblent interdire le prélèvement ou le rendre très prudent : telles par exemple certaines recto-colites hémorragiques où l'on doit redouter toute ulcération même superficielle d'une muqueuse hyperhémiée, et certaines colites ulcéro-nécrotiques, où l'infection grave interdit toute biopsie. Il est cependant des cas où, pratiquée prudemment, elle apporte des renseignements étiologiques que n'avaient pu fournir ni l'examen direct, ni l'inoculation, ni la culture des exsudats prélevés à la surface des ulcérations.

TECHNIQUE

Toute biopsie rectale doit être pratiquée sous le contrôle rectoscopique.

Préparation du malade. — On évitera seulement avant le prélèvement les lavages du rectum, les attouchements médicamenteux (et en particulier l'emploi de la cocaïne et l'adrénaline), les antiseptiques. La biopsie n'est pas douloureuse et n'exige aucun anesthésique.

Choix des points de prélèvement. — Comme dans toute biopsie en général, il faut :

Éviter les zones suppurées, nécrosées, ou en voie d'élimination.

Essayer de prélever à la fois une zone saine et une zone malade dans un même fragment afin de permettre une comparaison; c'est dans ce but que la biopsie d'une ulcération doit être faite prudemment au niveau d'un de ses bords.

Mode de prélèvement. — Si la lésion siège loin de l'anus : on utilise la *pince coupante de Brünings;* deux petites cuillères à bords tranchants sont portées au bout d'un mince tube rigide, et manœuvrées à distance par un fil métallique, qui, les rapprochant l'une de l'autre, permet d'emprisonner dans leur concavité un fragment à prélever. Elle est facile à introduire dans le tube rectoscopique et permet en même temps le contrôle de la vue.

Certes le fragment est petit; il est en général suffisant. Une biopsie plus large et plus profonde serait cependant préférable, mais elle exposerait à des dangers réels, il suffit en cas de doute de faire des prélèvements multiples.

Si la lésion siège près de l'anus, ou même dans certains cas fait saillie extérieurement, on peut soit directement, soit à l'aide d'un simple spéculum, faire un prélèvement plus étendu au bistouri ou au couteau de Graëfe à double tranchant; on peut parfois même enlever d'un seul bloc une tumeur pédiculée que l'on coupera secondairement.

Une précaution indispensable consiste à surveiller quelques instants l'ulcération que l'on vient de créer et en cas d'hémorragie trop abondante à tamponner la plaie après l'avoir touchée avec une solution d'adrénaline à 1 p. 1.000.

Manipulation du fragment. — Elle est délicate en raison de la petite taille du tissu prélevé. Nous avons coutume d'extraire le fragment de la cuillère du biotome avec une épingle mousse, et, après l'avoir enfermé dans un sachet de gaze qui le garantira pendant les manipulations successives, de le disposer dans un fixateur (liquide de Bouin par exemple). Il est possible parfois d'orienter le fragment, une bonne méthode consiste à enduire d'encre la face opposée à celle qu'intéressera la coupe. Le plus souvent le fragment petit et arrondi ne permet aucune orientation.

Les méthodes de fixation, d'inclusion, de coloration, n'ont rien de particulier aux biopsies rectales. Signalons cependant qu'il est utile parfois de faire une coloration élective du mucus (bleu polychrome, muci-carmin, bleu de toluidine, etc.).

La méthode de fixation rapide et de coupes immédiates au microtome à congélation permet d'être fixé presque aussitôt après la biopsie sur la nature d'une tumeur et sur les indications opératoires.

L'examen ne permet pas toujours une réponse catégorique : la petitesse du fragment, son peu de profondeur, le manque d'orientation peuvent empêcher de reconnaître ou de situer la lésion. Il faut, en cas de doutes couper en série et jusqu'au bout les prélèvements, et coller sur une même lame les coupes de divers fragments inclus dans le même bloc de paraffine. Cette méthode permettra parfois de ne pas affirmer bénigne une tumeur que seule la multiplication des points examinés permettra d'étiqueter néoplasique.

APPLICATIONS THÉRAPEUTIQUES

L'endoscopie, en permettant un diagnostic précis et souvent précoce des lésions recto-coliques, pose de bonne heure les indications thérapeutiques de certaines affections : cancers, polypes, dilatations, hémorroïdes, etc.

On a eu recours à la recto-sigmoïdoscopie pour le traitement local des lésions

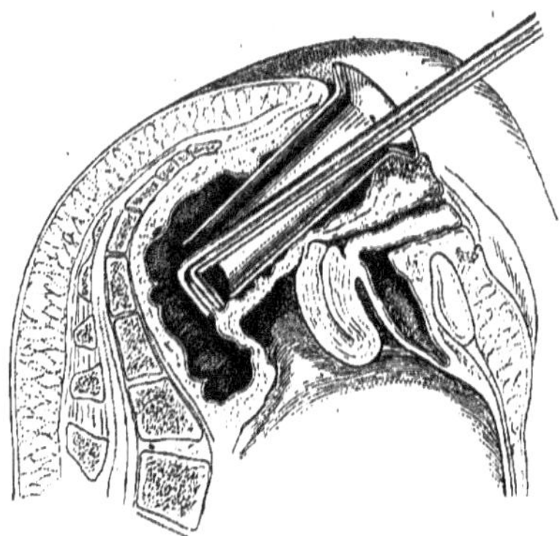

Fig. 93. — Valvotomie pratiquée à travers le rectoscope avec la pince écrasante de Lynch.

de l'intestin par des moyens chirurgicaux et médicaux; naturellement, on a alors avantage à se servir d'un rectoscope à éclairage externe, qui permet de mieux manier les instruments nécessaires aux différents traitements.

Dans certains cas de constipation chronique, quelques auteurs font jouer, comme nous l'avons vu, un rôle important au développement exagéré des valvules de Houston; aussi ont-ils proposé la valvotomie pratiquée à travers le rectoscope, comme moyen curateur de certaines coprostases. Martin, Gant, Gœbell et Lynch ont recommandé, à cet effet, l'usage de pinces écrasantes (voir fig. 93 et 94); Gœbell a obtenu un succès complet dans cinq cas sur six.

L'endoscopie est également utile lorsqu'on veut enlever des polypes intestinaux; l'ablation peut se faire à l'anse froide, à l'anse galvanocaustique, par la haute fréquence (Bensaude, voir fig. 112) ou avec un dispositif très simple décrit par Foges (fig. 95) : c'est une sorte de nœud coulant, fait d'un tube en caoutchouc, à l'aide duquel on étrangle le pédicule du polype; l'appareil reste en place jusqu'à l'élimination spontanée de la tumeur, qui se produit généralement au bout de vingt-quatre ou de quarante-huit heures.

Pour modifier les surfaces ulcérées des lésions recto-coliques, on a préconisé

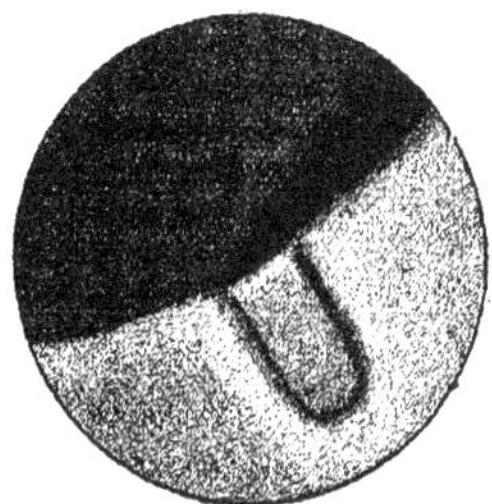

Fig. 94. — Aspect de la valve après l'emploi de la pince écrasante.

diverses poudres [carbonate de bismuth, dermatol, kaolin, talc, charbon animal, tannin, iodoforme, orthoforme (à 1 p. 5)] que l'on peut employer seules ou additionnées d'une petite quantité de poudre d'opium (environ 10 centigrammes pour 30 grammes de poudre); on insuffle ces poudres à travers le rectoscope à l'aide d'un pulvérisateur, après avoir lavé à fond

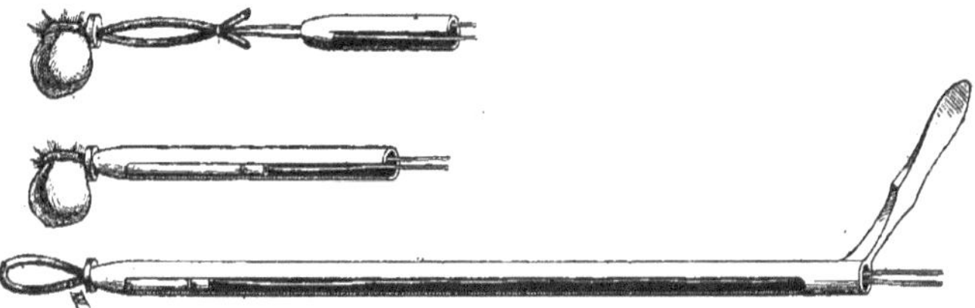

Fig. 95. — Dispositif recommandé par Foges pour l'ablation des polypes intestinaux.

la muqueuse avec une solution alcaline tiède (Albu). Zweig recommande dans les rectites hémorragiques ou hyperplasiques : un mélange composé de dermatol (20 grammes), tannin (5 grammes) et chlorure de sodium (5 grammes). Si cette poudre provoque du ténesme, on combat celui-ci par l'emploi d'un suppositoire à la belladone.

Aux poudres, on peut substituer des solutions aqueuses au nitrate d'argent à 1 p. 1.000, au protargol, au goménol, à l'ichtyol (1 p. 5), à l'iode, au collargol, à la gélatine, au perchlorure de fer à 1 p. 100, au chlorure de calcium à 10 p. 100, à la ferripyrine à 5 p. 100, au formol à 1 p. 200. Dans les colites hémorragiques,

Radiumthérapie. Radiothérapie. Electro-coagulation.

Fig. 1.

Petit cancer végétant du rectum, traité par la radiumthérapie. La tache claire indique l'endroit où se trouvait le cancer.

Small carcinoma which disappeared by radium treatment. The yellowish spot shows the place of the disappeared carcinoma.

Piccolo cancro vegetante del retto trattato con la radiumterapia. La macchia chiara indica il posto in cui si trovava il cancro.

Kleines Carcinoma welches nach Radiumbehandlung verschwand. An der Stelle des Tumors ist un weissgelber Fleck zurückgeblieben.

Pequeño cancer vegetante del recto, tratado por la radiumterapia. La mancha clara indica el sitio donde se encontraba el cancer.

Pequeno cancro vegetante do recto, tratado pela radiumterapia. A mancha clara indica o logar onde se encontrava o cancro.

Fig. 2.

Cancer colloïde dont les végétations ont été nivelées par la radiothérapie profonde.

Colloid carcinoma treated with deep radiotherapy. After the treatment the vegetations became level with mocous membrane.

Cancro colloide di cui le vegetazioni sono state pareggiate con la radiote. rapia profonda.

Gallertartiges Carcinom mit tiefer Betrahlung behandelt. Die grossknolligen Prominenzen sind kleiner geworden.

Cancer colloideo cuyas vegetaciones han sido aplanadas por la radioterapia profunda.

Cancro coloïde cujas vegetações foram niveladas pela radioterapia profunda.

Fig. 3.

Canal anal rempli de végétations formées par des hypertrophies papillaires.

Anal canal with numerous hypertrophic papillae.

Canale anale riempito di vegetazioni formate per ipertrofie papillari.

Sphincterenkanal mit multiplen polypenartigen Prominenzen.

Canal anal llena de vegetaciones formadas por hipertrófias papilares.

Canal anal cheio de vegetações formados por hipertrofias papilares.

Fig. 4.

Le même que fig. 3 après ablation des végétations par fulguration.

The same as fig. 3 after removing of the papillae by high frequency (fulguration).

Lo stesso che la fig. 3 dopo l'ablazione delle vegetazioni con la fulgorazione.

Derselbe wie fig. 3 nach Entfernung der Prominenzen mit Hoch-Frequenz (Fulguration).

El mismo que fig. 3 despues ablación de las vegetaciones por fulguración.

O mesmo que a fig. 3 depois da ablação das vegetações por fulgaração.

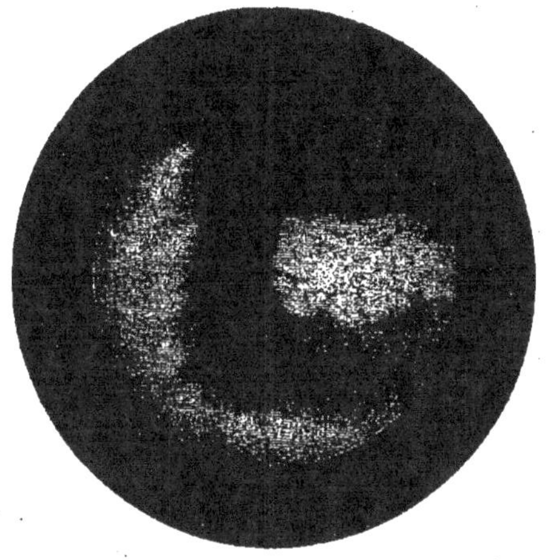

Fig. 1.

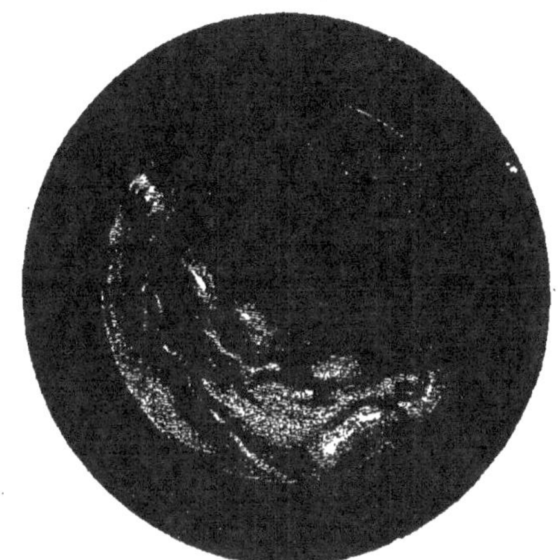

Fig. 2.

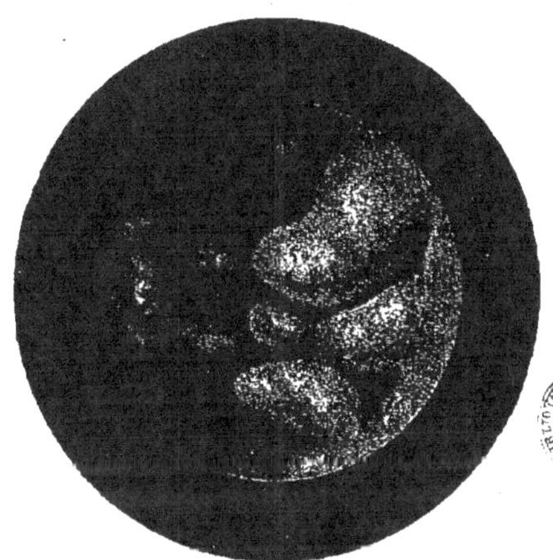

Fig. 3.

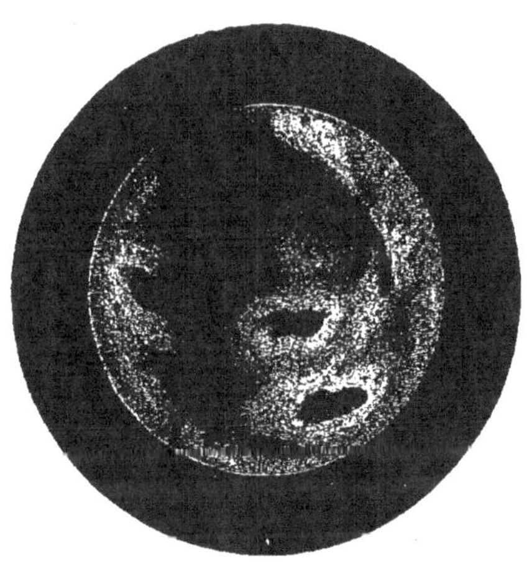

Fig. 4.

Masson et Cie, ÉDITEURS.

Mummery a fait, sous anesthésie, des cautérisations avec de l'acide nitrique pur, dont il enlève rapidement l'excès; il l'applique sur des portions limitées

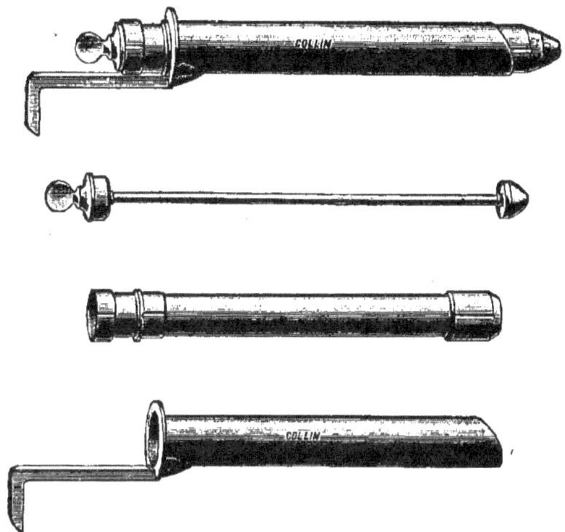

Fig. 96. — Rectoscope géant (tubes de 32 cm. et 19 cm.), du professeur Finochietto, pour l'extraction de matières fécales durcies; il se monte sur le manche de Brünings.

de la muqueuse malade, de façon à produire une escarre qui laisse une cicatrice fibreuse.

Je me suis servi avec succès d'une pâte au iodorésorcinosulfite de bismuth.

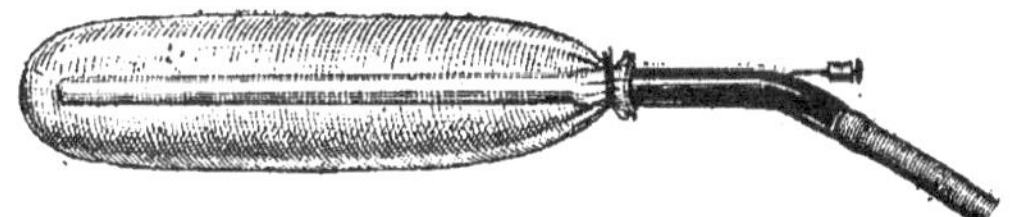

Fig. 97. — Électrode coiffée de son manchon de baudruche destinée au traitement de la dysenterie et des proctites par l'ionisation.

Mathieu a proposé une pâte composée de vaseline et de carbonate de bismuth et craie préparée à parties égales. L'application de ces pâtes doit être faite avec le plus grand soin : immédiatement après une évacuation, on nettoie le rectum, sans lavement préalable, avec des tampons trempés dans de l'huile tiède, ce qui a l'avantage de ne pas irriter la muqueuse; on applique ensuite la substance active, en ayant soin de recouvrir toute la région malade d'une extrémité à l'autre; aussitôt après, on fait ingérer quelques gouttes de laudanum dans le but de calmer les mouvements intestinaux et d'éviter une nouvelle évacuation.

Ce mode de traitement donne souvent d'excellents résultats. Son inconvénient réside dans l'irritation que provoque le passage fréquent du rectoscope. Aussi, lorsqu'on ne voit pas survenir une modification sensible, est-il préférable

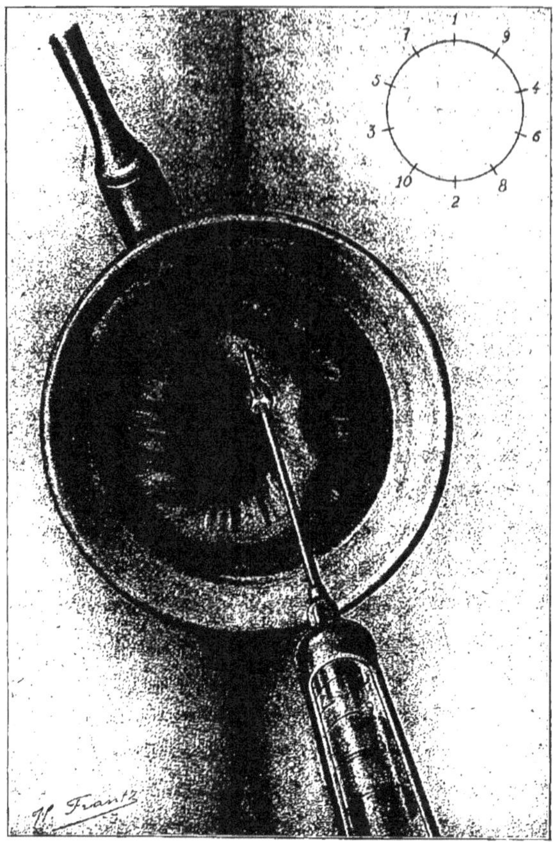

Fig. 98. — Manière de pratiquer l'injection sclérosante dans le traitement des hémorroïdes. Le diagramme en haut de la figure indique l'ordre dans lequel se feront les injections.

d'interrompre momentanément ou même de cesser complètement les applications. La ressource suprême est l'anus artificiel, qui met l'intestin au repos, tout en permettant les applications locales lorsqu'elles sont nécessaires.

On s'est également servi de l'endoscopie pour cathétériser des rétrécissements du rectum, pour distendre la contracture spasmodique du sphincter d'O'Beirne (Gant), pour pratiquer l'électrolyse des sténoses (Bensaude et

Ronneaux), pour faire pénétrer profondément dans l'intestin une sonde colique (lavement d'huile, lavage à double courant, insufflation d'air). Finochietto (de Buenos-Ayres) a employé un rectoscope spécial pour fragmenter et extraire des matières fécales durcies obstruant l'intestin.

Je rappellerai l'emploi des tubes de radium qui, mis en place à l'aide du rec-

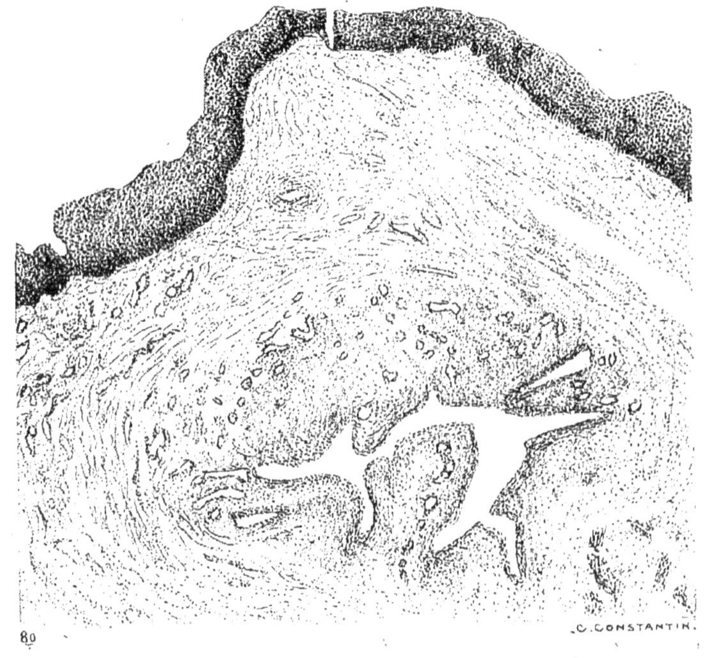

Fig. 99. — Coupe histologique d'un paquet hémorroïdaire traité par les injections sclérosantes. Réaction fibreuse intense développée au contact immédiat de la muqueuse. Les vaisseaux vides de sang sont représentés par des amas cellulaires entourés de sclérose ; leur lumière est à peine dessinée. En bas, une grosse veine hémorroïdale entourée par un anneau épais de tissu conjonctif.

toscope, modifient favorablement certaines lésions de l'intestin et surtout le cancer. Le dispositif que j'ai adopté pour ces applications de radium est essentiellement constitué : 1º par un ou plusieurs tubes métalliques hermétiquement clos (tube radifère de Dominici), contenant du sulfate ou du bromure de radium; 2º par une sonde en caoutchouc graduée. On place le radium à l'extrémité de la sonde et l'on introduit celle-ci à travers le rectoscope de façon que le radium corresponde au centre de la tumeur; puis on retire le rectoscope en laissant la sonde en place; on la fixe en tamponnant la cavité rectale et en comprimant sa partie extérieure au moyen d'un volumineux tampon

11

d'ouate serré par un bandage en T. La quantité de radium employée, le filtrage du rayonnement au moyen des gaines métalliques, la durée et le nombre des applications dépendent des dimensions de la tumeur, de sa situation sur la paroi rectale et des effets du traitement. En règle générale, j'ai utilisé un tube d'argent de 30 millimètres de longueur, contenant environ 5 centi-

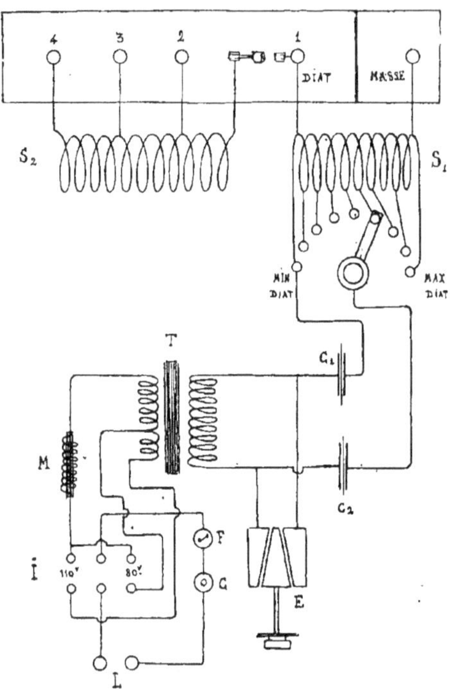

Fig. 100. — Schéma de la disposition des différents éléments de l'appareil d'Heitz-Boyer. — En haut (en **1, 2, 3, 4**), se voient les quatre prises de départ différentes, la première (la plus à droite) correspondant à des courants d'intensité et les trois autres à des courants de résonance, à tension de plus en plus élevée vers la gauche. En S^2, le résonateur.

Au-dessous et à droite, le commutateur rotatif se déplaçant sur les plots de réglage reliés à la Self S^2.

Immédiatement au-dessous, le condensateur, et encore au-dessous de celui-ci, l'éclateur E, de forme conique, s'engageant plus ou moins dans un cône femelle formé de deux parties à écart modifiable.

grammes de bromure de radium pur, situé dans une gaine d'argent de 40 millimètres de longueur à paroi de 5/10 de millimètre d'épaisseur; cet appareil est laissé huit à douze heures au centre du cancer; dans les cas favorables, les applications sont répétées de six en six semaines, puis tous les deux ou trois mois. L'emploi récent de l'émanation de radium a beaucoup simplifié la technique. J'ai traité ainsi un grand nombre de cancers avec MM. Dominici, Chéron, Degrais, Rubens-Duval, Gagey, et d'une façon générale on peut dire que le traitement arrête les hémorragies, diminue dans de notables proportions les émissions glaireuses et calme les douleurs. Après les applications de radium, l'aspect du cancer change, la surface ulcéro-végétante se régularise, la tumeur devient moins dure et n'est plus aussi nettement limitée, les tissus environnants sont œdématiés. Il est juste de dire qu'on observe parfois des brûlures par le radium et que, d'autre part, les guérisons sont tout à fait

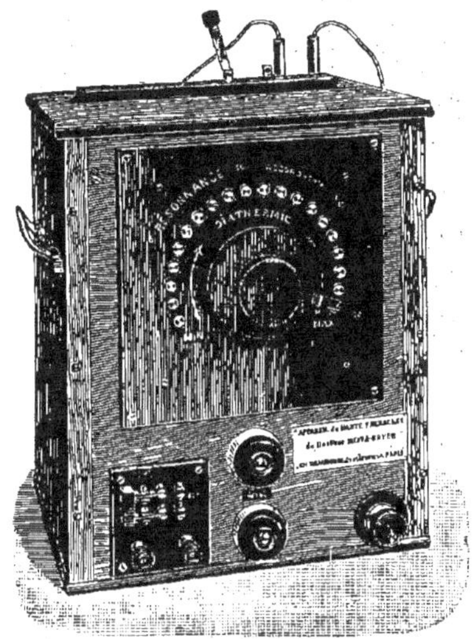

Fig. 101. — Appareil transportable d'Heitz-Boyer.

Type A primitif. — Sur la paroi supérieure, se trouvent tout à fait à gauche la prise de masse, et vers la droite les quatre prises de départ de l'électrode active avec, entre les prises 1 et 2, le levier de connexion permettant de faire ou non de la résonance. Sur la paroi antérieure, les 20 plots de réglage; et en bas à droite, la molette de réglage de l'éclateur.

exceptionnelles si toutefois elles existent. Cependant, un de mes malades qui avait un cancer limité de la paroi antérieure du rectum, traité uniquement par le radium, semble guéri depuis deux ans (voir pl. XXIV, fig. 1). Les résultats sont moins nets chez les sujets atteints de lésions ulcéreuses simples. Par contre, j'ai obtenu un succès remarquable chez une jeune fille présentant une polypose recto-sigmoïdienne (voir obs., p. 117); je lui fis quatre applications intrarectales de radium : dès la première, les hémorragies et les glaires disparurent complètement, seules les douleurs se reproduisirent de temps à autre; des examens rectoscopiques ultérieurs montrèrent les polypes diminués de volume, pâles et comme flétris. Je crois être le premier à signaler cet heureux effet du radium dans une affection contre laquelle nous ne connaissons pour ainsi dire aucun autre traitement.

Avec M. Paul Meyer, j'ai traité des dysenteries rebelles, des proctites graves

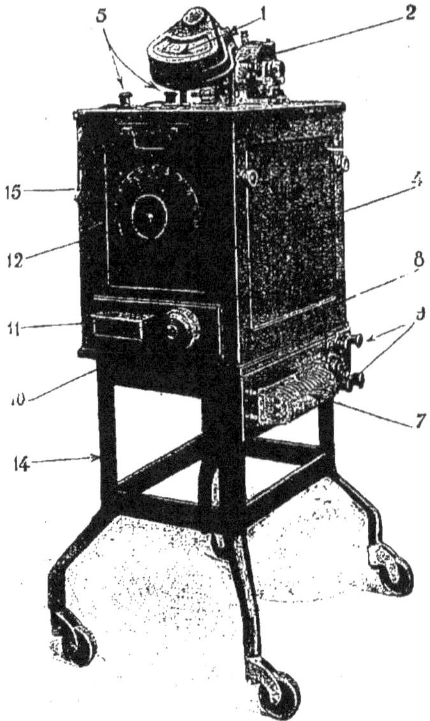

Fig. 102. — Appareil d'électro-coagulation de Gaiffe.

et des ulcérations du rectum par l'ionisation avec du sulfate de zinc. L'avantage de cette méthode, préconisée en Angleterre par Frederick Wallis, Ironside Bruce

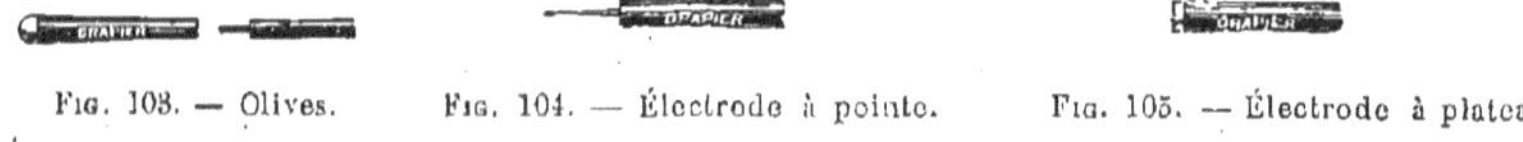

Fig. 103. — Olives.   Fig. 104. — Électrode à pointe.   Fig. 105. — Électrode à plateau

et Mummery, est de mettre plus intimement en contact le médicament avec les tissus malades, même lorsqu'ils occupent les couches profondes de l'intestin : l'électrode (voir fig. 97) est mise en place avec un endoscope anal et celui-ci est ensuite retiré de façon que seule l'électrode reste dans le rectum. Ce procédé m'a donné des résultats très encourageants.

Signalons enfin la petite lampe à rayons ultra-violets (Saidman) qui grâce à ses dimensions réduites peut être introduite à travers un rectoscope et permet ainsi des irradiations locales.

En terminant, je tiens à attirer l'attention sur le traitement des hémorroïdes

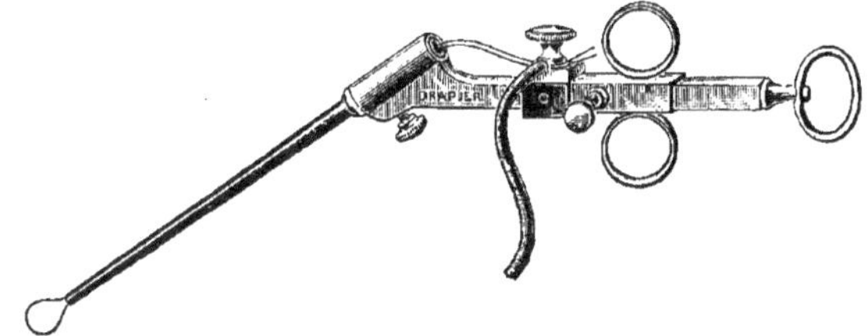

Fig. 107. — Serre-nœud diathermique pour l'ablation des polypes rectaux par électro-coagulation.

par des injections sclérosantes et sur l'application des courants de haute fréquence. Depuis cinq ans, je traite les hémorroïdes par des *injections sclérosantes de chlorhydrate double de quinine et urée* (à 5 p. 100). Ces injections m'ont donné

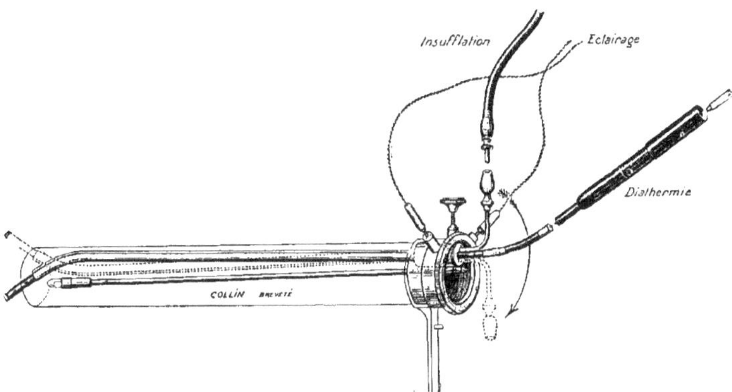

Fig. 108. — Rectoscope de R. Bensaude pour pratiquer l'étincelage à grande distance.

d'excellents résultats dans le traitement des hémorragies, du prolapsus hémorroïdaire et même du prolapsus simple. Elles ne sont pas douloureuses et j'ai fait des centaines d'injections tant à l'hôpital que dans ma clientèle privée sans jamais avoir à enregistrer le moindre accident. La technique en est fort simple. Après avoir découvert le paquet hémorroïdaire avec l'anuscope, on injecte très lentement, à sa partie supérieure et sous la muqueuse, 5 centimètres cubes de la solution. La région injectée est badigeonnée avec de la teinture d'iode avant

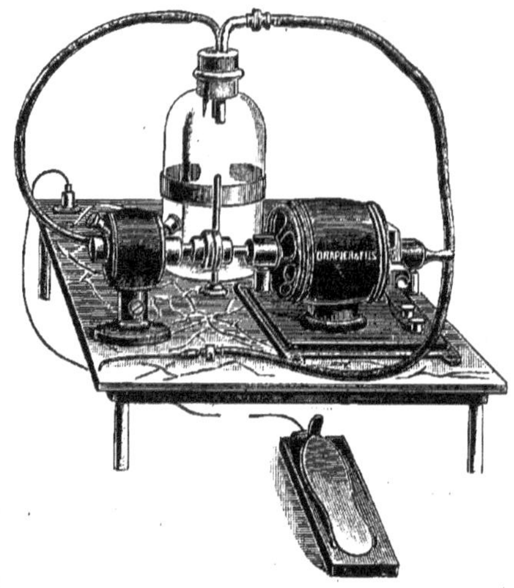

FIG. 109. — Moto-pompe de R. Bensaude pour faire de l'aspiration ou de l'insufflation
au cours des interventions rectoscopiques ou œsophagoscopiques.

et après l'injection et l'on fait reposer le malade pendant une demi-heure ou trois

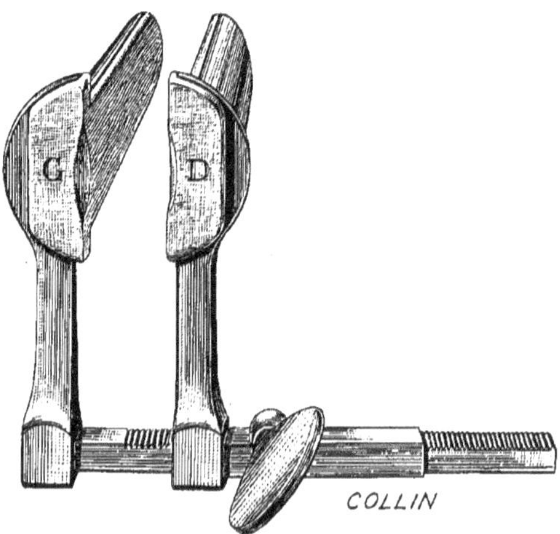

FIG. 110. — Anuscope avec valves doublées en bois.

quarts d'heure, après quoi il peut reprendre ses occupations. C'est donc un
traitement ambulatoire nullement comparable aux injections de glycérine

phéniquée ou d'alcool qui exigent l'anesthésie locale et le repos au lit. Les injections doivent être répétées tous les cinq à huit jours. On injecte successivement les différents points malades de la circonférence anale : 8 à 10 injections suffisent en général dans les cas de moyenne intensité (fig. 98 et 99).

Les courants de haute fréquence, dont nous devons la connaissance surtout à deux médecins français : d'Arsonval et Oudin, sont appelés, je crois, à rendre dans la thérapeutique endoscopique des maladies ano-rectales des services aussi grands que dans les affections génito-urinaires ou dans la pathologie cutanée.

La principale *indication* du traitement par la haute fréquence est constituée par les tumeurs bénignes (adénomes, tumeur villeuse, papillomes, angiomes) que l'on peut détruire ou enlever avec la plus grande aisance. même s'ils sont situés

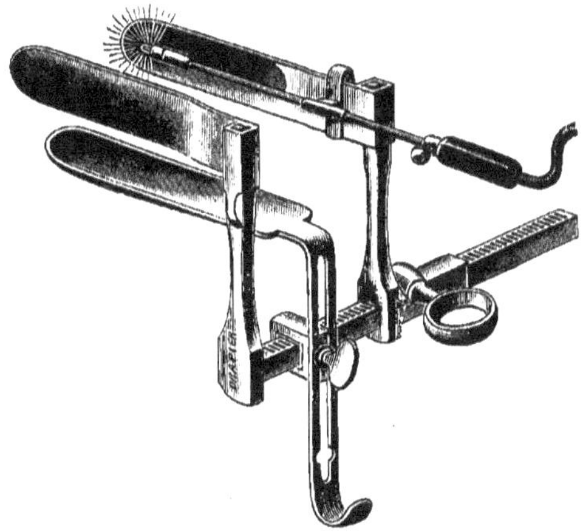

Fig. 111. — Anuscope écarteur à crémaillère et éclairant du docteur Savignac.

loin de l'anus. Les avantages de la méthode résident dans la facilité de son application, dans la guérison des plaies opératoires par une cicatrice souple et peu rétractile, l'absence habituelle des complications (hémorragie, suppuration) et surtout l'absence de récidive ou, mieux, de repullulation. Une malade, qui me fut adressée par le docteur Henri Barbier, opérée d'un double petit adénome à la partie inférieure du rectum, par un des chirurgiens les plus distingués, vit apparaître au bout de quelques mois deux nouveaux adénomes à peu près au même endroit que les premiers ; on les détruisit par électro-coagulation et depuis plus de deux ans son rectum est indemne.

Les hypertrophies papillaires, les petits polypes sus-hémorroïdaires, les végétations inflammatoires du canal anal sont également susceptibles d'être traitées par la haute fréquence. Il en est de même de certains ulcères atones, surtout ceux du pôle postérieur de l'anus que rien ne parvient à guérir.

Il est probable que d'autres indications viendront s'ajouter à celles mentionnées ci-dessus, et l'on peut entrevoir l'application de ce traitement à certaines rectites rebelles, érosives ou ulcéreuses, et aussi à certains rétrécissements (les essais que je fais en ce moment avec le Dr Marchand sont des plus encourageants). Dans le cancer, la haute fréquence ne peut servir qu'à détruire des bourgeons sans déterminer d'hémorragie.

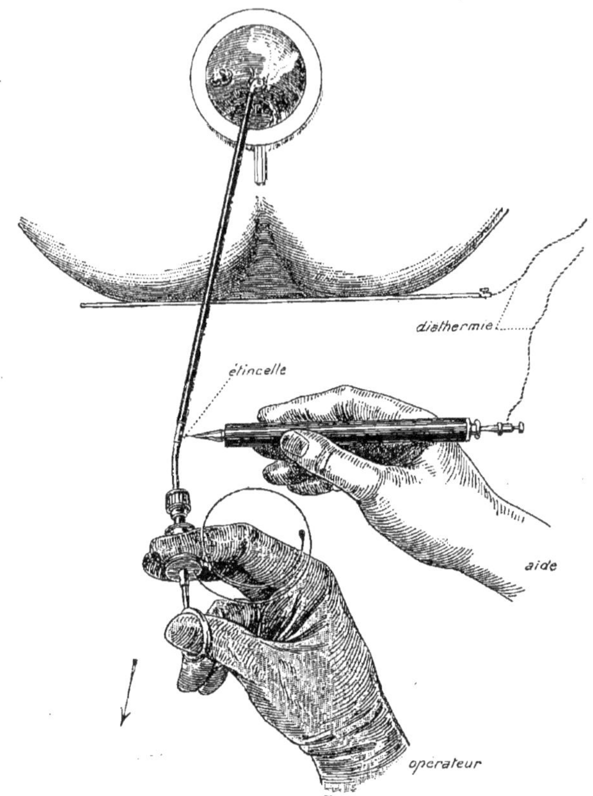

Fig. 112. — Ablation d'un polype avec la pince de Brünings recouverte d'une gaine isolante.

Les *appareils* les plus employés pour la haute fréquence sont ceux de Heitz-Boyer, de Drapier et de Gaiffe; le premier est de beaucoup le plus complet et c'est celui dont je me suis servi le plus souvent. Il permet d'obtenir un courant de petite différence de potentiel et de grosse intensité, intensité que l'on peut d'ailleurs régler à l'aide d'un commutateur tournant; mais, de plus, il possède une bobine que l'on peut brancher en résonnance sur le solénoïde du montage de d'Arsonval de façon à avoir un courant « froid », c'est-à-dire de grande différence de potentiel et de petite intensité. Il existe deux prises supplémentaires fractionnant la bobine et donnant un courant intermédiaire : de voltage moindre et d'intensité plus grande.

L'application se fera de deux manières différentes :

Au contact (en employant le courant direct), c'est la diathermie chirurgicale ou électro-coagulation dont le nom dispense de tout commentaire.

A distance; c'est l'étincelage :

Si l'on emploie le courant chaud (petite différence de potentiel et grande intensité), ce sont les étincelles « carbonisantes », courtes qui agissent chacune comme une fine électrode d'électro-coagulation : action thermique presque pure avec cependant une légère action mécanique;

Si l'on emploie le courant de résonance, l'action thermique diminue et l'action mé-

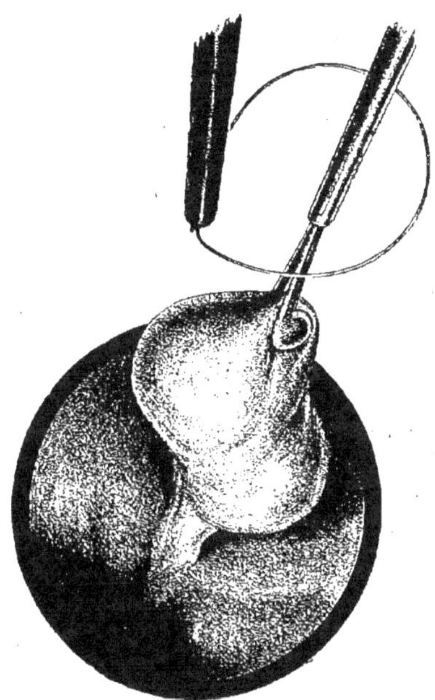

Fig. 113. — Ablation d'un polype avec le serre-nœud diathermique (1ᵉʳ temps).

canique augmente à mesure que l'intensité diminue et que le voltage augmente; l'on obtient ainsi les étincelles demi-chaudes, presque froides et froides de la nomenclature de Heitz-Boyer.

L'action thermique des courants de haute fréquence est une action en profondeur, alors que l'action mécanique est une action en surface, d'où la ligne de conduite suivante : réserver l'électro-coagulation aux destructions massives (tumeurs). L'étincelage convient aux actions plus superficielles, en employant un courant d'autant plus froid que la lésion est moins profonde.

L'électrode indifférente est représentée par une plaque de plomb ou d'étain et l'électrode active (fig. 103 à 107) varie de forme suivant la région et la nature de la lésion à traiter : l'électrode aiguille convient surtout pour traiter les angiomes ou une fistule, ou pour détruire le pédicule d'un polype; l'électrode à plateau ou à cuve s'emploiera de préférence dans le traitement des ulcères; les électrodes coniques ou à couteaux servent à la destruction des tumeurs; enfin les tumeurs pédiculées peuvent être enlevées avec le serre-nœud. Une électrode qui présente de grands avantages, est la pince diathermique pour endoscopie, employée par mon assistant le docteur Marchand : c'est une pince du modèle de celle de Brünings (fig. 112) dont le tube est recouvert d'une gaine isolante; introduite à travers le rectoscope, elle permet de saisir la tumeur entre ses mors qui, dans le deuxième temps de l'intervention, vont servir d'électrode pour le passage du courant. La masse carbonisée est entraînée en retirant la pince. Heitz-Boyer a eu l'ingénieuse idée d'appliquer au rectoscope l'onglet du cystoscope d'Albarran. Grâce à cet onglet, une sonde simple contenant l'électrode peut être portée avec une extrême précision sur le

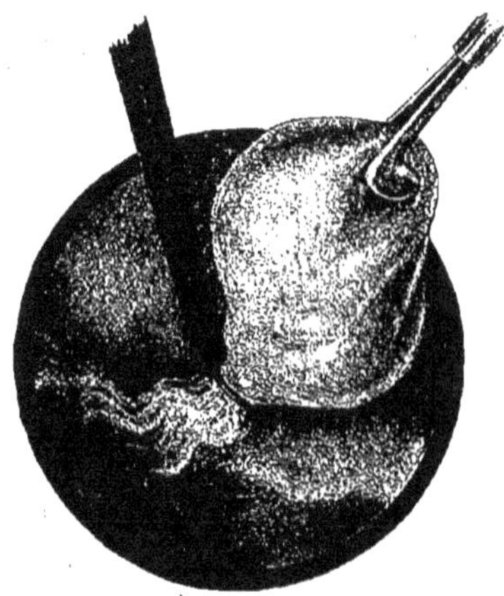

Fig. 114. — Ablation d'un polype avec le serre-nœud diathermique (2ᵉ temps).

point que l'on veut détruire. On peut ainsi faire de l'étincelage à une grande distance dans le rectum (15-20 centimètres).

J'ai modifié le dispositif d'Heitz-Boyer en remplaçant l'onglet par un simple tube courbé à son extrémité inférieure. Comme ce tube se tourne dans tous les sens, on peut aisément porter l'extrémité de la sonde sur le point précis que l'on désire fulgurer. Ce dispositif a l'avantage de pouvoir s'appliquer à tous les rectoscopes et, d'autre part, son nettoyage est beaucoup plus facile que celui de l'onglet à cause de la crémaillère dont il est pourvu.

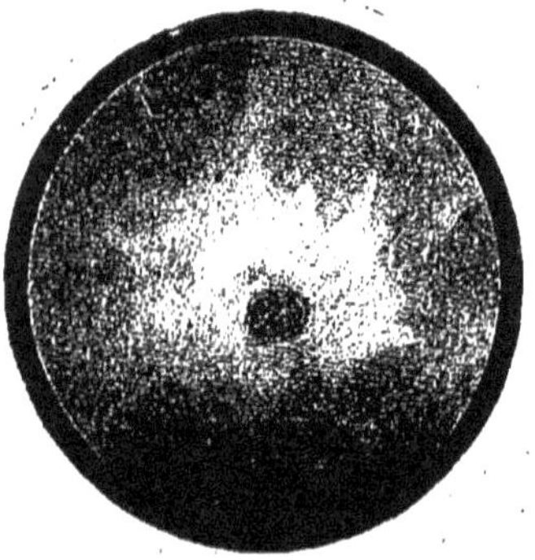

Avec l'appareil d'Heitz-Boyer comme avec le mien, il est nécessaire d'adjoindre un tube pour la soufflerie (fig. 109), car il faut constamment chasser la fumée qui obscurcit le champ opératoire.

La possibilité de faire de l'étincelage à grande distance (15, 20 centimètres et plus), grâce à ces appareils, constitue un grand progrès dans la thérapeutique endoscopique des affections rectales. Lorsqu'il s'agit de faire des applications à courte distance, il suffit de se servir d'un anuscope, en verre de préférence, ou de valves doublées en bois (voir fig. 110) ou encore de l'anuscope écarteur de Savignac (fig. 111).

Fig. 115. — Aspect de la muqueuse après ablation du polype avec le serre-nœud diathermique.

Technique. — Les petites opérations peuvent se faire avec une *anesthésie* obtenue par applications en surface d'une solution de cocaïne à 1 p. 10; généralement, il est nécessaire de recourir aux injections de novocaïne à 1 p. 200, à laquelle on ajoute de l'adrénaline ou à l'anesthésie épidurale. Dans le rectum, on peut souvent opérer sans aucune anesthésie.

On doit vérifier minutieusement si le malade et le médecin sont *bien isolés* (gants de caoutchouc, isolement de la table d'opération, isolement des fils, etc.); toute négligence ou faute dans ce sens peut occasionner des étincelles douloureuses ou des brûlures.

Avant de mettre l'appareil en marche, on doit le régler et choisir son électrode. Les applications sont de courte durée (quelques secondes) et renouvelées plus ou moins fréquemment dans une même séance. Lorsqu'on aura recours à des applications en contact, il faudra veiller à ce que l'électrode soit nettoyée souvent, de façon à ce qu'il y ait contact intime avec les tissus. Au cours des applications, il se produit de la fumée qui gêne la vision; on la chasse avec une soufflerie (fig. 109).

Les applications de haute fréquence produisent une petite escarre qui s'élimine en quelques jours, sans hémorragie, laissant une cicatrice souple peu rétractile. Habituellement les suites opératoires sont insignifiantes, les douleurs sont nulles et la réaction locale est minime; il y a cependant des malades qui souffrent pendant quelques jours, surtout lorsque les applications ont été faites au niveau du canal anal.

BIBLIOGRAPHIE

Aaron (Charles, D.). — *Diseases of the digestive Organs.* Lea et Febiger, Phidadelphie et New-York, 1921.

Aldor (L. von). — Contribution à la technique et à la valeur clinique de la rectoromanoscopie. *Archiv. für Verdauungs-Krankheiten*, t. XVII, fasc. 3, 15 juin 1911, pp. 309-336, avec 2 fig. et 1 pl. (Voir aussi *Journal de Chirurgie*, t. VII, nº 2, août 1911, p. 190.)

Bensaude (R.). — Rétrécissements cancéreux multiples de la partie sous-diaphragmatique du tube digestif. En collaboration avec J. Okinczyc. *Arch. de Méd. expér. et d'Anatomie pathol.*, 4 juillet 1906.

— De l'utilisation des courants de haute fréquence dans l'endoscopie recto-colique. En collaboration avec le Dʳ G. Lion. *Gazette des hôp.*, 4 juin 1907 ; — *Bull. et Mém. de la Soc. méd. des hôp.*, 30 mai 1907.

— Les cancers multiples du tube digestif. En collaboration avec Lucien Rivet. *Gazette des hôp.*, 28 septembre 1907.

— Rétrécissements fibreux du rectum rapidement améliorés par l'électrolyse circulaire. Rectoscopie. *La Clinique*, décembre 1908.

— Étude clinique des métastases intestinales du cancer de l'estomac. Importance diagnostique des métastases rectales. *Bull. et Mém. de la Soc. méd. des hôp.*, 15 avril 1909.

— Étude anatomique et clinique des métastases intestinales du cancer de l'estomac. *Internationale Beiträge zur Pathologie und Therapie der Ernährungsstörungen*, liv. I, fasc. 4.

— Recto-sigmoïdoscope à éclairage interne et externe. En collaboration avec G. Lion. *Bull. et Mém. de la Soc. méd. des hôp.*, 6 mai 1910

— La recto-sigmoïdoscopie, conférence faite à la Société de l'Internat. *Bull. de la Soc. de l'Int.*, mai 1910

— Technique de l'examen du rectum et du côlon terminal. *Paris médical*, 3 juin 1911, p. 33.

— Deux cas de syndrome de Hirschprung ou mégacôlon chez des adolescents. Examen rectoscopique et radiologique. Opération (présentation des malades). En collaboration avec Gillard (de Tours) et Ronneaux. *Bull. et Mém. de la Soc. méd. des hôp.*, 1ᵉʳ décembre 1911.

— Sur le syndrome de Hirschprung ou mégacôlon (à propos de deux observations chez l'adulte). En collaboration avec Gillard (de Tours) et Ronneaux. *Bull. médical*, 2 décembre 1911.

— L'endoscopie recto-colique. Rectoscopie-sigmoïdoscopie. *Presse médicale*, nº 31, 17 avril 1912.

— Le diagnostic endoscopique du cancer du rectum et du côlon terminal. *Journal français de médecine*, 15 octobre 1912.

— Contribution à l'étude endoscopique et thérapeutique des procto-sigmoïdites. En collaboration avec D. Thibaud. *Bull. et mém. de la Soc. méd. des hôp.*, 31 octobre 1913.

— L'endoscopie recto-colique. *L'œuvre médico-chirurgicale*, nº 73, 26 septembre 1913 (Masson).

Bensaude (R.). — De la fréquente confusion du cancer recto-colique avec l'entérite muco-membraneuse. En collaboration avec F. Baraduc. Revue générale de clinique et de thérapeutique. *Journ. des Praticiens*, 16 mai 1914.

— Six cas de mégacôlon En collaboration avec E. Sorrel. *Archives des mal. de l'app. dig.*, 1914.

— Technique de l'examen du rectum et du côlon terminal. *Paris médical*, n° 49, 1918.

— Description endoscopique des recto-colites. *Archives mal. app. dig.*, 1918.

— Traitement des lésions rectales de la dysenterie chronique et des rectites ulcéreuses par l'électro-ionisation au sulfate de zinc. En collaboration avec P. Meyer. *Journ. des Praticiens*, 19 avril 1919.

— Diagnostic endoscopique du cancer du rectum et du côlon terminal. *Soc. de Méd. de Paris*, 1920, p. 119.

— Contribution à l'étude de la recto-colite hémorragique d'origine urémique. En collaboration avec A. Cain et Ed. Antoine. *Annales de Médecine*, t. VII, n° 1, 1920.

— Les colites et les recto-colites graves non dysentériques. En collaboration avec Ed. Antoine. *Gazette des hôpitaux*, février 1920.

— Quelques remarques sur les procédés récents de diagnostic et de traitement des hémorroïdes. En collaboration avec H. Ernst. *Presse méd.*, n° 18, mars 1921.

— Les indications, la technique et l'interprétation de la biopsie dans les tumeurs du rectum. En collaboration avec André Cain. *Journ. de Chir.*, 1921.

— Colites et recto-colites graves et leur traitement. *Journ. des Praticiens*, n° 49 et n° 50, décembre 1922.

— Modes d'exploration du rectum et du côlon terminal. *La Clinique*, n° 12, décembre 1922.

— L'angiome caverneux diffus du rectum. En collaboration avec Ed. Antoine. *Archives mal. app. dig.*, 1923.

— Les névroses sensitives recto-sigmoïdiennes. En collaboration avec P. Oury. *Journ. de Méd. et de Chir.*, février 1923.

— Diagnostic et traitement du cancer du rectum et du côlon terminal. *Revue méd. française*, n° 1, février-mars 1923.

— Traitement des hémorroïdes par des injections sclérosantes périveineuses. Examen histologique d'hémorroïdes traitées par ces injections. *Bull. et Mém. de la Soc. méd. hôp.*, n° 16, mai 1923.

— Les rétrécissements inflammatoires du rectum. *Le Monde médical*, juin 1923.

— Les nouvelles méthodes de traitement des hémorroïdes. En collaboration avec P. Oury *Journ. des Praticiens*, n° 24, juin 1923.

— Les diverticules du gros intestin. Diverticulose et diverticulite. En collaboration avec A. Cain et P. Hillemand. *Annales de Médecine*, mai et juin 1923

— Les diverticules du sigmoïde. *Les Sciences méd.*, octobre 1923.

— Les kystes dermoïdes du rectum. En collaboration avec Jean Rachet. *Bull. et Mém. de la Soc. méd. hôp.*, novembre 1924.

— L'ulcère atone de la commissure postérieure de l'anus et du canal anal. En collaboration avec J. Rachet. *Soc. de gastro-entérologie*, avril 1925.

— Excroissances, végétations et néoplasies bénignes du canal anal. En collaboration avec A. Cain et P. Oury. *Arch. mal. app. dig.*, avril 1925.

— Un traitement particulièrement efficace du rétrécissement inflammatoire du rectum. En collaboration avec J. H. Marchand. *Presse médicale*, n° 96, p. 1588, 2 décembre 1925.

Bsoomberg (M. W.), et Baremberg (L. H.). — Gonorrheal proctites as cause of blood and mucus in stools of infants. *Am. J. Dis. Child.* n° 29, p. 206, Fevr. 1925.

Boas (J.). — *Beitrage zur Kenntnis der Rektumkarzinome, nebst Bemerkungen zur Frühdiagnose.* Berlin, Karger, 1906.

Buie (Z. A.). — Importance of proctoscopic examination. *M. Clinics N. America*, n° 7, pp. 113-121, juillet 1923.

— Safe method of removing sigmoidal polyps and high rectal polyps. *M. Clinics N. America*, n° 5, p. 419, septembre 1921.

Carnot, Friedel et Froussard. — Polypose recto-sigmoïdienne. *Paris médical*, 21 juin 1919.

Chaperon (R.). — Radiorectoscope. *J. de Radiol. et d'Electr.*, n° 6, p. 187, avril 1922.

Clendening (L.). — An unjustly neglected instrument : the procto-sigmoidoscope. *J. Kansas M. Soc.*, n° 22, pp. 170-172, juin 1922.

Cohn (Alfred). — Ein Fall von Rektalgonorrhœ beim Manne in folge Perforation eines Prostataabszesses. *Med. Klin*, 9 mars 1924, p. 315.

Cripps (H.). — *Diseases of the rectum and anus.* Churchill, Londres, 1913.

Courtois-Suffit (L.), Gery et Jacquet (P.). — Un cas de bilharziose intestinale contractée à la Guadeloupe. *Bull. et Mém. de la Soc. méd. des hôp.*, n° 16, 16 mai 1912, p. 560.

Desormeaux. — *De l'endoscope et de ses applications au diagnostic et au traitement des affections de l'urèthre et de la vessie.* Paris, 1865.

Dolbey (R. V.). et Fahmy (J.). — Bilharzial papillomatosis of rectum. *Lancet*, n° 1, pp. 487-488, March 8, 1924.

Druek. — Diag. of cancer of rectum. *Med. Record*, n° 98, p. 312, 21 août 1920.

Drueck (C. V.). — Tuberculosis within rectum. *New-York M. J.*, n° 117, pp. 690-691, 6 juin 1923.

Durham (F. M.). — Proctoscope in general diagnosis. *J. S. Carolina M. A.*, n° 16, p. 221, septembre 1920.

Edmunds (A.). — An irrigating sigmoidoscope. *Lancet*, n° 2, p. 1226, 10 décembre 1921.

Ewald. — Ueber Darmtumoren in der Gegend der regio iliaca sinistra. *Berliner klinische Wochr.*, n° 48, 30 novembre 1903, p. 1093, et n° 49, 7 décembre 1903, p. 1131.

— Technik der Rectoskopie. *Therapie d. Gegenwart*, N. F. XI, 9, p. 385, 1907.

— Ueber Rekto-Romanoskopie und schwere Anämien durch Blutungen aus hochsitzenden Varizen des unteren Dickdarms. *Berliner klinische Wochr.*, n° 2, 9 janvier 1911, p. 49.

Elsner (Hans). — Ein modificirtes Mastdarmspeculum, *D. med. Wochr.*, XXXII, n° 34, 1906.

Fansler. — Some every day problems in proctology. *Lancet*, n° 44, pp. 249-249, 1er mai 1924,

Fedoroff. — Ueber Rectoscopie, etc. *Arch. klin. Chirurgie*, 1908, vol. LVII.

Foges (A.). — *Atlas d. rectalen Endoskopie.* Vienne, 1909.

— Rekto-Romanoskopie. *Wien. klin. Wochr.*, 1906, n° 21, *Wien. med. Wochr.*, 1908, n° 38, et *Med. Klin.*, 1909, n° 10.

Friedel (G.). — La dysenterie amibienne chronique et son traitement. *Archiv. des maladies de l'app. digestif et de la nutrition*, 1913.

— Exploration du côlon pelvien, sigmoïdoscopie. *In Rapport au Congrès de Chirurgie*, Paris, 1910. *Chirurgie du côlon pelvien* par P. Duval et Patel.

— Les recto-colites hémorragiques érosives et leur traitement. *Archives des maladies du tube digestif*, juillet 1914.

— Rétrécissement syphilitique du rectum. *Paris médical*, 28 avril 1923.

— Lavages et pansements intra-recto-coliques. *Paris médical*, 1er avril 1922.

— *Les recto-colites, in Consultations sur les maladies de l'estomac et de l'intestin.* Paris, Baillière, 1923.

— Rectite vermillon de la syphilis secondaire. *Paris médical*, 3 avril 1920.

GANT. — *Diseases of the Rectum, anus and colon.* W. B. Saunders, Philadelphie et Londres.

GLÜCKSMANN. — Endorectale und endosigmoïd. Operationen. *Berl. klin. Woch.*, 1907, n° 18 (cité d'apres Foges).

HARTMANN. — Proctoscopie et sigmoïdoscopie. *Archiv. des malad. de l'app. digestif*, 1908.

— Travaux de chirurgie anatomo-clinique, 3ᵉ série. *Chirurgie de l'intestin*, 1907, chez G. Steinheil, édit., pp. 220-356.

HELBER (E.). — Ueber sigmoïditis chronica granulosa. *Mün^chener med. Wochr.*, 1905, n° 11, p. 502.

HIRSCHMAN. — *Diseases of the rectum.* Henry Kimpton, Londres, 1913.

HILL. — The technic to be observed in the examination and local treatment of the upper rectum and pelvic colon, *Boston med. surg. Journ.*, Bd. CLVII, 23 décembre, n° 5, 1907.

— *A Manual of Proctology.* Lea et Febiger, Philadelphie et New-York, 1923.

KAUSCH (W.). — Ein kavernöses Angiom des ganzen Mastdarms. *Mitteil, a. d. Grentzgeb. Med. u. Chir.*, 1916, vol. XXIX, fasc. 3, p. 399.

KELLY. — *Ann. of Surgery*, vol. XX, avril 1895, p. 468.

KELEN (Stephan). — Das Recto-Romanoskop. *Orvosi Hetilap*, 1905, p. 45

KUTTNER (H.). — Cancer du rectum. *Münch. Med. Woch.*, pp. 67-799, 9 juillet 1920.

LANDSMAN (A. A.). — Proctological examination as an aid to general diagnosis. *New-York M. J.*; n° 113, p. 60, 8 janvier 1921.

— Ulcers of rectum. *Med. Rec.*, n° 100, p. 722, 22 octobre 1921.

LAWS (W. V.). — *Trans. Mississippi Valley Med. Assoc.*, 1899, p. 231.

— *The Philadelphia Med. Journal*, 1900.

LINDSTEDT. — Ein neues endoskopisches Instrument für Gastroskopische und Rektoskopische Untersuchungen. *Münchener medizinischen Wochenschrift*, 1924, n° 18, S. 588, u., 589.

LYNCH (J.-M.). — Sur les polyadénomes du rectum. *Medical Record*, t. LXXVIII, n° 8, 20 août 1910, pp. 322-324. — Voir aussi *Journal de Chirurgie*, t. V, n° 5, novembre 1910, p. 598.

— *Diseases of the rectum and colon.* Lea et Febiger, Philadelphie.

LUYS (Georges). — La rectoscopie. *Revue de Gynécologie et de Chirurgie abdominale*, n° 6, juin 1910, p. 581

LYON (B. B. V.) and BARTLE (H-J.). — A new type of sigmoïdoscope. *Journ. Ann. Med. Ass.*, n° 79, pp. 1135-1136, 30 septembre 1922.

KENNEY (Marc D. C.). — Instrumental aid to sigmoïdoscopy. *New-York M. J.* n° 111, p. 693, 6 juin 1923.

MAC WHORTER (G. L.). — *In* Diagnosis of disease in terminal colon and rectum with discussion of 251 cases. *Journ. Am. Med. Ass.*, n° 70, p. 1365, 11 mai 1918.

MARCUS (J. M.). — An irrigating proctosigmoïdoscope. *Journ. Am. Med. Ass* , n° 82, p. 1123, 5 avril 1924.

M ᵗHES et SINGER. — Importance de la rectoscopie dans la dysenterie. *Deutsches Kongress f. innere Medizin* d'après *Münch. Med. Woch.*, 1916, p. 114.

ᵗHIEU (A.) et ROUX (Jean-Charles). — *Pathologie gastro-intestinale*, 3ᵉ série, Paris, 1911 (Doin).

. MATTHES. — Lehrbuch der Differentialdiagnose innerer Krankheiten, 4ᵉ édit., 1923, pp. 139 et 529.

MELLER. — Rekto-Romanoskopie. *Wien. klin. Wochr.*, 1906, p. 20.

MAUCLAIR. — *Traitement chirurgical de la tuberculose abdominale en général et des tuberculoses gastro-intestinale et péritonéale.* Rapport présenté au Congrès international de la tuberculose de Rome, avril 1912.

Moutier (F.). — La Rectoscopie. *Bull. Méd.*, 1922, n° 2.

Mummery (L.). — The diagnosis of tumours in the upper rectum and sigmoïd flexure by means of electric sigmoïdoscope. *Lancet*, 1904, 25 juin.

— The diagnostic value of a rectal examination in children. *The British Journal of Children's Diseases*, octobre 1904

— Remarks on the value of the sigmoïdoscope in the diagnosis between primary and secondary colitis. *British med. Jl.*, 23 décembre 1905.

— The surgical aspects of colitis. *The practitioner*, août 1906.

— *The Sigmoïdoscope.* London, 1906.

— *Diseases of the rectum and anus.* Baillère, Tindall et Cox, Londres, 1914.

Norbury (L. E. C.). — Sigmoïdoscope and some of its uses. *Practitioner*, n° 110, pp. 156-167, février 1923.

Oidtmann. — Familial poly-adénomatosis in die Rectum. *Niderl. Tigdsch. v. Genees Kunde*, 1917, n° 1, p. 2184, d'après analyse. *J. Am. Med. Ass.*, 1917, 13 octobre, p. 1291.

Okinczyc (J.) — L'exploration clinique du côlon. *Presse médicale*, 9 février et 9 mars 1907, n° 12, pp. 89-92.

— L'exploration clinique du côlon. *In* Traitement chirurgical du cancer du côlon. *Thèse de Paris*, 1907.

Olin. — Recto-sigmoïdoskop. *Hygiea*, 1908, n° 3.

Otis (W.-J.) (Boston). — Inspection des Retums. *Wien. klinische Woch.*, avril 1897, p. 392.

Pagniez et Coste. — Porfor. du rect. d. le tabes. *B. Mém. Soc. M. Hôp*, nov. 1923.

Paus. — Ulcus perforans recti als Ausgangspunkt f. Peritonitis. *D. Zeitschr. f. Chir.*, 1911, n° 108.

Pennington (J. R.). — *Journ. Amer. Med. Assoc.*, 30 septembre 1899, p. 871.

— *Amer. J. Clinical Med.*, 1911, p. 103.

— Self retaining anuscope. *Journ. Amer. Med. Assoc.*, n° 70, p. 19, janvier 1918, p 154.

— *A treatise o. t. diseases a. inj. of the rectum, anus and pelv. colon.* Philadelphie, P. Blakiston's son C°.

Perier. — Rectoscope avec tubes interchangeables. *Rev. méd. Suisse rom.*, n° 37, p. 354, 1917.

Pewsner (M.) — Ueber die Bedeutung der Rekto-Romanoskopie für die Diagnose und Therapie der Erkrankungen des Darmkanals. *Arch. f. Verd.-Krankh*, Bd. XVI, p. 454, 1910.

Pfister. — Die Methodische Endoskopie(Proktoskopie) des bilharziakranken Enddarmes. *Archiv. Schiffs und Tropenhyg*, XIII, Heft 24, pp. 761-770.

Pickardt. — Zur lokalen Behandlung der unteren Darmabschnitte. *Therapie d. Gegenwart.* N. F. VI, n° 5, p. 207, 1904.

Prel. — Contribution à l'étude de l'endoscopie recto-colique. *Thèse de Paris*, 1908.

Rehn (E.) — Fortschritte in der Rektoskopie u. Sigmoskopie. *Zentralblatt f.chir.*, n° 43, pp. 1588-1591, 29 octobre 1921.

Rosenberg (E.). — Ueber Darmsondierung. *D. med. Wschr.*, p. 498, 1905.

— U. eine neue Behandl. der chron. Sigmoiditis u. Proktitis. *Arch. f. Verd. Krankh.* p. 174, 1907.

— Z. Frage der rektosc. Beh. der colitis ulcer. chronica. *Arc. f. Verd.-Krankh.*, p. 122, 1909.

Rosenhelm (Th.). — Z. Diag. d. hochs. Mastd.-u. Flexurakarzinome mit. Palpation und Endosk. *D. m. Wochr.*, p. 377, 1904.

— Ueber die prakt. Bedeut. der Romanoskopie. *Berl. k. Wochr.*, Bd. XLII, XLIV a, 1905.

Roux (J.-Ch.). — Les formes clin. du cancer du rectum. *La Clinique*, n° 47, 1910, p. 737.

J. F. Saphir, — True dermoid cyst of anterior wall of rectum M. J, et Record 121, n° 144, 4 févr. 1925.

SAVIGNAC (Roger). — Acerca del instrumental rectoscopico. *Revista medica de Barcelona*, T. II, n° 10, octobre 1924.

SCHILLING (F.) — Krankheiten des Dickdarms. *BerlinerKlin.*, mai 1911, Heft 275.

— Die Rekto-Romanoskopie· *Z. f. Stoffw. und Verdauungs-Krankh*, p. 31, 1904.

— Die Prokto-Sigmoïdoscopie. *Wien. klin. Rdsch.*, 1904, p. 30; *Wien, klin. Rdsch.*, 1909, 34.

SCHMIDT (Adolf). — Z. Kennt. der Colitis suppur. (gravis ulcer.). *Mit. a. d. Grenzg. d. Med. u. Chir.*, 1913.

SCHREIBER (J.). — Die Rekto-Romanoskopie auf anatom.-physiol. Grundl , *Berl.*, 1903.

— Ueber die idiopatische Dilatation des colon (Hirschsprungsche Krankheit), zugleich ein Beitrag zur Recto-Romanoskopie. *Arch. für Verdauungs-Krankheiten*, XIII, n° 2, p. 101, 1907.

— Der Wert der Rekto-Romanoskopie f. d. Erkenng. v. Darmerkrank. *Sammlung zwangloser Abhandlungen a. d. Gebiete d. Verdauungs u. Stoffwechselkrankh.*, hrsg. v. Albu, Bd. I, H. 1, 2, Halle a. S., Marhold

SINGER (Gustave). — Sigmoiditis, *Wiener med. Wschr.*, 1905, p. 49.

— Die Rekto-Romanoskopie (Ihre Technik und Indikationen), *Med. Klin.*, n° 39, p. 1016, 1906.

SOPER (H. W.). — Polyposis of the colon. *Amer. Journ. Med. Sciences*, 1916, pp. 151-405.

— Magnesium sulfate solutions in the treatment of spastic contracture of the rectum and sigmoïd colon. *Journ. of the Med. Sciences*, août 1918, p. 557.

SONNENKALB (C.). — Zur Untersuchung und Behandlung des erkrankten Mastdarms. *D. med. Wschr.*, 1904, 15.

STRAUSS. — End. der flexura sigmoïdea. *Berl. klin. Wochr.*, 1905, n° 48; 1905, n° 36; 1909, n° 4.

— *Die Prokto-Sigmoscopie, u. ihre Bedeutung f. die Diagnostik u. Therapie der Krankheiten des Rektum u. der Sigmoidea*, Leipzig, G. Thieme, 1910.

— Colitis hämorragica paratyphosa. *Arch. f. Verdauungskr.*, XXI, fas. 1.

— Colitis hämorrhagica purulenta. *Zeitsch. f. ärtzl. Forbildung*, 1916, n° 1.

— Zur Behandlung von Folgezuständen der Ruhr. *Die Therapie der Gegenwart*, décembre 1917.

— Mastdarmblutungen. *Iahreskurse f. ärtzl. Fortbildung*, mars 1918.

— Polypose rectale. *Iahreskurse f. ärtzl. Fortbildung*, mars 1918.

SULTAN (G.). — Erfahrungen über Rektoskopie. *D. Z. Chirurgie*, 1907, Bd. LXXXVI, n° 5, p. 6.

TUFFIER. — Angiomes de l'intestin. Angiome de l'S iliaque, avec hémorragie profuse. *Bull et Mém. de la Soc. de Chirurgie*, n° 6, 18 février 1913, p. 268.

TUTTLE. — *Diseases of the anus, rectum, etc.*, London, 1903.

UDAONDO (B.). — *Semeiologia digestiva*. Buenos-Ayres, 1911

— Non ulcerative hemorrhagic réctitis. *Rev. Asoc. med. argent.*, n° 34, p. 393, juin 1921. Analysé dans *Journ. American Med. Ass.*, n° 77, p. 1140, 1er octobre 1921.

YEOMANS (C.). — Chronic ulcerative colitis. *Journ. Am. Med. Ass.*, n° 24, pp. 12-21.

ZWEIG (Walter). — Die Rektoscopie und ihre Bedeutung f. die Diagnose und Therapie der colitis ulcerosa. *Wiener Klinische Rundschau*, n° 29, 1908.

— Ueber die Colitis ulcer. chronica. *Arch. f. Verdauungsk.*, 1908, p. 284.

— Ueber das Mastdarmgeschwür. *Wiener Klinische Wochenschrift*, n° 17, 1923.

— Die rektoskop. Behandl. der chron. Proktitis. *Wien. Med. Wochenschr.*, 15, 1924, p. 2524.

WESENER (F.) — Ein einfaches und bequemes Proktoskop. *Zbl. Inn. Med.*, 1904, n° 12.

WESTPHAL (K.) — U. hämor. Erosionen d. Rektums. *Münch. Med. Woch.*, 1921, p. 1307.

TABLE DES MATIÈRES

5619-2-26. — Tours, Imprimerie ARRAULT et Cⁱᵉ.

www.ingramcontent.com/pod-product-compliance
Lightning Source LLC
LaVergne TN
LVHW021653060726
842527LV00003B/886